新生儿视网膜疾病筛查与防治

主审 曾 键 张少冲 汪建涛

主编 张国明 李 娜 吴本清

人民卫生出版社

·北京·

图书在版编目（CIP）数据

新生儿视网膜疾病筛查与防治 / 张国明，李娜，吴
本清主编 . 一北京：人民卫生出版社，2021.11
ISBN 978-7-117-32424-3

I. ①新… Ⅱ. ①张… ②李… ③吴… Ⅲ. ①新生儿
疾病 – 视网膜疾病 – 防治 Ⅳ. ①R774.1

中国版本图书馆 CIP 数据核字（2021）第 232527 号

新生儿视网膜疾病筛查与防治
Xinshenger Shiwangmo Jibing Shaicha yu Fangzhi

主　　编	张国明　李　娜　吴本清	
出版发行	人民卫生出版社（中继线 010-59780011）	
地　　址	北京市朝阳区潘家园南里 19 号	
邮　　编	100021	
印　　刷	北京顶佳世纪印刷有限公司	
经　　销	新华书店	
开　　本	787 × 1092　1/16　印张：19	
字　　数	462 千字	
版　　次	2021 年 11 月第 1 版	
印　　次	2022 年 1 月第 1 次印刷	
标准书号	ISBN 978-7-117-32424-3	
定　　价	168.00 元	

E – mail　pmph @ pmph.com

购书热线　010-59787592　010-59787584　010-65264830

打击盗版举报电话：010-59787491　　E-mail：WQ @ pmph.com
质量问题联系电话：010-59787234　　E-mail：zhiliang @ pmph.com

主　审

曾　键　张少冲　汪建涛

主　编

张国明　李　娜　吴本清

编写委员会（按姓氏笔画排序）

李　娜　李丽红　连朝辉　吴为吉　吴本清
张国明　林伟青　金丽文　黄学林　曾　键

编写人员（按姓氏笔画排序）

马大卉	深圳市眼科医院	何红辉	深圳市眼科医院
王施丹	深圳市眼科医院	宋金枝	深圳市人民医院
毛剑波	温州医科大学附属眼视光医院	张国明	深圳市眼科医院
邓如芝	温州医科大学附属眼视光医院	陈　洁	温州医科大学附属眼视光医院
卢　军	昆明市妇幼保健院	陈　懿	深圳市眼科医院
田汝银	深圳市眼科医院	陈妙虹	深圳市眼科医院
吕　帆	泉州爱尔眼科医院	林伟青	香港大学眼科系
苏康进	深圳市南山区妇幼保健院	金子兵	首都医科大学附属北京同仁医院
苏锦珍	深圳市人民医院	金丽文	泉州爱尔眼科医院
李　娜	昆明市妇幼保健院	郑　磊	深圳市眼科医院
李丽红	昆明市妇幼保健院	赵　捷	深圳市妇幼保健院
李晓芹	昆明市妇幼保健院	赵东升	深圳市眼科医院
李超宏	温州医科大学附属眼视光医院	赵金凤	深圳市眼科医院
杨　康	河南大学计算机与信息工程学院	姜泓羊	东北大学医学与生物信息工程学院
杨玉兰	深圳市人民医院	高孟娣	东北大学医学与生物信息工程学院
杨传忠	深圳市妇幼保健院	郭金莲	深圳市眼科医院
杨冰芝	深圳市妇幼保健院	唐　松	深圳市眼科医院
杨宇航	深圳市眼科医院	黄　隆	中国人民大学商学院
杨明民	深圳市眼科医院	黄学林	广东省妇幼保健院
连朝辉	深圳市妇幼保健院	曾　键	深圳市眼科医院
吴为吉	台湾林口长庚纪念医院	曾宪露	深圳市眼科医院
吴本清	中国科学院大学深圳医院	谭文静	深圳市眼科医院
吴桢泉	深圳市眼科医院		

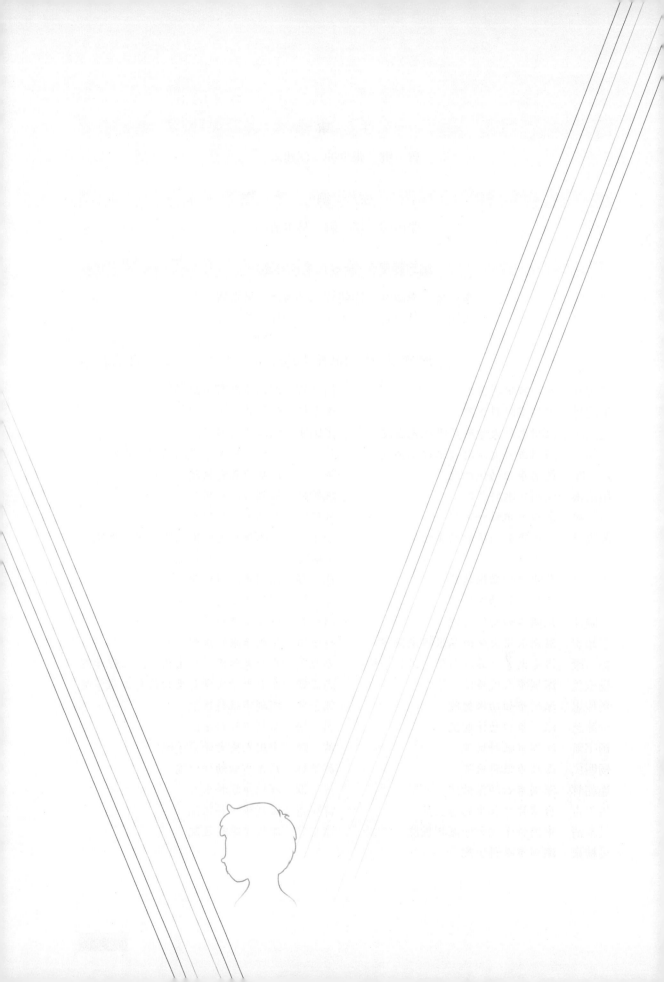

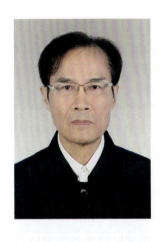

曾键，主任医师，深圳市眼科医院眼底病创建人之一，从事眼底病临床工作 40 余年。国家眼科专业期刊发表论文 50 余篇，以副主编、编委身份参编眼科专著 4 部，主持深圳市科研课题 8 项，获深圳市科技进步奖二等奖和深圳市科技创新奖。

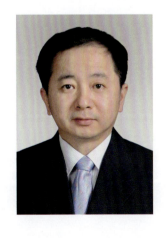

张少冲，教授、主任医师、深圳市眼科医院院长、暨南大学博士研究生导师、清华大学深圳国际研究生院校外导师。现任中华医学会眼科学分会委员、中国医师协会眼科医师分会眼底病学组委员，广东省医师协会眼科学常务委员、眼底病专业组组长。从事眼科临床、教学、科研工作 30 余年，在国内率先使用微创玻璃体视网膜手术治疗视网膜疾病，先后主持参与国家及广东省自然科学基金等科研项目 10 余项，参与发表科技论文 150 余篇，以第一作者或通讯作者身份参与发表 SCI 论文 30 余篇。研究成果获教育部提名的国家科学技术进步奖一等奖、二等奖，以及广东省科学技术奖二等奖、中华医学科技奖一等奖、亚太眼科学会杰出防盲服务奖；主编《临床眼底病　外科卷》等多部眼科专著。

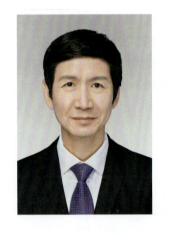

　　汪建涛,教授,眼科学博士,留美博士后、博士生导师。国家自然科学基金复审专家、教育部评审专家、中华医学会眼科学分会青光眼学组委员,中国医师协会眼科医师分会委员、中国研究型医院学会眼科常委、中华眼科杂志编委,上海市浦江人才,上海市、天津市、深圳市引进人才。中山眼科中心获得博士学位,Doheny 眼科研究所博士研究 1 年、博士后工作 3 年,2005 年底人才引进至上海交大附属第一人民医院,获得 863 专项课题 1 项,评为优秀回国人员;2008 年人才引进至天津医科大学眼科医院;2015 年援疆 1 年余,帮助新疆农九师医院创建眼科中心;2017 年人才引进至深圳市眼科医院。从事眼科临床、科研和教学工作 30 余年,积累了丰富的经验,尤其擅长复杂性白内障及难治性青光眼的诊治。先后主持国家、省部级等科研项目 11 项,发表学术文章 60 余篇 (其中 SCI 论文 20 余篇),参编专著 4 本,获国家专利 1 项。

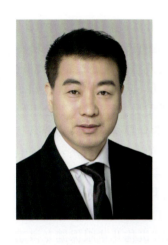

　　张国明,医学博士、深圳市眼科医院副院长、儿童眼底外科首席专家、主任医师、博士研究生导师。本科毕业于山东医科大学临床医学系,获中山大学博士学位,先后在英国穆尔菲尔兹眼科医院、香港中文大学、美国得克萨斯大学达拉斯西南医学中心、美国南加州大学,以及德国卡尔斯鲁厄圣文森医院作访问学者。长期从事眼底病专业,擅长儿童眼底病的诊断和手术治疗。在 SCI 及国家核心期刊发表学术论文 70 余篇;作为主编及副主编参编眼科专著 4 部,作为编委参编专著 8 部;主持市级以上科研课题 10 余项;"深圳地区早产儿视网膜病变筛查模式与防治研究"获 2009 年度深圳市科技创新奖。现担任中国医师协会眼科医师分会眼底病专业委员会委员、广东省康复医学会视觉康复分会主任委员、广东省医师协会眼科医师分会委员、广东省精准医学应用学会眼底疾病分会副主任。任《中华眼底病杂志》《眼科新进展》和《中国斜视与小儿眼科杂志》杂志编辑委员会委员。

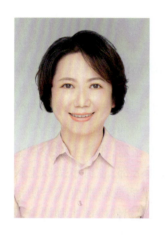

李娜,眼科学硕士、副主任医师、昆明市妇幼保健院眼科主任、昆明市儿童眼病防治技术中心负责人、昆明市卫生科技人才培养"百工程"人选。担任中国妇幼保健协会儿童眼保健专委会委员、中华医学会儿科学分会眼科学组青年委员、云南省优生优育妇幼保健协会儿童眼健康专业委员会副主任委员、云南省医学会眼科学分会第十三届委员会委员、昆明市医学会眼科学专科分会第三届委员会委员等。参与和主持多项科研项目研究,荣获云南省卫生科学技术成果奖两项,国内医学核心期刊和 SCI 发表论文多篇;参与《儿童眼病筛查》《儿童眼保健与公共卫生》专著编写。

从事小儿眼科临床和儿童眼保健工作 10 年余,参与妇幼学科体系建设、中国疾病预防中心妇幼保健机构儿童眼保健专科建设试点工作,主要致力于新生儿、儿童眼病筛查与防治,儿童眼及视力保健体系建设研究。

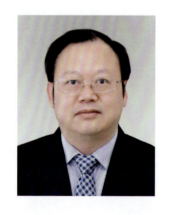

吴本清,教授,医学博士、主任医师、博士研究生导师。现任中国科学院大学深圳医院党委书记、儿童医学中心主任、中国医师协会新生儿科分会委员兼新生儿循环专业委员会副主任委员、海峡两岸医药卫生交流协会新生儿科专业委员会副主任委员、中国医疗器械行业协会新生儿医疗分会理事长、中华医学会儿科学分会灾害儿科学组委员、广东省医学会新生儿科分会副主任委员、广东省医师协会新生儿科医师分会副主任委员、广东省医学会儿科分会常委。深圳市医学会新生儿科专业委员主任委员、深圳市医学会儿科专业委员会副主任委员。担任《中华新生儿科杂志》《中华实用儿科临床杂志》《临床儿科杂志》《中国当代儿科杂志》《中国小儿急救医学杂志》编委或特约编委。承担各级科研项目 20 余项,获省市科研成果奖 4 项。主编学术专著 3 部、参编 12 部,发表论文 200 余篇。

张国明等医生主编的《新生儿视网膜疾病筛查与防治》即将出版。本书汇集了多位眼科和妇幼保健方面专家的智慧，在过去研究的基础上拓展了新生儿视网膜疾病的诊疗知识和新生儿科的相关知识，为眼科医生提供了较为详尽的诊断与防治原则。

本书分为三个篇章，对新生儿主要眼底疾病的诊断治疗和筛查进行了详细论述，介绍了新生儿眼内科管理、新生儿眼底疾病的综合管理、低视力康复的管理等内容，特别是涵盖了新生儿视网膜疾病筛查与防治的医学伦理内容，体现出对患儿的人文关怀。

当下我们对新生儿视网膜疾病的科学研究已经取得了很多成就，研究仍在不断取得新的进展，本书在最后一章特别介绍了学科的研究方向，希望有助于读者了解相关的研究进展方向，以帮助推动产生更多的研究成果。

儿童是我们国家和民族的未来，保护好儿童是我们的责任，让更多的眼底病患儿恢复健康是我们小儿眼底病医生的天职！

在此，我向本书的作者们表示祝贺！并向广大读者推荐这部专著。

北京大学人民医院　黎晓新

2021 年 7 月 26 日

2007 年，深圳市眼科医院牵头编写了《早产儿视网膜病变》一书，对我国普及和规范开展早产儿视网膜病变（ROP）的防治工作起到了积极的推动作用。十几年来，各地综合性医院、眼科医院、妇幼保健院和儿童医院陆续开展了 ROP 筛查项目，有效控制了我国 ROP 致盲的概率。自 2003 年开始，深圳市眼科医院眼底病科联合本地区各医院新生儿科建立了 ROP 防治联盟，眼科与新生儿科联合开展 ROP 筛查，使联盟单位尽量达到对 ROP"应筛尽筛、应治尽治"；近年来，联盟单位充分利用信息化和互联网医疗技术，积极开展 ROP 远程筛查会诊，大大提高了 ROP 筛查的效率和普及性。

医学发展无止境，新认识、新技术层出不尽。新生儿（包括婴幼儿）视网膜疾病防治已从单一的 ROP 筛查扩展到对大量新生儿视网膜疾病的普筛，检查方法从广角数码视网膜成像系统，扩展到荧光素眼底血管造影（FFA）、光学相干断层成像（OCT）、光学相干断层扫描血管成像（OCTA）等多模式的影像和视觉电生理技术；治疗技术也从冷凝、激光光凝发展到玻璃体腔注射抗血管内皮生长因子（VEGF）药物、微创玻璃体手术等治疗。

《新生儿视网膜疾病筛查与防治》一书收集了包括以上所述的，近十年来该领域的新知识、新技术，希望能进一步规范 ROP 防治，并对普及并开展新生儿视网膜疾病诊疗起到积极推动作用。

我们从事眼科事业几十年，对 ROP 及其他新生儿致盲眼病的危害性深有体会，我国对以 ROP 为主的新生儿视网膜疾病从 21 世纪初开始予以重视，现已成为近年来眼底病领域的热点之一。本书由深圳市眼科医院牵头编写，凝聚了近 20 年的实际工作经验，内容丰富实用，图文并茂，从实际出发，结合了最新的临床技术，是一本适合各级医院规范开展新生儿视网膜疾病防治的参考书。

中山大学中山眼科中心　高汝龙　吴德正
2021 年 7 月 30 日

早产儿视网膜病变（ROP）是我国儿童致盲的主要原因之一。自 2004 年卫生部发布《早产儿治疗用氧和视网膜病变防治指南》以来，全国眼科、新生儿科、儿童保健科等医务工作者积极响应，深入实践，使我国儿童因 ROP 致盲的情形得到了有效遏制。目前，新生儿眼病筛查开展得如火如荼，但不管是 ROP，还是在其他新生儿致盲性眼病的防治方面，仍存在诸多不规范之处，急需一本相关专著指导从业人员规范工作。

深圳市眼科医院张国明团队于 2003 年率先在深圳及周边地区开展 ROP 筛查工作，其开创的眼科与新生儿科联合，眼专科医院与综合性医院、妇幼保健院联合联动的模式得到国内相关专业人员的普遍认可和推广应用；其系列培训课程也为全国培养了大量本领域人才；其医疗经验和科研成果更是得到了国内外引用。针对近年来 ROP 防治及其他新生儿眼病筛查方面存在的相关问题，张国明团队联合昆明妇幼保健院李娜团队、新生儿学界的吴本清团队等，共同撰写《新生儿视网膜疾病筛查与防治》一书，必将对我国今后规范开展新生儿致盲性视网膜疾病及其他眼病防治工作起到重要、积极的作用。

中国人民解放军总医院第七医学中心附属八一儿童医院　封志纯
2021 年 7 月 6 日

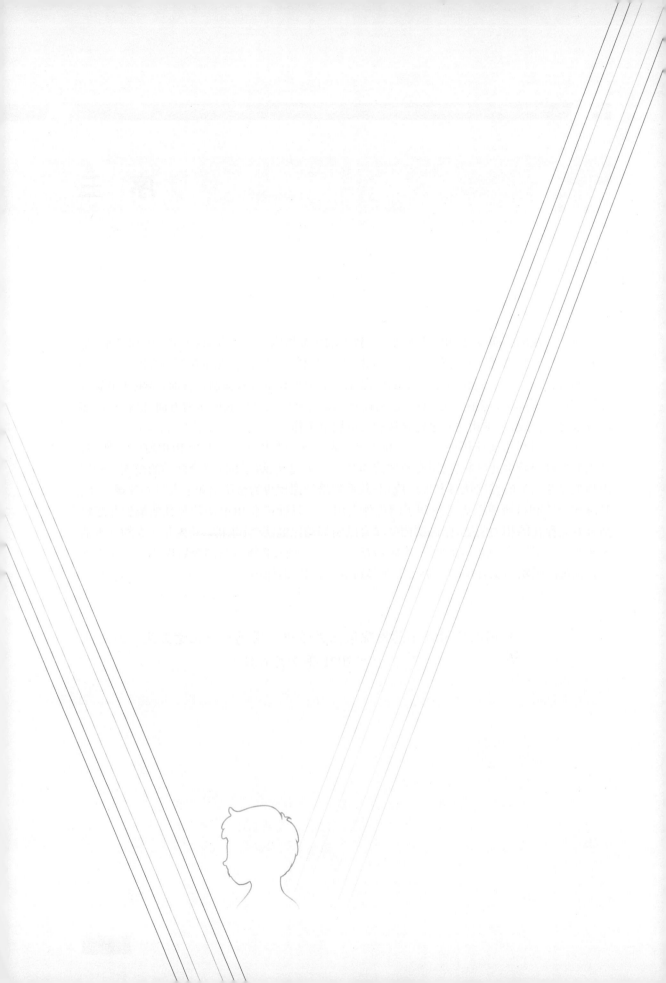

前　言

2004 年，卫生部颁布了《早产儿治疗用氧和视网膜病变防治指南》，这标志着我国新生儿科和眼科共同防治早产儿视网膜病变（ROP）的工作迈入了规范化的进程。深圳市眼科医院、深圳市人民医院和深圳市妇幼保健院在深圳最早开展了眼科医生进入新生儿重症监护病房进行 ROP 筛查、诊断和治疗的工作。2007 年，基于三年多的临床资料积累，立足于国民国情，在吸收国际先进经验与研究成果的基础上，我们携手编写出版了国内第一本 ROP 相关专著——《早产儿视网膜病变》。

近十多年来，完整意义上涵盖早产儿与足月新生儿的"新生儿视网膜疾病筛查与防治"工作逐步开展起来。新生儿视网膜疾病是儿童"盲"和低视力防治工作的起点和重点；在儿童早期，尤其是在新生儿期，"可避免盲"和"可治疗盲"占多数，因此新生儿视网膜疾病的早筛查、早防治具有重要意义。目前国内尚无足月新生儿视网膜疾病筛查和防治的国家层面临床指南，如何有效构建新生儿视网膜疾病筛查与防治三级网络，保障均衡与可持续发展；如何规范筛查与防治技术，开展适宜技术推广与运用；如何应用"互联网+"与人工智能技术来高效开展筛查与防治工作；如何开展新技术转化研究及多中心临床研究；如何深入推进新生儿视网膜疾病基础研究及预防等问题日渐凸显。为此，我们再次携手多学科专家撰写了《新生儿视网膜疾病筛查与防治》一书。

本书注重实用性与科学性，以常见新生儿视网膜疾病筛查、诊疗和防控为主线，力求做到图文并茂、通俗易懂，为读者提供一本"读得懂、用得上"的参考书。

书中扼要地介绍了"人类视网膜血管发育新认识""遗传学与基因疗法""干细胞临床应用""人工视网膜假体""新生儿视网膜疾病影像学与人工智能技术"等近年来的研究热点；还包括"光学相干断层扫描血管成像"和"多模式眼科医学影像临床应用"等新方法。希望开拓大家的视野，加深读者对新生儿视网膜疾病发病机制、防治基础、医疗新技术和方法的认识与理解；拓展新生儿视网膜疾病的临床与基础研究思路。

本书分为三篇十五章。第一篇介绍了在新生儿病房进行新生儿视网膜疾病的筛查方法和护理配合，在新生儿科床旁进行视网膜激光光凝术和玻璃体腔注药术的注意事项，以及玻璃体手术在新生儿病房围术期管理的具体要求；第二篇介绍了新生儿视网膜疾病筛查、诊断和治疗的普适性方法，并从档案管理、转诊、低视力康复、伦理学和行政管理等方面进行了详细阐述，是对儿童眼保健从业人员进行新生儿视网膜疾病诊疗工作的具体指导；第三篇对包括早产儿视网膜疾病在内的常见新生儿视网膜疾病进行了系统讲解，并对基础研究、人工智能应用、基因和干细胞治疗等前沿技术进行了展望。从实践出发、图文并茂、可模仿性强,可为妇产科、新生儿科、儿童眼保健科、小儿眼底病科从业人员开展新生儿视网膜疾病防治工作提供帮助。

本书作者为来自新生儿科学、眼科学、儿童眼保健学、眼底影像学、麻醉学、遗传学和人工智能技术等不同学科领域的临床和科研一线工作者,具有丰富的临床经验和科研能力。编撰历时两年半,作者们利用业余时间查阅大量文献,认真撰写,反复讨论修改,力求向读者们奉献一本实用的参考书。新生儿眼底图像采集来之不易,有的图像在清晰度等方面尚难令人满意,且限于作者学识水平,本书可能存在不足乃至错漏,还请广大读者海涵与指正。

衷心感谢各位编写者的辛勤付出,并向提供病例和图像资料的同仁致敬。衷心感谢所有为本书出版辛勤付出的友人。

期望本书能为中国新生儿视网膜疾病筛查与防治事业,奉献一小束"光亮"。愿天下所有新生儿都能拥有一双健康明亮的眼睛。

《新生儿视网膜疾病筛查与防治》编写委员会
2021 年 6 月 1 日

目　录

第三篇　新生儿视网膜疾病各论

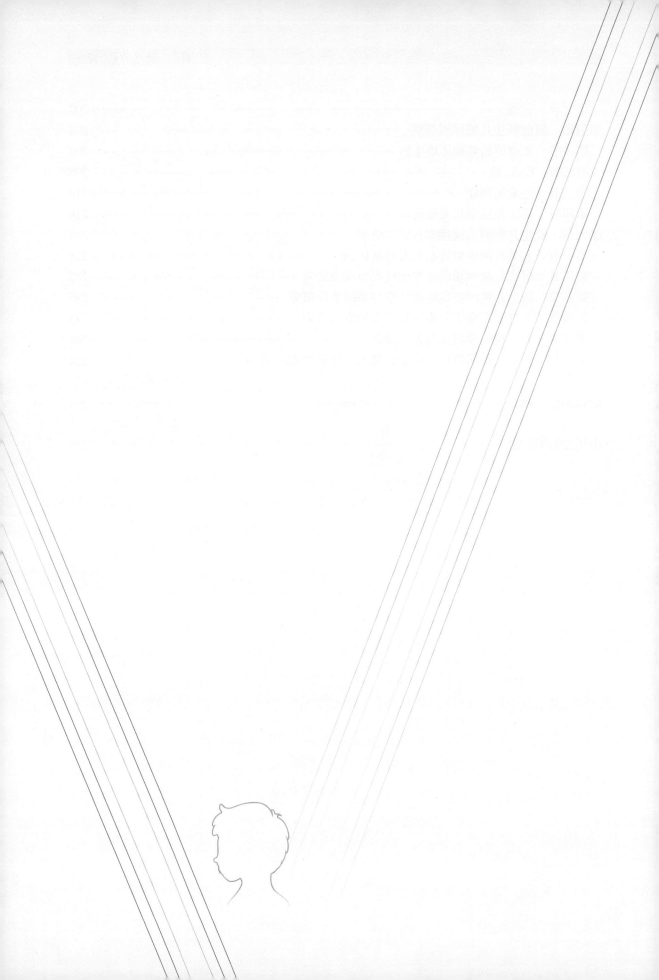

第一篇

新生儿视网膜疾病的概述及
新生儿科病房管理

第一章

新生儿视网膜疾病概述

第一节 新生儿分类及特点

一、新生儿分类

围生期（perinatal period）是指包括产前、产时和产后的一个特定时期。因各国医疗保健水平差异很大，其定义有所不同。目前国际上有四种定义：①自妊娠 28 周（此时胎儿体重约 1 000g）至生后 7 天；②自妊娠 20 周（此时胎儿体重约 500g）至生后 28 天；③自妊娠 28 周至生后 28 天；④自胚胎形成至生后 7 天。我国目前采用第一种定义。围生期的婴儿称围生儿，由于经历了宫内迅速生长、发育，以及从母亲子宫内向子宫外环境急剧转换的阶段，其死亡率和各类疾病的发病率均较高，尤其是在生后 24 小时内。

新生儿（neonate/newborn），指从脐带结扎到生后 28 天内的婴儿，是胎儿阶段的延续，与产科密切相关。新生儿分类有不同的方法，分别根据胎龄、出生体重、出生体重和胎龄的关系及出生后周龄等来划分。

1. **根据胎龄分类** 胎龄（gestational age，GA）是从最后 1 次正常月经后第 1 天起至分娩时为止，通常以周表示。①足月儿（term infant）：37 周 <GA<42 周的新生儿；②早产儿（preterm infant）：GA≤37 周的新生儿；③过期产儿（post-term infant）：GA≥42 周的新生儿。

2. **根据出生体重分类** 出生体重（birth weight，BW）指出生 1 小时内的体重。①低出生体重儿（low birth weight，LBW）：BW<2 500g，其中 BW<1 500g 称极低出生体重（very low birth weight，VLBW）儿；BW<1 000g 称超低出生体重儿（extremely low birth weight，ELBW）。LBW 儿中大多是早产儿，也有足月或过期"小于胎龄儿"。②正常出生体重（normal birth weight，NBW）儿：2 500g≤BW≤4 000g。③巨大儿（macrosomia）：BW>4 000g。

3. **根据出生体重和胎龄的关系分类（图 1-1-1）** ①小于胎龄儿（small for gestational age infant，SGA）：BW 在同胎龄儿平均体重第 10 百分位以下的婴儿；②适于胎龄儿（appropriate for gestational age，AGA）：BW 在同胎龄儿平均体重第 10~90 百分位之间的婴儿；③大于胎龄儿（large for gestational age infant，LGA）：BW 在同胎龄儿平均体重第 90 百分位以上的婴儿。

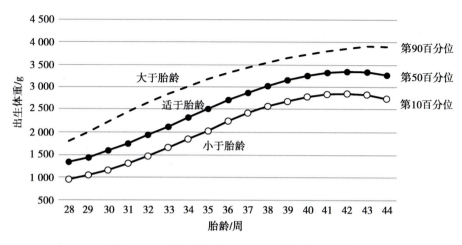

图 1-1-1　新生儿胎龄与出生体重的百分位曲线

4. 根据出生后周龄分类　①早期新生儿（early newborn）：生后 1 周以内的新生儿，也属于围生儿，其发病和死亡的概率在整个新生儿期最高，需要加强监护和护理；②晚期新生儿（late newborn）：出生后第 2 周至第 4 周末的新生儿。

5. 高危儿（high risk infant）　是指受高危因素威胁的新生儿，包括已出现病态和有发病潜在危险者。有高危因素的新生儿虽然最终只有一部分出现相应的疾病，但其发病和死亡的概率远高于无高危因素者，部分可能影响后期的生存质量，应密切观察高危新生儿的病情变化。应当指出，有高危因素的新生儿并不都在出生后立即表现出相应的症状或体征，如肺透明膜病、糖尿病母亲所娩出婴儿的低血糖症常在出生后数小时内发生，败血症可出现在生后数天，某些先天性心脏病可在生后数天或数周后才出现明显的症状、体征；早产儿视网膜病变（retinopathy of prematurity，ROP）也在生后数周才出现体征。根据不同高危因素，对高危儿进行连续观察，将有助于及时发现问题并采取防治措施。对已经发生严重疾病的高危儿，疾病治愈后还应进行长期随防。

二、足月儿和早产儿的特点

了解新生儿期各系统的生理特点，有助于加深新生儿视网膜疾病在合并先天性、遗传性等全身病时，对全身，尤其是神经系统方面影响的认识，以便更好地处理这些问题；同时也能加深对小儿眼底病科医生与新生儿科、儿科等多学科医生合作重要性的认识。

（一）足月儿的特点

1. 呼吸系统　呼吸频率较快，安静时约为 40 次 /min，如持续 60~70 次 /min 或以上，称呼吸急促，常由呼吸或其他系统疾病所致。胸廓呈圆桶状，肋间肌薄弱，呼吸主要靠膈肌的升降，呈腹式呼吸。新生儿呼吸道管腔狭窄，黏膜柔嫩，血管丰富，纤毛运动差，易发生气道阻塞、感染、呼吸困难及拒乳。

2. 循环系统　新生儿心率波动范围较大，通常为 90~160 次 /min。足月儿血压平均为 70/50mmHg（9.3/6.7kPa）。

3. 消化系统　足月儿在生后 24 小时内排胎便，2~3 天排完。若生后 24 小时仍不排胎便，应排除肛门闭锁等消化道畸形。

4. 泌尿系统　新生儿一般在生后 24 小时内开始排尿，少数在 48 小时内排尿，一周内每天排尿可达 20 次。

5. 血液系统　足月儿出生时血红蛋白平均为 170g/L(140~200g/L)，由于刚出生时入量少、不显性失水等原因，可致血液浓缩、血红蛋白浓度上升，生后 24 小时最高，约于第一周末可恢复至出生时水平，以后逐渐下降。血红蛋白中胎儿血红蛋白占 70%~80%，5 周后降至 55%，随后逐渐被成人血红蛋白取代。血容量为 85~100ml/kg，与脐带结扎时间有关，脐带结扎延迟可从胎盘多获得 35% 血容量。白细胞计数生后第 1 天为 $(15\sim20)\times10^9$/L，3 天后明显下降，5 天后接近婴儿期水平 $[(10\sim12)\times10^9$/L]；分类中以中性粒细胞为主，4~6 天中性粒细胞与淋巴细胞数量相近，以后淋巴细胞占优势。血小板计数与成人相似。由于胎儿肝脏维生素 K 储存量少，凝血因子 Ⅱ、Ⅶ、Ⅸ、Ⅹ 活性较低。眼科手术时应高度重视出血量与出血风险。

6. 神经系统　新生儿脑部相对大，但脑沟、脑回仍未完全形成。足月儿大脑皮质兴奋性低，睡眠时间长，觉醒时间一昼夜仅为 2~3 小时，大脑对下级中枢抑制较弱，且锥体束、纹状体发育不全，常出现不自主和不协调动作。出生时已具备多种暂时性的原始反射。对新生儿视网膜疾病患儿用药时必须充分考虑这些特点。

7. 体温　新生儿体温调节中枢功能尚不完善，早产儿尤甚。生后环境温度显著低于宫内温度，散热增加，如不及时保温，可发生低体温、低氧血症、低血糖和代谢性酸中毒或寒冷损伤；但若环境温度过高、进水量少及散热不足，可使体温增高，发生脱水热。适宜的环境湿度为 50%~60%，这是设计新生儿筛查检查室和手术室环境的依据。

（二）早产儿的特点

1. 早产儿外观特点　正常足月儿与早产儿在外观上各具特点（表 1-1-1），可根据初生婴儿的体格特征和神经发育成熟度来评定其胎龄。目前国际上有数种评分方法，常用的有 Dubowitz 评分法和 Ballard 评分法。

表 1-1-1　足月儿与早产儿外观特点

部位		早产儿	足月儿
皮肤		绛红、水肿和毳毛多	红润、皮下脂肪丰满和毳毛少
头部		头更大（占全身比例 1/3）、头发细而乱	头大（占全身比例 1/4）、头发分条清楚
耳壳		软、缺乏软骨、耳舟不清楚	软骨发育好、耳舟成形、直挺
指 / 趾甲		未达指 / 趾端	达到或超过指 / 趾端
足纹		足底纹理少	足纹遍及整个足底
乳腺		无结节或结节 <4mm	结节 >4mm，平均 7mm
外生殖器	男婴	睾丸未降或未全降	睾丸已降至阴囊
	女婴	大阴唇不能遮盖小阴唇	大阴唇遮盖小阴唇

2. **早产儿出生后体重**　早产儿出生后第一周的"生理性体重减轻"范围在 10%~15%，超低出生体重儿的体重下降可至 20%。一周后早产儿体重开始恢复，至 2~3 周末恢复至正常出生体重。若早产儿患有感染、呼吸窘迫综合征或营养供给不足，则生后早期体重恢复、增加缓慢，甚至会出现体重下降。认识早产儿出生后 1~3 周体重变化，对 ROP 体重的采集有临床意义。应该强调筛查标准"出生体重"是在产房出生后的"即时体重"。

3. **呼吸系统**　早产儿呼吸浅快不规则，易出现周期性呼吸及呼吸暂停或青紫。30%~40% 早产儿呈现间歇性呼吸暂停及喂奶后暂时性青紫。

4. **循环系统**　早产儿心率偏快。早产儿由于血容量不足或心肌功能障碍，容易导致低血压。早产儿动脉导管关闭常常延迟，常可导致心肺负荷增加，引起充血性心力衰竭、肾脏损害及坏死性小肠结肠炎。

5. **消化系统**　早产儿胎龄愈小，吸吮力愈差，吞咽反射愈弱，甚至无吞咽反射，胃容量小，易引起吸入性肺炎。

6. **泌尿系统**　早产儿肾小球和肾小管不成熟，处理水、电解质和酸性物质能力差，易出现低钠血症。

7. **血液系统**　与足月儿比较，早产儿在出生几天后，外周血红细胞及血红蛋白下降更迅速。体重愈低，红细胞及血红蛋白的降低发生愈早。早产儿血容量为 85~110ml/kg，周围血中有核红细胞较多，白细胞和血小板计数稍低于足月儿。血管脆弱，易出血。常因维生素 E 缺乏而引起溶血。

8. **神经系统**　早产儿神经系统成熟度与胎龄有关，胎龄愈小，原始反射愈难引出或反射不完全。此外，早产儿，尤其是极低出生体重儿，脑室管膜下存在着发达的胚胎生发层组织，易发生脑室周围 - 脑室内出血（periventricular-intraventricular hemorrhage，PVH-IVH）。

9. **体温**　早产儿不能稳定地维持正常体温。

上述早产儿各系统异于正常新生儿的特点，提示我们在筛查、干预、治疗早产儿的视网膜疾病时，应高度警惕其风险，高度重视与新生儿科医生的密切合作。

第二节　新生儿视网膜疾病流行病学

一、早产儿视网膜病变流行病学

20 世纪初期，低胎龄、低出生体重早产儿很难存活下来，因此研究者对存活早产儿在婴儿期间的眼科以及全身发育情况所知甚少。随着新生儿护理、救治医学技术日益进步，早产儿存活量增加，存活早产儿在儿童期间出现视力受损、盲眼的情况逐渐被发现，他们的眼内情况受到越来越多的关注、研究。ROP 是采用医学科技挽救早产儿生命时未曾被预料到的后果，现在人类还在致力运用更多现代医学干预来解决它。

1942 年，Terry 首次以个案报告"早产儿晶体后纤维增生症（retrolental fibroplasias，RLF）"。Owens 等进一步首次报道一系列 RLF 患儿观察结果，首用"早产儿视网膜病变（ROP）"描述了 RLF 的急性期病变，ROP 命名一直沿用至今。Campbell 等认为该病发生、发展与高浓度吸氧有关。1947—1956 年这段时间，ROP 的研究范围小，且处于早期摸索阶段，有一定的局限性，我们将之归为"ROP 认识初始期"较适宜。

国外 ROP 流行病学研究学者按照 ROP 流行特点、临床筛查指标与干预、基础研究的成果和全世界各国 ROP 工作成果等综合状况提出按年代来划分 ROP 流行病学史(20 世纪 50 年代后期—1969 年,1970—2000 年,2001—2010 年,2011—2014 年)。参照国外作者划分 ROP 流行病学史报告,结合我国 ROP 实践,我们自"ROP 认识初始期"后,分为以下三个时期来阐述。

(一) 20 世纪 50 年代后期—1969 年

这一时期,早产儿出生数量逐年增加,早产儿救治医学不断改善、进步,早产儿存活率上升,肺、支气管发育不良等并发症减少,随之而来的却是 ROP 发病率攀升,盲童数量增加。

Kinsey 等合作发表的临床研究报告认为"高浓度氧"是 ROP 发病率攀升的主要原因,引发了当时新生儿病房医疗实践的急剧转变,强化了对新生儿、婴儿病房"自由用氧"限制措施;这大幅降低了早产儿 ROP 发病率和 ROP 盲童数量,但同时又带来了早产婴儿死亡率、全身各系统疾病发病率急速上升。若单纯限制吸入氧体积分数的策略,每预防 1 个 ROP 患儿致盲,付出的代价是 16 个患儿由于低氧而死亡,"一升一降,又一降一升"是该时期的特点。这促进了"如何合理用氧""氧疗技术"的研究、应用,以及新生儿重症监护病房(neonatal intensive care unit,NICU)医学技术发展和应用等方面的新发展和进步。通过对 ROP 病例的临床观察和研究资料积累、分析,逐渐揭示了 ROP 患儿的眼部及视网膜变化。

(二) 1970—2000 年;2001—2013 年

此阶段开始重视"氧浓度"及"合理用氧",且随着 NICU 医学技术进步及推广应用,美国、欧盟等高经济收入国家或地区的胎龄≤32 周,出生体重≤2 000g 的早产儿存活率显著增加;ROP 筛查、医学干预手段在大数量新生儿、早产儿的临床应用研究中不断取得阶段性成果。国际 ROP 命名委员会制定了 ROP 诊断及命名的规则。美国出台早产儿合理用氧及 ROP 筛查指南;以早产儿视网膜病变冷凝治疗协作组(cryotherapy for retinopathy of prematurity,CRYO-ROP)的流行病学调研报告和冷凝科学规范临床研究为代表的短期、长期结果资料的逐步发表,推动了 ROP 规范筛查与干预治疗的快速进步。ROP 发病危险因素、发病机制的研究方面也有了很多新发现,采取相应医学干预方法,"需治疗 ROP"(重症 ROP)治疗方法获得推广应用,其疗效获得临床验证,ROP 发病率逐年下降,且趋向相对稳定;早产儿死亡率、肺及支气管发育不良等全身性疾病、并发症得到有效控制。高经济收入国家的 ROP 筛查与干预的成功经验和方法,在全世界推广实践。

我们尝试把这一时期按照 ROP 流行病学方面出现的不同侧重点分为 1970—2000 年和 2001—2013 年两个阶段分别叙述。

1. 1970—2000 年　该阶段,高经济收入国家根据自身国情探索、开展 ROP 筛查和干预、治疗,临床病例观察、研究,不断累积了较多经验;制定指南、规则,颁布和推广是这个时段的特点。1984 年在美国眼科年会上,来自 11 个国家的 23 名专家(包括儿科、儿童眼科和玻璃体视网膜疾病专家)组成了早产儿视网膜病变分期委员会(International Committee for the Classification of Retinopathy of Prematurity,ICCROP),推荐在全世界采用统一的早产儿视网膜病变分类法(International Classification of Retinopathy of Prematurity,ICROP)。1984 年后依照该国际分类法,美国早产儿视网膜病变冷凝治疗协作组实施前瞻性多中心临床研究。随后,早产儿视网膜病变早期治疗协作组(early treatment for retinopathy of prematurity

cooperative group，ETROP）、早产儿视网膜病变激光治疗协作组（laser ROP study group）相继开展前瞻性多中心临床研究。

1986年美国早产儿视网膜病变冷凝治疗协作组开始研究"经巩膜冷凝"治疗重症ROP，基于大数量病例对"需治疗ROP"的分区及分期指征、治疗效果及评判标准、视功能与预后、眼组织结构、眼部并发症、屈光不正状况、对全身发育影响等多方面开展研究，相继发表了3年、5年、10年、15年等一系列追踪研究结果报告。10年研究结果报告ROP冷凝治疗组因ROP发生视力不良的比例为44%，对照组为62%；发生后极部视网膜皱褶、视网膜脱离等不良组织结构改变，冷凝组为27%，对照组为48%。这为针对ROP科学开展筛查、防治打开了一扇"光明大门"，全世界的ROP筛查、防治借鉴这些成功经验而得以逐步推广铺开。

1987年，依照上述的研究成果和经验，国际ROP命名委员会在美国眼科年会上进一步讨论、修正、完善了1984年ROP国际分类法，收纳了早产儿视网膜病变阈值病变（threshold ROP）、阈值前病变（pre-threshold ROP）的概念。

进入20世纪90年代，ETROP多中心前瞻性随机对照研究激光光凝与冷凝治疗ROP的疗效、眼底组织结构改变、屈光不正状况等变化、结果。统计学分析数据表明：激光光凝治疗均明显优于冷凝治疗。目前激光光凝治疗ROP已基本替代了冷凝治疗，且可以在NICU床边施行。

总结自1984年以来的ROP临床与基础研究成果，1997年美国眼科学会、美国小儿眼科学会与斜视学会联合正式发布了《早产儿视网膜病变筛查指南》。有关这个阶段世界各国ROP流行病学发生、发病与治疗情况，汇总见表1-1-2。

表1-1-2　世界各国ROP筛查结果汇总（2000年以前）

国家	时间	筛查标准	筛查人数/例	ROP发病率[1]/%	需治疗ROP发病率[2]/%
美国	1989—1997	BW<1 300g 或 GA<30 周	950	21.3	4.6
	1998	BW<1 251g	4 099	65.8	6.0
英国	1987—1998	BW<1 500g 或 GA<32 周	484	41.9	5.2
德国	1991—2002	BW<1 501g 或 GA<33 周	666	30.9	5.1
瑞典	1993	BW<1 500g	260	40.4	10.8
新加坡	1988—2001	BW≤1 250g 或 GA≤32 周	564	29.2	4.96
印度	1996	BW<1 500g 或 GA≤34 周	100	46.4	9.0
越南	2001	BW≤1 500g 或 GA≤33 周	225	81.2	9.3
法国	NM[3]	BW<1 500g 或 GA≤32 周			
荷兰	1996	BW<1 500g 和/或 GA≤32 周			
加拿大	2000	BW≤1 500g 或 GA≤30 周			
新西兰	1990	BW<1 250g 或 GA<31 周			

续表

国家	时间	筛查标准	筛查人数/例	ROP 发病率[①]/%	需治疗 ROP 发病率[②]/%
澳大利亚	1990	BW<1 500g 或 GA<32 周	—	—	—
马来西亚	NM[③]	BW<1 250g 或 GA<37 周	—	—	—

注:"—"表示具体筛查例数资料空缺,日本、法国、荷兰、加拿大、新西兰、澳大利亚、马来西亚等国未列出。
① 代表在筛查人群中的阳性病例占比。
② 代表在筛查阳性病例中符合治疗指征者的占比(按流行病学严格意义,可理解为"发现率""发生率")。
③ NM 表示相关文献未提及。
ROP,早产儿视网膜病变;BW,出生体重;GA,胎龄。

2. 2001—2013 年　21 世纪可视为 ROP 流行病学第二个时期的第二阶段。北美、西欧等地区的高经济收入国家在前述第一阶段 ROP 筛查、干预治疗等方面取得的经验成果,在中国、印度、东南亚、非洲等发展中国家、地区逐步推广铺开,很多国家相继发布适合各自国情的筛查指南,开展 ROP 筛查、治疗。全世界眼科、儿科专家们对 ROP 主要病因取得了比较一致的看法:ROP 发病、病情发展为重症 ROP(潜在性致盲),与早产儿胎龄、出生体重最密切相关,其中出生体重显得更为重要。早产儿视网膜血管发育不成熟是发生视网膜病变的生理病理基础。

2003 年在美国加利福尼亚召开世界第三届 ROP 会议,与会专家们就 ROP 遗传学、ROP 发病机制、新的临床研究发现、先前发布的 ROP 国际分类法和新增补充概念、新的治疗方法探索等进行了广泛的讨论与总结。

Lutty 等及随后的 Flynn 等基于大量基础研究和过去积累的丰富临床资料,在 ROP 发病机制研究上取得了突破性成果,阐述了胚胎期视网膜血管发育存在"vasculogenesis"和"angiogenesis"2 个相对独立又有连续性的阶段,同时指明在这 2 个阶段分别受胰岛素样生长因子(insulin-like growth factor,IGF)-1 和血管内皮生长因子(vascular endothelial growth factor,VEGF)2 个关键生物因子调控影响,揭示了 ROP 发生与发展过程存在"Ⅰ期(Phase Ⅰ)"和"Ⅱ期(Phase Ⅱ)"2 个关系紧密的演变过程,ROP 流行病学资料结合基础研究取得了很大成功和突破。

2005 年,世界卫生组织(WHO)召集 1987 年国际 ROP 命名委员会的专家及新补充专家,共同对 1987 年 ROP 国际分类法主要标准充分讨论,并再次予以确认。在 ROP 分类中补充:极低出生体重早产儿极重型"急进型后极部早产儿视网膜病变"正式定义命名为:aggressive posterior retinopathy of prematurity(AP-ROP);ROP 附加(plus)病变增加了早期病变的定义并命名为"pre-plus",对眼底筛查时Ⅰ区范围界定、检查方法进一步解释。委员会表示,经过多年努力,ROP 筛查、干预治疗、临床与基础研究等工作已在全世界范围有序、规范地实施、推广开来;该项工作已迈入常态。

2006 年美国眼科学会、美国儿科学会又对 2001 年制定的《早产儿视网膜病变筛查指南》进行了修订,并补充了其第 2 版的新要求、说明。明确了"ROP"是一个专有名词,定义为单指发生在未成熟视网膜组织上的一个病理过程,其可能会发展成牵拉性视网膜脱离,从而导致功能上的损害或完全失明,这个命名定义严格消除了在 ROP 认识和工作中的歧义。对 ROP 流行病学临床筛查资料分析时,强调急性期 ROP 筛查开始时间需要按新生儿胎龄(矫正胎龄)统计;需治疗 ROP 发生"时间窗"的窗口时间点,矫正胎龄比出生后胎龄更有直接相关性。该指南明确指出,ROP 筛查指南是探索性的而不是循证医学的文件。在 2013 年,美国儿科学会眼科分会、美国眼科学会、美国儿童眼科与斜视学会、美国矫形与整形学会又一次联合发布了 ROP 筛查的新指南。再一次确认 2006 年指南中关于 ROP 的严格定义。

流行病学调查研究报告 ROP 发生、发展的危险因素较多,有临床意义的主要包括:先兆子痫(子痫)、出生后婴儿低血压、产程用子宫收缩药、新生儿评分低、新生儿窒迫综合征、肺支气管发育不良、呼吸暂停、肺表面张力剂应用、呼吸机通气、辅助用氧、动脉导管未闭、缺氧缺血性脑病、非甾体抗炎药使用、贫血、血小板减少、输血、败血症、新生儿肺炎、酸中毒、低碳酸血症、颅内出血、低血糖、胎膜早破、子宫绒毛羊膜炎、营养状况差等;但这些仅是 ROP 发生、发病的影响因素,只有胎龄和 / 或出生体重是根本因素。"何为安全用氧标准?"仍是 ROP 流行病学研究的突出问题。

高体积分数氧吸入与 ROP 之间的关联已是公认的事实。STOP-ROP 多中心研究协作组、Askie、BOOST Ⅱ多中心研究协作组等的诸多研究显示,早产儿出生后早期氧疗维持高氧饱和度目标、氧和血氧分压非正常波动可明显增加 ROP,尤其是需治疗 ROP 的发病率。

《2010 美国心脏协会心肺复苏及心血管急救指南》指出,对胎龄 <32 周的早产儿采取空气吸入是不合适的,这可能导致低氧或高氧情况。国际新生儿复苏项目发布的早产儿复苏指南中,亦认为对早产儿采取空气或纯氧复苏不合适。至今仍然没有出现一部得到新生儿科、儿童眼科专家们广泛认可的用氧指南,这是流行病学时期第二阶段出现的迫切、亟需更大范围多中心研究解决的难题。

第二个时期的第二阶段内,许多国家 ROP 发病率相对稳定,防治效果明显,这一阶段也要求以 2013 年新发布的《早产儿视网膜病变筛查指南》替代之前的老指南。此时的研究者们特别期待早产儿"氧浓度""合理用氧"的临床和基础研究取得新的突破,进而使专家们能制定出全世界认同的规范、指南来指导临床实践。有些新生儿专家、小儿眼底病科专家认为这是下一个 ROP 流行病学时期的重要工作和重要特点。第二个时期第二阶段世界各国 ROP 筛查发病率汇总见表 1-1-3。

表 1-1-3　世界各国(地区) ROP 筛查结果汇总(2001—2013 年)

国家 / 地区	时间	筛查标准	筛查人数 / 例	ROP 发病率[1]/%	需治疗 ROP 率[2]/%
美国	2000	BW<1 500g 或 GA<32 周	178	14.70	—
	2003	BW<1 500g 或 GA<32 周	929	12.83	—
	2006	BW<1 500g 或 GA<32 周	535	15.18	—
	2009	BW<1 500g 或 GA>32 周	52 451	18.36	—
	2012	BW<1 500g 或 GA<32 周	52 720	19.88	—
英国	2011	BW<1 500g	8 405	12.55	11.00(光凝) 0.10(冷凝)
德国	2011—2013	BW<1 500g 或 GA≤32 周	2 810	—	3.20 (双眼占比 97%)

续表

国家 / 地区	时间	筛查标准	筛查人数 / 例	ROP 发病率[1]/%	需治疗 ROP 率[2]/%
瑞典	2004—2007	GA<27 周	506	72.70	35.00
加拿大	2003—2010	BW<1 500g 或 GA≤30 周	9 187	12.70	—
	2006—2009	GA≤27 周	207	17.30	—
荷兰	2009	BW<1 500g 和 / 或 GA≤32 周	1 688	19.20	2.80
巴西	2009	BW<1 500g 和 / 或 GA<32 周	110	44.50	14.50
	2009—2011	GA<32 周	450	24.20	5.00
澳大利亚 / 新西兰	1992—2009	BW<1 500g 或 GA<32 周	373	81.50	17.20
印度	2000—2006	BW<1 500g 或 GA≤32 周	552	22.30	5.51
巴基斯坦	2010—2012	BW≤2 000g 或 GA≤35 周	301	9.00	6.30
印度尼西亚	2003—2013	BW<1 500g 和 / 或 GA<32 周	984	23.50 (11.90~30.50)	3.60~10.00
韩国	2009—2013	BW=1 500g	201	11.94	3.98
	2009—2014	BW≤2 000g 或 GA≤34 周	770	—	13.63 (AP-ROP 3.12)
伊朗	2005—2010	BW≤2 500g 或 GA≤36 周	310	20.60	4.60
	2013—2015	BW<2 500g	9 026	8.50	—
埃及	2009—2010	BW≤1 500g 或 GA≤32 周	172	19.20	3.50
阿曼	2003	BW≤1 500g 或 GA≤32 周	59	25.40	0.94
阿根廷	2010	BW≤1 500g 或 GA≤32 周	956	26.20	7.00
哥斯达黎加	2010—2014	BW≤1 750g 或 GA≤34 周	3 018	19.40	2.98
11 国 ROP 协作网[3]	2007—2013	BW<1 500g 和 GA<27 周	38 951	25.20~91.00	4.30~30.90

注:"—"为数值缺失。
[1] 筛查人数中的阳性病例占比。
[2] 筛查阳病例中符合治疗指征者占比。
[3] 包括:澳大利亚、新西兰、加拿大、芬兰、以色列、日本、瑞典、西班牙、英国、意大利、瑞士。
ROP,早产儿视网膜病变;AP-ROP,急进型后极部早产儿视网膜病变;PMA,矫正胎龄;BW,出生体重;GA,胎龄。

　　表 1-1-4、表 1-1-5 为美国全国三个年份住院新生儿中的早产儿依不同胎龄、出生体重分组的 ROP 发病情况。这些大数据表明:美国进行正规 ROP 筛查已 30 多年,目前符合其筛查标准的早产儿中 ROP 发病率仍然维持在较高水平;胎龄越小发病率越高,出生体重越低

发病率越高。超筛查标准范围,即出生胎龄 >33 周;或出生体重 >2 000g 早产儿仍然可筛查到 ROP 患儿。超低出生体重早产儿存活数量增加,ROP 总量增加。这也说明全世界 ROP 防控形势不容乐观,ROP 机制研究仍面临很大挑战。

表 1-1-4　美国全国住院 4 周早产儿不同出生体重组别 ROP 发病率(2006 年、2009 年、2012 年)

出生体重 /g	ROP 阳性 (n=27 482)		ROP 阴性 (n=126 224)		比值比 (95% 可信区间)	P
	病例数 / 例	占比 /%	病例数 / 例	占比 /%		
<500	345	1.26	766	0.61	18.37 (13.21~25.57)	<0.000 1
500~749	3 941	14.34	8 282	6.56	19.42 (14.25~26.46)	<0.000 1
750~999	6 526	23.75	15 068	11.94	17.67 (13.08~23.88)	<0.000 1
1 000~1 249	6 491	23.62	19 491	15.44	13.59 (10.08~18.32)	<0.000 1
1 250~1 499	5 263	19.15	21 413	16.96	10.03 (7.44~13.52)	<0.000 1
1 500~1 749	2 342	8.52	17 955	14.22	5.32 (3.94~7.19)	<0.000 1
1 750~1 999	742	2.70	10 860	8.60	2.79 (2.05~3.78)	<0.000 1
2 000~2 499	258	0.94	8 574	6.79	1.23 (0.91~1.67)	0.182 7
≥2 500	85	0.31%	3 454	2.74	—	—
—	1 489	5.42%	20 361	16.13		

注:"—"为数值缺失。ROP,早产儿视网膜病变。

表 1-1-5　美国全国住院 4 周早产儿不同出生胎龄组别 ROP 发病率(2006 年、2009 年、2012 年)

出生胎龄 / 周	ROP 阳性 (n=27 482)		ROP 阴性 (n=126 224)		比值比 (95% 可信区间)	P
	病例数 / 例	占比 /%	病例数 / 例	占比 /%		
<24	584	2.12	1 155	0.92	33.87 (19.66~58.36)	<0.000 1
24	1 545	5.62	2 624	2.08	39.48 (23.22~67.12)	<0.000 1

续表

出生胎龄/周	ROP 阳性 (*n*=27 482)		ROP 阴性 (*n*=126 224)		比值比 (95% 可信区间)	*P*
	病例数/例	占比/%	病例数/例	占比/%		
25~26	5 024	18.28	9 574	7.58	35.20 (20.73~59.79)	<0.000 1
27~28	7 012	25.52	16 409	13.00	28.67 (16.90~48.62)	<0.000 1
29~30	7 322	26.64	27 806	22.03	17.66 (10.36~30.11)	<0.000 1
31~32	3 911	14.23	28 942	22.93	9.07 (5.33~15.41)	<0.000 1
33~34	422	1.54	11 544	9.15	2.45 (1.44~4.16)	0.000 9
35~36	101	0.37	4 584	3.63	1.48 (0.83~2.63)	0.808 0
>36	22	0.08	1 500	1.19	—	—
—	1 539	5.60	22 086	17.50	—	—

注："—"为数值缺失。ROP，早产儿视网膜病变。

　　3. 中国 2000—2013 年　中国开始按国家的 ROP 筛查指南进行 ROP 流行病学研究与防治是在 21 世纪初。当时中国一些大城市出现早产儿救治存活后，因发生 ROP（晚期病变）致盲的报道，在社会上引起很大反响。国内专家按前期工作对 ROP 相关认识和初步检查提供意见，于 2004 年由卫生部向全国医疗卫生机构正式发布了《早产儿治疗用氧和视网膜病变防治指南》，北京大学人民医院黎晓新教授撰写的《我国早产儿视网膜病变特点和筛查指南》发表于《中华眼底病杂志》。随后北京、上海、广州、深圳等沿海和中心城市逐步开展 ROP 的筛查和干预治疗，对 ROP 的认识很快普及到国内广大民众。相关研究人员在 2004 年、2008 年和 2012 年以"早产儿视网膜病变研究专题"连续组稿和约稿，刊发了数十篇 ROP 方面的论文。《中华眼科杂志》《中华儿科杂志》等期刊也相继发表了 ROP 和 NICU 方面的技术，以及早产儿治疗用氧方面的临床研究论文，反映了我国 ROP 流行病学、ROP 防治相关研究正在快速追赶世界先进水平的成果与进步。

　　自 2003 年起，深圳市眼科医院、深圳市人民医院和深圳市妇幼保健院新生儿科一批中青年医生携手合作，在深圳地区全力开展 ROP 筛查和干预治疗工作，结合国外 ROP 工作先进经验，实行眼科医生进 NICU 与新生儿科医生密切合作的方式，共同完成 ROP 筛查，采用双目间接检眼镜下激光光凝系统在 NICU 床边施行激光光凝治疗"需治疗 ROP"患儿。2007 年，上述三家医院医务人员撰写出版我国首部 ROP 专著《早产儿视网膜病变》，得到原"中华医学会围产医学分会主任委员"叶鸿瑁教授肯定，称之为"ROP 深圳筛查防治模式"。经过 10 多年努力,深圳地区 ROP 筛查、干预治疗、防控获得良好效益。ROP 筛查基本覆盖全市各区、镇;"需治疗 ROP"的患儿 100% 获得及时干预治疗;深圳市已多年无 ROP 4 期以上严重病例发生。

　　ROP 发病率按年度变化,中国广东省深圳市、湖南省长沙市和美国具体情况对比见图 1-1-2、表 1-1-6~ 表 1-1-8。

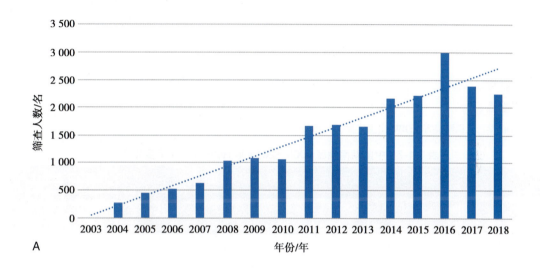

A

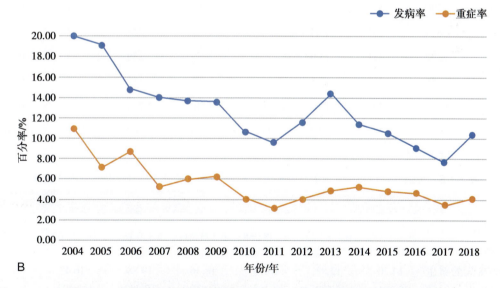

B

图 1-1-2　深圳地区早产儿视网膜病变(ROP)筛查情况数据分析曲线分布

A.深圳地区年度 ROP 筛查情况例数变化;B.深圳地区 ROP 筛查年度 ROP 发病率和重症率(资料来自深圳市眼科医院 ROP 筛查诊疗团队)。

表 1-1-6　中国湖南地区 2006—2013 年 ROP 筛查情况

分类	非 ROP/ 例	ROP/ 例	总例数 / 例	ROP 发病率 /%
男	9 129	1 378	10 507	13.1
女	7 139	1 134	8 273	13.7
GA≥32 周	10 204	836	11 040	7.6
GA<32 周	6 064	1 676	7 740	21.7
BW≥1 500g	8 892	312	9 204	3.4
BW<1 500g	7 376	2 200	9 576	23.0
单胞胎	13 697	1 868	15 565	12.0
多胞胎	2 571	644	3 215	20.0

ROP,早产儿视网膜病变;BW,出生体重;GA,胎龄。

表 1-1-7　中国湖南地区 2006—2013 年 ROP 筛查年度变化情况

年份	筛查例数 / 例	ROP 患儿		需治疗 ROP 患儿		ROP(Ⅰ、Ⅱ)患儿 / 例	ROP 盲患儿	
		发病数 / 例	发病率 /%	发病数 / 例	发病率 /%		发病数 / 例	发病率 /%
2006	830	124	14.9	34	4.09	80	3	0.36
2007	2 126	313	14.7	47	2.21	266	5	0.24
2008	2 290	320	13.9	45	1.96	275	4	0.17
2009	1 818	261	14.4	43	2.36	218	3	0.16
2010	2 398	311	13.0	52	2.17	259	3	0.13
2011	3 036	410	13.5	98	3.23	312	2	0.07
2012	3 190	396	12.4	102	3.20	294	2	0.06
2013	3 092	377	12.2	115	3.72	262	2	0.06

ROP,早产儿视网膜病变。

表 1-1-8　美国 KID LOS>28 天的住院新生儿 ROP 发病率和死亡率(2000—2012 年变化)

指标	2000	2003	2006	2009	2012	总计	P
新生儿出院总人数 / 例	6 351 352	6 468 925	6 578 068	6 393 803	5 850 184	38 035 077	—
LOS>28 天的新生儿中 ROP 的发病率 /%[1]	14.70 (6 201/ 42 178)	12.83 (5 509/ 42 929)	15.18 (7 368/ 48 535)	18.36 (9 630/ 52 451)	19.88 (10 483/ 52 720)	16.42 (42 323/ 38 035)	<0.001
住院 ROP 新生儿的病死率 /%[2]	0.92 (57/6 201)	0.53 (29/5 507)	0.74 (54/7 368)	0.47 (46/9 625)	0.45 (47/10 483)	0.59 (233/39 184)	0.186

注:"—"数值缺失。[1]括号中为发病例数 /LOS>28 天的新生儿总数。[2]括号内为病死例数 / 住院 ROP 新生儿总数。
ROP,早产儿视网膜病变;KID,美国全国儿童住院新生儿数据库资料;LOS,住院时间。

　　上述是中国两地 ROP 筛查、防控多年的工作情况及逐年变化情况，大体上能反映我国 ROP 工作进步动态：初期筛查总例数少，后逐年增加，覆盖医疗机构数量也逐渐增加；发病率初期较高，需治者所占比例也较高，不时还发现因 ROP 致盲的患儿。随着 NICU 不断建立及早产儿救治技术提升，用氧规范、ROP 筛查技术及仪器进步和普及，社会广大家长认同感的提升，以及 ROP 医学知识普及宣传，近年来接受筛查的总人数明显增加。一些先进地区基本做到了全覆盖且筛查总量波动不大，而 ROP 发病率基本维持在相对稳定范围内；"需治疗 ROP"病例能得到及时治疗，基本避免了 ROP 盲。

　　对比相同阶段的美国 2000—2012 年全国大数据，住院 4 周新生儿中 ROP 发病率等情况，我国一些 ROP 筛查、诊治工作先进地区在主要指标方面正在追赶国外先进水平。

　　目前中国各省（直辖市、自治区）都开展了 ROP 筛查、干预治疗，并报告了 ROP 发病率及开展工作情况（表 1-1-9）。可以看出各地差异较大，西北、西南地区，"穷、边、少"地区普遍落后于沿海、中心城市地区。

表 1-1-9　中国各省（直辖市、自治区）ROP 筛查结果汇总

各省（直辖市、自治区）	时间	筛查标准	筛查人数/例	ROP 发病率[1]/%	需治疗 ROP 率[2]/%
北京市	2002—2003	BW≤2 000g,GA≤34 周	98	17.30	7.10
	2005（1—12 月）	BW≤2 000g,GA≤34 周	639	10.80	3.60
	2004—2007	BW<2 000g	1 675	11.60	—
	2009—2010	BW≤1 500g	519	30.15	7.80
天津市	2008—2012	GA≤37 周	2 038	8.24	1.08
上海市	2004—2005	BW<2 000g	289	6.60	1.05
	2005（1—12 月）	BW<2 000g	621	11.80	2.25
	2010—2012	BW≤2 000g,GA≤34 周	2 825	17.80	6.80
重庆市	2008—2009	BW≤2 200g,GA≤35 周	287	10.45	0.70
山东省	2002—2007	BW<2 500g,GA<36 周	249	17.67	—
	2006—2007	BW<2 000g,GA<34 周	115	20.90	4.35
	2008—2010	BW≤2 500g,GA≤34 周	144	10.42	4.10
江苏省	2006—2009	BW<2 000g	905	13.04	2.77
	2012—2013	BW≤2 000g	520	14.30	—
浙江省	2005—2007	BW<2 000g	434	5.52	0.46
	2007（1—12 月）		254	9.40	0.78
	2005—2008		340	8.40	0.58
	2005—2008		1 225	10.80	1.28

续表

各省 （直辖市、自治区）	时间	筛查标准	筛查 人数/例	ROP发 病率[1]/%	需治疗ROP 率[2]/%
江西省	2007—2009	BW<2 800,GA≤37周	106	15.10	5.70
福建省	2004—2008	BW≤2 500g,GA≤32周	375	10.93	4.80
	2010—2011	BW<2 000g	383	13.80	5.70
广东省	1996—2000	BW<2 500g,GA≤36周	568	8.10	2.99
	2004—2013	BW≤2 000g	9 100	12.49	4.99
	2006（1—12月）	BW<2 000g	150	8.67	4.66
	2009—2010	BW<2 000g	638	9.40	4.70
	2010—2014	BW≤2 000g,GA≤37周	2 114	6.13	0.57
广西	2011—2012	BW≤2 000g,GA≤36周	720	11.67	1.53
海南省	1997—1999	BW≤2 250g	643	2.20	—
河南省	2005—2007	BW≤2 500g,GA≤35周	562	9.07	4.77
	2006—2009	BW 850~3 450g,GA 25~39周	398	26.40	2.01
湖南省	2006—2007	BW<2 500g,GA<35周	1 626	10.64	2.21
	2006—2013	BW<2 500g,GA≤37周	18 780	13.30	1.86
	2010—2012	GA<37周	214	26.40	4.67
湖北省	2009—2011	BW 890~3 500g,GA≤37周	313	16.60	3.10
陕西省	2005—2008	GA<37周	572	41.90	11.50
	2008—2009	BW≤2 000g,GA≤34周	134	13.43	4.48
宁夏	2008—2009	BW≤2 000g,GA≤34周	68	17.60	6.80
新疆	2014（6—12月）	BW≤2 000g,GA≤32周	163	7.98	3.74
吉林省	2007—2008	GA≤36周	136	22.70	6.80
	2008—2010	BW<2 000g	157	17.90	11.20
	2007—2012	BW<2 000g,GA<37周	2 352	20.37[3]	—
	2008—2009	BW<2 000g	515	16.87[3]	—
黑龙江省	2013—2014	BW≤2 500g,GA≤36周	582	11.17	1.70
台湾省	1997—2001	BW≤1 500g	3 547	48.80	12.30
	2002—2006		3 189	50.50	11.30
	2007—2011		3 834	48.20	11.90

续表

各省 (直辖市、自治区)	时间	筛查标准	筛查 人数/例	ROP 发 病率[1]/%	需治疗 ROP 率[2]/%
香港特别行政区	2007—2012	BW≤1 500g，GA≤32 周	513	18.50	3.70
	2008—2015	BW<1 501g，GA<32 周	602	28.20	3.80

注:"一"为数值缺失。[1]为符合筛查标准早产儿人群中 ROP 阳性占比(按严格流行病学定义,可能理解为发现率或发生率,仅供参考)。[2]为筛查 ROP 阳性病例中需要治疗者占比,包括阈值病变、I 型阈值前病变。[3]通过广角数码小儿视网膜成像系统仪器筛查。ROP,早产儿视网膜病变;BW,出生体重;GA,胎龄。

与在 ROP 流行病学研究和防治工作上处于前列的国家相比较,中国整体落后差距仍明显。

2009 年,由卫生部委托组织的一项全国三甲医院 NICU 现状调查发现,109 家医院仅 57 家医院(52.29%)开展了 ROP 筛查,其余 52 家医院需转院筛查;"需治疗 ROP"患儿及时、规范完成治疗率也低,仅 9 家医院(8.25%)可完成视网膜激光光凝和/或冷凝治疗。2010 年又对国内 16 家不同地区知名三甲医院 NICU 的早产儿用氧和 ROP 筛查情况进行了调查,4 家医院可自行完成 ROP 筛查、治疗,6 家需把"需治疗 ROP"婴儿转外院治疗,6 家医院没有开展 ROP 筛查亦无稳定合作筛查医院。深圳市眼科医院在 ROP 专科门诊不时发现外地转来的 ROP 5 期盲童。

总体上看,我们认为中国目前大体处于世界 ROP 流行病学第二个时期。

(三) 2013 年之后

2013 年以来,全世界 ROP 流行病学调查研究方面出现了几个值得注意的事件和新情况。

1. 美国儿科学会眼科分会、美国眼科学会、美国儿童眼科与斜视学会、美国整形与矫形学会联名发布了最新版《早产儿视网膜病变筛查指南》,代替 2006 年及以前的所有版本。

2. 全美视网膜病研究协作组(Pan American Collaborative Retina Study,PACORES)首次报道玻璃体腔注射抗 VEGF 药物长达 12 个月观察研究眼部组织、全身安全方面结果。随后贝伐单抗消除 ROP 的血管生成威胁(Bevacizumab Eliminates the Angiogenic Threat of Retinopathy of Prematurity,BEAT-ROP)研究协作组报道了多中心随机对照临床研究所取得的成功经验。玻璃体腔注射抗 VEGF 药物治疗 ROP Ⅰ区和Ⅱ区后缘区病变,以及 AP-ROP 病变,逐渐获得了全球 ROP 领域眼科医生的认同,也引入应用到激光光凝治疗后疗效不佳、再复发的病例,或是二者联合治疗一些有并发症、复杂的病例。随后 Stabe 等刊文"ROP-IGF-1 和 anti-VEGF 的时代到来了吗?"。全世界玻璃体腔注射抗 VEGF 药物治疗 AP-ROP 和Ⅰ区、Ⅱ区 ROP 的临床应用逐渐增加,也用于联合激光光凝来治疗需治疗 ROP。

3. WHO 发起消除可避免失明的行动"视觉 2020,享有看得见的权力",以期望改变 1999—2020 年"可避免的视觉损伤"会翻倍的情况。全世界多国、多个研究中心相继发表了一些低视力儿童、盲童的流行病学调查大数据分析资料。在中国,2017 年《中华眼科杂志》发表了眼科专家谢立信院士的《对我国防盲治盲工作的几点建议》,其表明"今后,不再把白内障复明作为国家防盲重点战略和全民参与的防盲任务,白内障的防盲工作应列为常态化""应将糖尿病视网膜病变、黄斑变性、早产儿视网膜病变等眼病列为今后防盲工作的重点"。可以看出在世界范围内儿童视力损害和盲的疾病排位近年来也发生了一些新变化,更加突显早产儿视网膜病变筛查、防控、干预治疗的地位。

4. 近年国际上 SUPPORT、BOOST Ⅱ等机构对早产儿安全用氧、安全用氧目标准、氧浓度、合理用氧的前瞻性临床研究并没有取得预期满意的临床结果。我们期待临床和基础研究取得新的突破,专家们能制定出全世界认同的规范、指南,从而指导临床实践。有些新生儿专家、儿童视网膜病专家认为这是今后 ROP 流行病学方面的重要工作。以上可视为进入 ROP 流行病学第三个时期的特征之一。

下面进一步对 2013 年后一些大数据报告,以及反映 ROP 流行病学新特点、新动向等方面的文献和新生儿专家、儿童视网膜病专家学者们的看法进行概述。Kong 等统计分析了 1999—2012 年全球盲童的状况,美洲地区资料显示包括 ROP 在内的新生儿、婴幼儿视网膜疾病在致盲原因中占首位。美国 56 间盲童学校,可追根溯源且资料完整的 3 074 例盲童中,致残、致盲疾病中 ROP 为第三位;ROP 所占比例 1999 年为 13%,2012 年为 14%。英国有文献报道,调研发现视力损害、盲眼的儿童中,ROP 为前三位之一,占比为 29%。Kong 等提醒,对于 1999—2012 年这 13 年间 ROP 总发病率仍然未下降的严峻事实,要予以高度重视。

为检验 2013 年美国《早产儿视网膜病变筛查指南》新版本应用后情况,美国 ROP 眼科专家 Luding 等采纳国家医疗保健费用和利用项目儿童住院数据库(The National Healthcare Cost and Utilization Project Kids Inpatient Database)大数据,对早产儿临床资料进行统计分析,发现 ROP 发病率从 2000 年的 14.70% 上升到了 2012 年的 19.88%;体重 750~999g 早产儿组,ROP 发病率为 30.20%,体重 >2 500g 早产儿组为 2.40%。

在"需治疗 ROP"患儿能否得到有效、及时、合理的干预治疗方面,情况同样不能令人满意。Soleb 等统计分析了不同大洲多个国家的流行病学文献资料,测算出在 2010 年,全世界约有 17 万例 ROP 患儿潜在性地发生严重视力损害或致盲,而"需治疗 ROP"患儿约有 5.4 万例,其中只有约 42% 能够接受正规治疗。经过多年努力,ROP 防控、防治状况仍然不容乐观。

在中国,中国医师协会新生儿科医师分会组织国内相关专家于 2013 年对原指南进行了评议、修订,发布了《早产儿治疗用氧和视网膜病变防治指南》(修订版),建议仍保留早产儿出生体重≤2 000g 的筛查标准不变,增加了胎龄≤34 周的筛查标准,治疗用氧标准也有调整。

国内 ROP 最新流行病学调研报告中,上海赵培泉教授等在 IVOS 期刊报道 2010 年 1 月 1 日—2012 年 12 月 31 日期间,上海两间大型三甲医院 NICU 符合中国 ROP 筛查标准的早产儿有 3 014 名,完成筛查的早产儿为 2 825 名(93.7%),ROP 发病率为 17.8%(503/2 825),"需治疗 ROP"为 6.8%(191/2 825),AP-ROP 为 1%(28/2 825);如果按美国及英国现行筛查标准筛查,本研究中漏诊、漏治的 ROP 患儿分别有 28 例(14.7%)和 18 例(9.4%)%。深圳市早产儿视网膜病变协作组报道,2004 年 1 月—2008 年 12 月和 2009 年 1 月—2013 年 6 月这两个时期,深圳市的 ROP 发病率分别为 14.64%(429/2 929)和 11.47%(708/6 171),差异有统计学意义($P<0.05$)。出生体重或胎龄高于相关指南筛查指标的早产儿组 ROP 发病率分别为 3.87% 和 3.63%,差异无统计学意义。上述报告进一步表明我国目前实施的 ROP 筛查指标不宜改变,"边、远、穷、少"地区还应适当提高筛查指标。

2013 年后的 ROP 流行病学第三个时期,在 ROP 筛查、干预、防控、治疗方法等领域开展了新的探索;在涉及 ROP 临床研究、基础研究的方面也取得了不少进步,同时也展示给我们需关注的重点。

尽管我们付出了很大的努力,迄今仍然未能消除 ROP 带来的不良视力结果。ROP 已成为全世界婴幼儿和儿童视力残、盲原因中前三位视网膜疾病之一。由于全世界出生早产儿总量上升,以及超低出生体重早产儿存活率上升及其带来的总数量增加,ROP 发病率目前仍然居高不下,存在发病率上升的潜在压力,ROP 患儿总量仍在缓慢上升。

中国推行计划生育政策多年,从 2015 年实施全面二孩政策开始,低出生体重儿所占比例、早产儿比例、出生缺陷儿比例等都有所增加。中国目前 ROP 筛查与干预治疗仍任务艰巨,叠加生育政策调整,带来了新的压力、新的挑战。

如今,临床治疗"需治疗 ROP"病例可选择视网膜激光光凝、玻璃体腔注射抗 VEGF 药物单独应用或联合应用,这些方法已被证明有确切临床疗效,实施中也有效遏止了"需治疗 ROP"患儿致盲的发生。但是治疗后不良情况,如近视发病率,特别是高度近视发病率较足月新生儿的整个发育时期都高;且会对周边视网膜血管发育产生影响,如视野受损,甚至远期发生视网膜脱离等。对于抗 VEGF 药物是否影响神经系统发育、影响人体重要器官发育,仍缺少长期的循证医学证据。

早期筛查 ROP、及时对"需治疗 ROP"患儿进行干预治疗是目前不可替代的手段;目前仍然未能消除需治疗 ROP 不良视功能的结果。统计分析显示在高经济收入国家,ROP 在儿童致盲原因中仍然排前三。一个仍持续存在、重要的全社会关注问题——ROP 尚无专业有效的针对病因、预防发病的手段,其预防仍然依赖高投入、高成本,如大海捞针般的 ROP 筛查。

中国新生儿科、眼科筛查 ROP 专业人员数量不足,现有人员专业技能水平参差不齐;NICU 护理技术、病房 / 病床数量,以及设备欠缺且布局不均衡。应构建"从中心到大、中、小、微"的多级卫生机构组成的 ROP 筛查网络来转送"需治疗 ROP"患儿,以及完成科学、规范化治疗快捷通道;还应普及超低出生体重早产儿救治和存活后 ROP 发生临床特点、加大新的治疗手段和药物开发方面投入、更科学合理地对早产儿用氧,以及完善孕产妇早产预防、早产应对机制等。尚有大量工作需要医疗从业者们去完成。

从全世界流行病学现状看,ROP 的筛查与干预防治工作仍在进步与完善的路上,任重而道远。

二、足月新生儿视网膜疾病流行病学

随着"视觉 2020,享有看得见的权力"战略计划实施,全世界 ROP 筛查、防治取得了显著成效。在 ROP 筛查与干预防治医疗实践的同时,数量较少的一批小儿眼底病科专家、儿科医生(尤其是新生儿科医生)、妇幼保健系统的专家,都逐渐认识到几个学科联合开展有序、规范、常规的儿童视网膜疾病(包括视神经疾病)早期筛查、预防、干预治疗,以及遗传咨询、疾病谱、病因学、流行病学调研的重要性。我国一些在 ROP 筛、防、控、治体系建设较完善地区的医疗单位,也同时延伸开展新生儿眼底病筛查、防治工作。初步报告的结果发现很多隐匿性、高致盲性,甚至会危及生命的儿童眼底病在新生儿期就已经存在。

2011 年斯普林格(Springer)出版社发行了由 Reynolds 和 Olitsky 编撰的 *Pediatric Retina*,我国空军军医大学知名玻璃体视网膜疾病专家及儿童视网膜疾病专家王雨生教授和他的团队把该书译成中文并在 2013 年出版,一个新生儿视网膜疾病筛、防、控、治一体化的眼科业务模式快速兴起。中国在新生儿、小儿视网膜疾病筛查与干预治疗、临床研究并没有落后,一些先行开展这项工作的单位目前可列入国际先进行列队伍中。

上海交通大学医学院附属新华医院小儿眼科赵培泉教授团队研究项目"我国小儿视网膜疾病诊疗规范与推广"被评为中国(2009—2012 年)眼科十大研究项目之一,该项目一直在顺利地逐步推向全国。《眼科新进展》杂志刊发广东省深圳市眼科医院、云南省昆明市妇幼保健院和贵州省贵州医科大学附属医院眼科专家撰写的《早产儿视网膜病变和足月新生儿眼病筛查指南》,该指南增加了"足月新生儿眼病筛查"部分,为我国开展和从事足月新生儿筛查的儿科医生、眼科医生提供了一份可供参考、遵循的初步指导性意见。

国家层面也在探索适合中国国情的筛查模式。2013 年,国家卫生和计划生育委员会发布了《儿童眼及视力保健相关技术规范》;2015 年,中国妇幼保健协会儿童眼保健专业委员会成立,《中国疾病预防控制中心妇幼保健中心关于开展妇幼保健机构专科建设试点工作的通知》与国家卫生和计划生育委员会"十二五"期间医药卫生科技发展研究中心专项课题"妇幼保健机构学科体系建设研究及应用推广"任务之一"妇幼保健学科建设示范单位评审方法"中关于儿童眼保健四项工作的内容中,"新生儿眼病筛查"列居首位;2016 年,国家卫生和计划生育委员会制定并发布了《"十三五"全国眼健康规划(2016—2020 年)》,旨在防治导致盲和视觉损伤的主要眼病,落实国家基本公共卫生服务 0~6 岁儿童视力检查工作;2019 年初,国家卫生健康委员会发布《关于做好 0~6 岁儿童眼保健和视力检查工作的通知》,要求各地落实国家基本公共卫生服务中 0~6 岁儿童眼保健和视力检查工作。这些动作充分显示了国家对此项工作的重视程度,并体现出中国国家层面对儿童(包括足月新生儿、婴幼儿)眼病,尤其是眼底视网膜、视神经疾病在筛查、防控与防治方面工作的高度重视,以及推动该项工作的力度。

我国云南省昆明市妇幼保健院开展新生儿眼病,特别是新生儿眼底视网膜、视神经疾病科学筛查工作,在国际上为我国争得了荣誉,并在 British Journal of Opthalmology(简称 BJO)上发表了他们在新生儿眼底疾病筛查、调查分析的工作成果:2010 年 5 月—2011 年 11 月期间对 3 573 例足月新生儿在出生后 1 周内(平均 2.35 天)完成眼前节和散瞳后眼底筛查,确认有眼底异常者达 871 例(占比例达 24.4%);足月新生儿中与产程、分娩状况、营养状况等可能有关的"玻璃体、视网膜出血"发病率很高(21.52%),这在既往新生儿眼病筛查中少有提及;该卓有成效的工作被学者们称为"昆明模式"。深圳市 2018 年也已经启动户籍人口免费筛查新生儿眼底病的工作,然而从全国范围来看,新生儿眼病筛查的开展还存在很多不足和问题。目前新生儿眼部疾病筛查人口(不包含早产儿视网膜病变筛查人口)不足新出生人口的 10%,覆盖区域面窄,更做不到细分足月新生儿视网膜、视神经疾病等专科早期筛查、防控。从这一侧面看,中国足月新生儿视网膜疾病筛查又仍处于"初始阶段"。

随着"视觉 2020,享有看得见的权力"战略计划"目标年"的到来;全世界 ROP 筛查、防治有效降低了因"需治疗 ROP"致残、致盲的发病率;感染性眼病、先天性白内障、维生素 A 缺乏和营养不良等可治疗眼部疾病得到有效防控和治疗;新生儿、婴幼儿中因视网膜疾病、视神经疾病所致视力损害、盲眼的重要地位逐渐突显。配合"视觉 2020,享有看得见的权力"实施战略目标,近年来一些大范围、大数据足月新生儿流行病学调查分析逐渐见诸报端。

Kong 等搜索并收集各国发表的相关文献后,符合资料统计分析要求的总计有 33 个国家。按照世界银行关于划分"低经济收入国家""中等经济收入国家""高经济收入国家"等级的标准,低、中、高经济收入水平的分别有 18 个国家(55%),10 个国家(30%),5 个国家(15%)。按"视力损害程度分级标准",经测算 2010 年全世界有 2.85 亿人口有视力损害,其中 3 900 万人口为"盲",2.46 亿人口为"低视力";其中,儿童(0~14 岁)占 1 900 万例,其中 1 200 万例为"可以治疗",140 万例为不可逆转的"盲",其余为低视力儿童。这些儿童 3/4 生活在中、低经济收入的发展中国家,近 60% 婴幼儿、儿童在盲眼后一年左右死亡,Soleb 在"儿童盲流行病学"项目中收集数据测算全世界盲童数量为 1 400 万例。婴幼、儿童时期眼科疾病按"可以避免""可以治疗""可以预防"三类情况划分,高经济收入国家里,视力损害或盲童所占数量中,平均 51%(范围为 31%~70%)为"可以避免"眼部疾病所致;平均 27%(范围为 10%~58%)为"可以治疗"眼部疾病所致;平均 19%(范围为 3%~28%)为"可以预防"眼部疾病所致。大多数婴幼儿、儿童时期视力损害或盲眼发生在 1 月龄 ~15 岁的年龄段内。

Kong 进一步按发生视力损害或盲的眼部疾病,以及其所在眼解剖组织部位对 1999—2012 年期间数据进行统计分析,发现在各大世界卫生组织区域(WHO regions)中,排在前三位的眼部疾病的发病部位分布有所不同:①美洲地区(不含拉丁美洲、加勒比海地区),依次为视网膜、视神经、青光眼;②欧洲地区,依次为视网膜/脑皮质损害、视神经、晶状体;③西太平洋地区,依次为视网膜、晶状体、全眼球;④东南亚地区,依次为视网膜、全眼球、角膜;⑤中东地区,依次为视网膜、全眼球、角膜,因视网膜疾病引起视力损害或盲也都居于眼部疾病排位的前三位置;⑥非洲地区,依次为角膜、晶状体、全眼球,且感染性、营养不良等所占比例较大。Soleb 报道了在高经济收入国家发生视力损害或盲的眼部疾病,按其所在眼解剖组织部位统计分析结果,与 Kong 等上述报道相近。这些全世界人口大数据资料分析的结果,表明新生儿视网膜(包括视神经)疾病已日渐成为严重威胁新生儿、婴幼儿及儿童视力/视功能的主要因素。

Kong 在其报道中专门单列出了对美国 33 个州加上华盛顿特区 56 间盲人学校内,能够追根溯源、资料完整的 3 070 位盲或严重低视力患者发生的眼部疾病,按其所在眼部解剖组织部位统计分析:1999 年排在前三位的依次为脑皮质损害、ROP 和视神经发育异常;到 2012 年时排在前三位的没有变化,其他排在第四、第五、第六位的分别是视网膜脱离、Leber 先天性黑矇、视网膜色素变性。1999 年与 2012 年,历经 13 年前后相比,排在前三位的眼部疾病在严重视力损害或盲童中所占比例也基本无明显变化。这些大数据统计分析结果进一步表明了早期筛查、防控、治疗可使新生儿、婴幼儿期发生的视网膜疾病/视神经疾病减少,其在避免严重视力损害或盲的工作中占有重要的地位。

回看国内,依托"中国人群眼科出生缺陷及遗传性疾病调查与资源收集"项目,继 2013 年 *British Journal of Opthalmology* 杂志、2017 年 *Ophthalmic Surgery Lasers and Imaging Retina* 杂志关于新生儿眼病筛查的研究报告后,2018 年云南省昆明市妇幼保健院等多家机构再次在 *British Journal of Opthalmology* 杂志上发表了《中国一项多中心横断面研究:199 851 例新生儿通过数码成像进行眼底筛查》(表 1-1-10)。

这项关于 2010 年 3 月—2017 年 7 月期间,联合中国 8 个地市,8 家妇幼保健院,近 20 万例新生儿早期筛查情况的调查资料提示,新生儿视网膜疾病(含视神经疾病、脑皮质损害)筛查的紧迫性、重要性、需求性绝不亚于听力障碍等疾病的全国性筛查。

表 1-1-10　《中国一项多中心横断面研究：199 851 例新生儿通过数码成像进行眼底筛查》结果统计分析

眼底异常	人数 / 例	占比例 /%
视网膜出血	12 810	70.39
FEVR	217	1.19
ROP/ 类 ROP	155	0.85
球结膜下出血	256	1.41
色素分布异常	1 492	8.20
永存原始玻璃体增生症	29	0.16
视网膜母细胞瘤	5	0.03
先天性白内障	40	0.22
脉络膜缺损	98	0.54
永存瞳孔膜	105	0.56
视网膜发育不良	193	1.06
白化病眼底	31	0.17
特发性视网膜血管迂曲 / 扩张	280	1.54
诊断不明渗出（钙化斑点、类脂质等）	1 257	6.91
视网膜血管发育不良	114	0.63
视网膜血管化异常	702	3.86
其他异常	414	2.28
合计	18 198	100

FEVR，家族性渗出性玻璃体视网膜病变；ROP，早产儿视网膜病变。

　　该调查研究发现眼底异常最多见的是视网膜出血，占比高达 70.39%，在早产儿中也高达 27.32%；值得注意的是，足月新生儿和早产儿两组的眼底疾病排在前三位的病种一样。这些近年发表的大数据调查资料显示，包括中国在内的发展中国家中，新生儿眼底视网膜疾病谱中发现了一些新的病理现象、病理情况，需要解析、补充。它们对于婴幼儿视觉功能形成 / 发育的影响、对身体健康的影响、是否需要干预和如何合适地进行干预等，成为了小儿眼底病科医生、儿科医生、妇幼保健医生新的研究课题。此外，在我国大于现行早产儿筛查标准出生胎龄、出生体重的早产儿，甚至足月新生儿中，仍然有一定数量会发生 ROP。这些都表明了新生儿眼底视网膜疾病早期筛查的重要意义。

　　目前在全世界婴幼儿、儿童盲 / 视力残的流行病学大数据调查工作中，基于人口统计学、流行病学状况统计分析方法的需要，尚未能获得一个有代表性的盲 / 视力残状况的分布图；此外，还存在各种不同的"儿童年龄"界定标准（如 WHO：<14 岁；联合国儿童基金会：<16 岁；英国：<18 岁；中国：≤14 岁），以及存在临床实践中对"盲"的定义方面标准不尽统一的现象。

大多数关于婴幼儿、儿童盲/视力残的流行病学研究文献是基于残疾儿童学校或在医疗保健中心对就诊的孩子进行人口统计。这样的方法通常有"低归入因子"风险，尤其是在低经济收入国家通常对于流行病学调查方法教育培训或医疗技术上存在不足和阻碍，所获得资料存在偏倚。在所谓的"关键者"（key informant，KI）项目研究中，研究人员训练当地社区志愿者充当一个"预筛查"的关键角色以判定那些存在异常的儿童，从而确保这些孩子能够收入到专业医疗机构进一步诊断和治疗。这种方式已经被证实是一种低投入、收效好的方法。KI方法使得研究者能够获得更具代表性的研究人群，但仍有可能低估实施时真正的经济负担。全世界在统一、科学规范、有序合理实施新生儿视网膜（含视神经）疾病筛查、干预上，仍然存在不少空白。

总的来说，全世界经过20多年在ROP流行病学研究，科学规范、有序、合理筛查，及时有效干预治疗和配合长期追踪随访等措施的干预下，ROP发病率、致残率、致盲率均得到有效和持续性的遏制。随之其他遗传性、发育不良性、变性视网膜疾病所占地位越来越高，重要性越来越突出，逐渐引起小儿眼科医生、新生儿科医生、妇幼保健医生的高度关注。从中国目前一些地区先期开展的足月新生儿视网膜疾病筛查，以及高经济收入国家或地区，诸如美国、英国、日本和西欧等的新生儿眼部疾病流行病学调查情况看，足月新生儿视网膜疾病（包括视神经、脑皮质性视功能损害等）的筛查、防控与干预防治、相关指南的制定，以及更全面、科学的流行病学资料、基础研究等方面上，与ROP工作相比尚有较大差距。

新生儿、小儿视网膜疾病涵盖范围广，变化多样而异于成人，且随身体生长发育而呈动态变化；疾病囊括相对较简单（如产伤、外伤）到复杂和易混淆的遗传性、代谢性营养不良，以及先天发育异常等。临床上较多见、较常见报道主要包括：①先天性发育异常，如永存胚胎血管、先天性缺损综合征、视神经先天异常等；②遗传性视网膜病变，如家族性渗出性玻璃体视网膜病变、Leber先天性黑矇、视网膜色素变性、X性连锁青少年视网膜劈裂、视锥细胞营养不良、遗传性黄斑营养不良等；③影响视网膜代谢的出生缺陷疾病，如白化病、回旋状脉络膜视网膜萎缩、GM2神经节苷脂贮积症、涎酸贮积症等；④感染性葡萄膜炎，如弓形虫病、犬蛔虫病、巨细胞病毒感染、风疹性视网膜病、先天性梅毒眼病等；⑤眼内肿瘤，如视网膜母细胞瘤、视网膜色素上皮错构瘤、脉络膜骨瘤。

从新生儿、婴幼儿眼病疾病谱看，涉及眼内视网膜、葡萄膜、视神经等组织的比重大。在这个阶段，其病情隐匿，患儿不会表述，加上家长普遍缺乏医学常识，且不会观察患儿眼部异常，导致难以早期观察到和发现患儿眼部体征、症状及其他方面的异常变化；再加上实践中普遍缺乏规范、系统、科学的足月新生儿与婴幼儿视网膜疾病（含视神经）筛查指南，以及卫生机构经过良好培训的各级筛查医护人员和管理人员数量不足等原因，父母、亲属带患儿到眼科、儿科就诊咨询时，可能已经错过了早期筛查、诊治、干预的最好时机，或错失了得到遗传性咨询等指导信息的机会，导致多个幼儿患病。由此酿成一个家庭中一个或数个儿童视力损害、盲眼，甚至危及生命的悲剧，给家庭和社会带来很大损失。

新生儿期进行眼部筛查，能早期发现和干预"可以避免""可以治疗"，以及可能导致盲/严重视力残的眼部疾病。各国应共同努力，以获得可靠、科学的有关新生儿视网膜疾病流行病学与防控、防治的完善大数据资料，这对制定公共指南，以及实施新生儿眼部筛查、评估筛查的社会效益与经济效益等十分重要。

　　鉴于中国国情,新生儿、婴幼儿视网膜疾病、视神经疾病,以及遗传性、先天性基因突变、代谢性疾病及营养不良等引起的眼部疾病,在总人口中发病率较低,致残或致盲率也相对较低,是否从国家层面如同 ROP 筛查、干预、防治那样开展新生儿、婴幼儿视网膜(含视神经、脑皮质损害)疾病筛查、防控、防治工作,眼科专家、新生儿科专家、妇幼保健专家和社会经济学、流行病学专家仍有不一致意见。关于其医学意义、社会经济意义,对居民健康、人口素质长远影响和风险控制等问题尚缺乏科学、规范的评估和循证医学论证。可以相信,这也许是实施"视觉 2020,享有看得见的权力"战略计划专家们所面临的困惑,也可能是全世界尚未出现新生儿视网膜(含视神经)疾病指南的原因之一。

　　《眼科新进展》刊登了广东省深圳市眼科医院、云南省昆明市妇幼保健院、贵州医科大学附属医院的眼科专家所撰写的述评及建议:应利用好我国目前 ROP 筛查、防治医疗资源,借鉴被国际知名专家认可并誉为"昆明模式"的筛查方法、筛查流程,先行在国内一些具备较好经济能力、医疗卫生设施、综合条件的三级医疗卫生机构体系和妇幼保健网络,以及医学卫生知识普及程度较好等条件许可的地区,"从无到有,从少到多,从点到面,从中心城市到广大基层",再结合"互联网 +"、人工智能技术等先进科学手段,逐步实践新生儿和婴幼儿眼病、视网膜(含视神经)疾病的早期筛查、防控、防治。我们相信,具有中国特色的这项工作会迎来蓬勃发展。

(吴本清　曾　键　张国明　李　娜)

第二章

在新生儿科病房进行新生儿视网膜疾病筛查

第一节　新生儿视网膜疾病筛查规范

新生儿视网膜疾病筛查围绕安全性、有效性的原则进行,以期实现早期发现、早期干预可能损害视力的危险因素,保障视觉正常发育。新生儿科与眼科的筛查联合正是实现这一目标的有效途径。

新生儿视网膜疾病联合筛查规范化管理是保障新生儿视网膜疾病筛查质量与安全的前提,包括新生儿视网膜疾病联合筛查制度、筛查流程(图 1-2-1),新生儿视网膜疾病转诊、复诊随访制度的建立与实施,应急预案制订及演练,感染控制及风险管理制度的落实,新生儿及家长的人文化管理等。

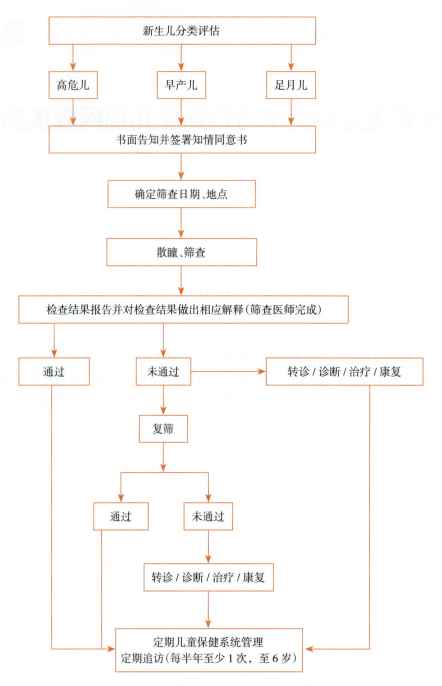

图 1-2-1   新生儿视网膜病变筛查流程图

第二节　新生儿视网膜疾病筛查前准备

一、新生儿视网膜疾病筛查前新生儿分类评估

按新生儿视网膜疾病特点，评估危险体征，询问病史、家族史等情况，尽可能了解父母自身可能有的眼睛健康问题。了解父母的问题和新生儿情况有助于按主要症状选择最快捷、最有效的检查项目，制订筛查方案。

(一) 正常足月新生儿的评估

1. **母亲孕产史**　怀孕、生产次数，存活数，流产史。

2. **母亲妊娠前及妊娠期情况**　①是否高龄妊娠（≥35岁）。②有无心血管及内分泌病史。③有无妊娠期感染：外生殖器感染，如淋病、梅毒、尖锐湿疣等；全身感染，如细菌、人类免疫缺陷病毒、巨细胞病毒、疱疹、风疹、弓形虫等；感染时孕周、治疗情况。④有无异常妊娠，如妊娠高血压综合征、妊娠糖尿病、胎儿宫内发育迟缓或宫内感染、母婴血型不合等。

3. **新生儿出生情况**　①出生基本情况，如出生孕周、出生胎龄、出生体重，有无胎儿窘迫；②阿普加评分（Apgar score）情况，子宫内羊水情况等；③有无异常分娩，如臀位、脐带缠绕、胎膜早破等；④有无器械助产等。

4. **家族史**　充分了解父母、祖辈、同胞兄姐眼部疾病及眼健康状况，尤其是对其视网膜疾病情况的了解，有助于有效评估及选择检查项目。

5. **新生儿体格检查**　外观、皮肤、头面部（重视眼外观、结膜、角膜、屈光间质、瞳孔检查，以及鼻、口腔、耳）等。

通过评估，确定筛查对象、筛查时间、筛查方法及项目。

(二) 高危新生儿以及眼病高危因素新生儿的评估

在《新生儿访视技术规范》中，将符合下列高危因素之一的新生儿称为高危新生儿：①早产儿（胎龄<37周）或低出生体重儿（出生体重<2 500g）。②子宫内、产时或产后窒息儿，缺氧缺血性脑病及颅内出血者。③高胆红素血症。④新生儿肺炎、败血症等严重感染。⑤新生儿患有各种影响生活能力的出生缺陷（如唇裂、腭裂、先天性心脏病等）、遗传代谢性疾病。⑥母亲有异常妊娠及分娩史、高龄分娩（≥35岁）、患有残疾（视、听、智力、肢体、精神）并影响养育能力者等。

在《儿童眼及视力保健技术规范》中，具有眼病高危因素的新生儿，应当在出生后尽早由眼科医生进行检查。新生儿眼病高危因素包括：①新生儿重症监护病房住院超过7天并有连续（高浓度）吸氧史。②临床上存在遗传性眼病家族史或怀疑有与眼病有关的综合征，如家族性渗出性玻璃体视网膜病变、先天性白内障、先天性青光眼、视网膜母细胞瘤、先天性小眼球、眼球震颤等。③巨细胞病毒、风疹病毒、疱疹病毒、梅毒或毒浆体原虫（弓形虫）等引起的宫内感染。④颅面形态畸形、大面积颜面血管瘤，或者哭闹时眼球外凸。⑤出生时难产、器械助产。⑥眼部持续流泪、有大量分泌物。

依高危因素资料分析，在高危新生儿以及眼病高危因素新生儿群体中致盲/致残视网膜疾病的发病率、致残率较高，更需要重视。对于此类新生儿，除正常足月新生儿需要收集的信息外，对高危、眼病高危因素信息进行更为详尽的收集对评估也显得尤为重要。

在评估新生儿生理状况是否具备耐受筛查条件后,应尽早确定筛查地点、筛查时间及方法,实施新生儿视网膜疾病筛查。

（三）早产儿及低出生体重儿的评估

《儿童眼及视力保健技术规范》规定,出生体重 <2 000g 的早产儿和低出生体重儿,应当在生后 4~6 周或矫正胎龄 32 周,由眼科医生进行首次眼底病变筛查。《早产儿治疗用氧和视网膜病变防治指南》(修订版)中明确筛查标准:①对出生胎龄≤34 周或出生体重 <2 000g 的早产儿,应进行眼底病变筛查,随诊直至周边视网膜血管化。②对于患有严重疾病或有吸氧史的早产儿,筛查范围可适当扩大。③首次眼底检查时间应按出生胎龄不同而有所区别,见表 1-2-1。④如果患儿病情危重且存在长期高体积分数氧吸入,初次检查时间还可适当提前。

表 1-2-1　早产儿首次眼底检查时间　　　　　　　　　　　单位:周

出生胎龄	初次检查时胎龄	出生胎龄	初次检查时胎龄
22~27	31	31	35
28	32	32	36
29	33	33	36
30	34	34	36

早产儿及低出生体重儿视网膜疾病的发生和发展与出生胎龄、出生体重、治疗用氧,以及全身疾病等情况密切相关,评估重点应结合这些情况,严格参照《早产儿治疗用氧和视网膜病变防治指南》(修订版),尽快确定初次筛查的时间、地点及方法、复查及随访,这对后期的干预、治疗能起到正确的指导作用。

二、新生儿视网膜疾病筛查前知情告知

新生儿科医务人员是和新生儿家属第一时间传递信息的直接沟通者,对新生儿进行视网膜疾病筛查科学分类评估后,在家长访视中穿插适当的新生儿视网膜疾病筛查健康教育与知情告知是非常有必要的,也是不可或缺的环节。

筛查前,首先向家长说明其孩子通过评估,可能存在哪些或哪种新生儿视网膜疾病风险、有哪些危害、为什么要早做筛查、拟通过什么方式进行筛查、筛查安全性如何(包括散瞳滴眼液、开睑器及检查仪器的光线及检查操作是否会对新生儿眼睛产生伤害)。

其次,针对"新生儿视网膜疾病筛查知情告知书"细则逐项进行,进一步告知新生儿视网膜疾病筛查的目的及意义、筛查方法及流程、筛查费用、筛查过程中可能出现的情况,最后签署"新生儿视网膜疾病筛查知情告知书"并存档。

注意健康教育与知情告知做到重点突出、简单明了。

三、新生儿视网膜疾病筛查前筛查人员、设备及物品 / 药品准备

1. **人员配置**　配备 1 名新生儿科护理人员配合筛查工作,能胜任危重新生儿急救工作的新生儿科医生作为应急后备人员。新生儿科护理人员应进行眼科护理的适当培训与考核,具备一定眼科护理基本技能方能上岗。

2. 筛查通用设备及物品 / 药品的配备　①婴儿治疗床 / 暖箱、婴儿专用包布 / 治疗巾(约 1m×1m，方便以"蜡包"样固定)、75% 酒精棉球 / 棉片、生理盐水棉球、免洗手消毒液等。②散瞳药(复方托吡卡胺滴眼液)、眼用表面麻醉药(盐酸奥布卡因 / 盐酸丙美卡因滴眼液)、透明眼用凝胶(卡波姆滴眼液 / 氧氟沙星眼膏 / 重组牛碱性成纤维细胞生长因子眼用凝胶等)。

3. 急救物品及设备的配备　如新生儿常用抢救药品、新生儿呼吸气囊、供氧系统或氧气袋 / 瓶、负压吸引器等。

第三节　新生儿视网膜疾病筛查时配合

一、筛查前准备

按筛查规范，于筛查前核查新生儿身份信息，进行筛查耐受性评估，禁饮禁食；在检查前按计划使用复方托吡卡胺滴眼液充分散瞳，或提前 2~3 天涂用 1% 阿托品眼用凝胶，并观察散瞳过程中新生儿眼部及全身是否有药物副作用发生、呼吸及循环等生命体征是否平稳。

检查前将新生儿安放于专用检查台 / 治疗床上等待检查，危重患儿可在温箱中进行。

二、筛查中观察与处置

护理人员在筛查全程中轻轻固定新生儿头部，在配合检查过程中应密切观察新生儿的状态，如面色是否发绀、呼吸是否平稳、口唇颜色是否红润，以及哭声变化等。当其发生呼吸暂停、口唇青紫、溢奶或呕吐、哭声停止等异常时，立即告知筛查医生停止检查，进行急救，待新生儿症状缓解，评估是否继续筛查，或待生命体征平稳，择期进行筛查。

三、筛查后观察与处置

筛查后应持续观察，评估生命体征是否平稳，保障筛查后新生儿安全。

需要复诊随访者，根据筛查情况，做好筛查后定期复诊记录，做好复诊计划；需要转院、转诊者，与眼科共同制订转诊与接洽方案，负责转诊工作，提供转诊所需人员与物资准备，实现及时、安全转诊；转诊后，做好治疗后续转回新生儿科病房的接应工作，做好继续护理与治疗的准备，并再次与眼科商定复诊、随访计划。

(吴本清　李丽红　杨玉兰　连朝辉　赵　捷)

第三章

在新生儿科病房进行新生儿视网膜疾病围手术期管理

新生儿科病房,主要为新生儿重症监护病房(NICU)。

围手术期管理的新生儿视网膜疾病,主要包括早产儿视网膜病变(ROP)、家族性渗出性玻璃体视网膜病变(familial exudative vitreoretinopathy,FEVR)、视网膜母细胞瘤(retinoblastoma,RB)、玻璃体视网膜出血(vitreous-retinal hemorrhages,VH)等。手术方式主要为视网膜激光光凝术、玻璃体腔药物注射术和微创玻璃体切割手术。其中,视网膜激光光凝术、玻璃体腔药物注射术可在 NICU 中完成;微创玻璃体切割术须在眼科专科手术室中完成,术前及术后管理在 NICU 中完成。需要手术的患儿,特别是"需治疗 ROP"患儿常常合并全身并发症,常需辅助呼吸装置、经皮氧饱和度测定及心电监护等。在 NICU 床边治疗,可避免转运风险,简化围手术期管理流程。综合治疗方案由眼科、新生儿科、麻醉科医生及病房护理人员共同制订和实施。围手术期间,新生儿科医护人员具体负责术前用药、术中监护或抢救,以及术后局部给药及生命体征观察等病房管理事项。

第一节 新生儿科视网膜激光光凝术围手术期管理

一、术前常规准备

于新生儿科住院,完成实验室检查(血常规、凝血功能、肝肾功能等)、辅助检查(X 线胸片、心电图等),以及广角数码小儿视网膜成像系统检查,确定眼科手术时间。

新生儿科医生(或麻醉医生)确定术中镇静、镇痛或麻醉方式,开处方。

新生儿科医生和眼科医生应向家属说明、解释病情,阐述手术治疗的必要性,使其了解麻醉和手术风险,并签署麻醉(或镇静、镇痛)和手术协议书。还需完成术后护理、注意事项及随诊等围手术期医学宣教。

二、术前准备

术前禁食一餐（2 小时），严禁术前哺乳，以防止术中哭闹而出现呕吐、误吸。

建立静脉通道，适当补液，预防早产儿低血糖或其他意外。给予经皮氧饱和度及心电监护。常规配备复苏气囊、气管插管用品、呼吸机及应急抢救药品。

充分散瞳：一般于术前 1 小时始使用复方托吡卡胺滴眼液滴眼，每次 1 滴，每 10~15 分钟 1 次，共滴 3~4 次，确保术前瞳孔直径散大至 6mm 以上。患儿使用散瞳药物可能出现不良反应，散瞳过程中须密切观察患儿全身情况。极少数患儿可能出现呼吸抑制、血压下降、心率减慢等过敏性休克表现，应立即停药抢救。少数患儿出现颜面潮红、心率加快、血压上升、全身红斑、皮疹、眼睑红肿、结膜充血等症状，应停药，予以妥善处理。

对需要应用镇静、镇痛药物的患儿，完成镇静、镇痛药物的应用操作。对 NICU 新生儿疼痛处理的调查发现，阿片类药物仍是目前最为强效的镇痛药物，是治疗中度、重度疼痛的首选药物，常用的是吗啡和瑞芬太尼。瑞芬太尼的镇痛效力为等量吗啡的 100~180 倍，只能静脉给药。阿片类药物镇痛效果可靠，但临床应用中常使新生儿出现呼吸抑制，需行气管插管术、呼吸机辅助通气。由于"需治疗 ROP"患儿常合并支气管肺发育不良（bronchopulmonary dysplasia），呼吸功能差，若再用呼吸机辅助通气，易出现撤管困难，甚至导致各种并发症。

在 NICU 内进行 ROP 视网膜激光光凝术的患儿常静脉采用苯巴比妥 - 地西泮镇静并联合眼部表面麻醉，或静脉采用乙酰氨基酚 - 苯巴比妥 - 地西泮联合眼部表面麻醉两种复合镇静、镇痛方法，临床实践发现均能达到有效的镇痛镇静效果，手术均可顺利完成。

三、术中配合

手术由小儿眼底病科医生在新生儿床旁完成操作，新生儿科医生负责监护与配合。术前开通吸氧装置并准备气管插管器械，配合的新生儿科医生须熟悉气管插管术。术中新生儿科护士协助固定患儿头部及身体制动，全程密切观察呼吸、循环系统等重要生命体征。患儿一旦出现发绀、呼吸暂停，须立刻暂停手术，新生儿科医生给患儿实施面罩加压人工呼吸，至血氧饱和度改善、脸色转红，方能继续手术。患儿出现的眼部并发症由眼科医生处理。新生儿术中可出现非眼部并发症，包括麻醉意外，以及呼吸、循环系统等并发症，需新生儿科医生配合处理。

四、手术后管理

1. **保温护理**　术后患儿需要保暖，应根据术前及全身情况决定置于温箱或光辐射台；同时应保持呼吸道通畅、加强气道管理、密切观察生命体征、监测血糖等。术后体位以仰卧位为宜，避免术眼受压。

2. **饮食护理**　对于表面麻醉联合镇静下手术的患儿，术后要禁食 4 小时以上，之后以少量多餐喂养，逐渐至平常喂养量。由于手术时间加上术前术后禁食时间总体较长，术后首次喂奶时新生儿饥饿感强、吸吮快，容易产生误吸、窒息等情况，应加强护理，避免呛奶等情况发生。

3. **眼部护理**

（1）术后立即涂妥布霉素地塞米松眼膏、阿托品眼膏于结膜囊内，可不必用纱布遮眼。

（2）术后第 1 天（含 24 小时内）：妥布霉素地塞米松滴眼液、普拉洛芬滴眼液、复方托吡胺滴眼液滴眼，均为 4 次 /d，两种不同的眼药水使用间隔 5~10 分钟。夜间术眼结膜囊涂妥布霉素地塞米松眼膏。术后使用眼药膏1周,眼药水在术后第2周起使用次数减半并用至炎症消退(约2周)。

滴眼药水时,护士应仔细检查患儿眼睑肿胀情况、结膜是否水肿、结膜充血情况、角膜透明程度及有无分泌物,如发现异常,需报告并联系眼科医生进一步检查、处理。

4. 术后并发症

(1) 眼部疼痛:患儿在术后麻醉(镇痛镇静)药作用消退后可因眼部疼痛明显,导致睡眠不好、哭闹,个别伴有呕吐。必要时给予止痛及止呕药物。

(2) 眼部炎症:包括眼前节刺激后出现的水肿(眼睑肿胀、球结膜、角膜水肿),在使用眼药水及眼药膏治疗后常逐渐消退。但需注意角膜水肿合并眼底模糊时可能是高眼内压的表现,需及时处理。

(3) 眼内出血:包括急性局部脉络膜出血、玻璃体积血及视网膜出血。可由冷凝血管或激光不慎烧灼到视网膜外新生血管膜导致。需报告并联系眼科医生及时处理。

经激光光凝治疗患儿在新生儿科出院后,须按医嘱定期到儿童眼底病专科门诊随访;有全身不良情况者到新生儿科门诊随访。常规术后1天、1周、1个月、3个月、6个月、1年进行眼科随访检查。术后1周行广角数码小儿视网膜成像系统检查,重点观察激光斑形成情况、附加病变、"嵴"减轻或消退情况、是否存在遗漏区(skip area)。

第二节　新生儿科玻璃体腔注射抗血管内皮生长因子药物术围手术期管理

玻璃体腔注射抗血管内皮生长因子(VEGF)药物治疗新生儿视网膜疾病,因其操作简单、对医疗设备要求低,近年已广泛被未能开展新生儿视网膜激光光凝治疗的医生及医疗单位所采用来治疗ROP、FEVR。玻璃体腔药物注射可以在眼科专科手术室施行,也可以在有条件的新生儿科床旁完成。术前住院、准备,手术中配合,手术后送回新生儿科病房管理见本章第一节内容。本节强调玻璃体腔药物注射治疗在新生儿科病房管理的要点。

需治疗新生儿有部分为满月后婴儿,但大部分为矫正胎龄33~36周的超早产儿,要确保药物注射操作中患儿安静。

1. 镇静、镇痛　能满足新生儿视网膜疾病激光光凝术的镇静、镇痛方法和药物,基本可以满足新生儿视网膜疾病玻璃体腔注射抗VEGF药物治疗镇静、镇痛的要求。满月后的部分低龄婴儿在新生儿科病房行药物注射治疗,需要在全身麻醉下完成操作。国内大多数医院采用喉罩机械通气下全身麻醉,大多需在手术室内由专业麻醉科医生进行。

2. 术前管理　患儿术眼术前应用广谱抗生素滴眼液(常用左氧氟沙星滴眼液)滴眼3天,4次/d。如有结膜炎或新生儿泪囊炎,须在炎症控制后方可行玻璃体腔注药术。

3. 术后管理

(1) 全身麻醉患儿:按全身麻醉术后规范管理。

(2) 注意预防感染:术后7天内不洗澡、不洗脸,注意会阴部、肛门区清洁卫生,勤换衣服。术后立即涂氧氟沙星眼膏于结膜囊内,无菌纱布遮眼。术后第1天起(含24小时内):白天开放双眼,防止形觉剥夺性弱视;左氧氟沙星滴眼液点眼,4次/d。晚上结膜囊内涂氧氟沙星眼膏,无菌纱布遮眼。术后1周起不必遮眼,不必涂眼膏,抗生素滴眼液次数减半,直至术后 2 周停药。

（3）眼科护理：玻璃体腔注射抗 VEGF 药物治疗后，在新生儿科病房护理、换药，最重要的是警惕发生感染。感染可分为眼外感染和眼内感染。

1）眼外感染：一般发生在术后 2~5 天，检查眼睑、结膜充血水肿，有脓性分泌物。

2）眼内感染：即眼内炎，多是通过注药穿刺口将细菌带入眼内，或由眼外感染发展进入眼内。眼内感染症状一般发生在术后 1~6 天，平均 2.5 天，个别情况亦有迟至术后 10 天者。发生眼内感染的患儿可出现疼痛剧烈、啼哭不止、进食差、睡眠不安稳。换药时可见眼睑、结膜充血水肿，角膜欠透明或不透明，角膜后可见积脓，可见黄白色反光等。

出现眼部可疑感染或感染的症状，应立即联系并报告眼科医生，急诊处理。

（4）目前抗 VEGF 药物应用对新生儿长期体格发育、神经系统发育等的不良影响尚无明确的科学定论。适应证的选择要非常慎重，特别强调不能使用玻璃体腔注射抗 VEGF 药物治疗代替视网膜激光光凝治疗需治疗 ROP。对于注药治疗出院后的患儿，也需长期随访观察。

第三节　新生儿科玻璃体视网膜手术围手术期管理

新生儿视网膜疾病需要进行玻璃体视网膜手术，多在低龄婴儿期施行，在眼科专科手术室内由专业麻醉科医生进行全身麻醉后由视网膜专科手术医生完成。这类患儿数量少，病种也少，主要包括：4 期 ROP、5 期 ROP、3 期以上 FEVR、重度玻璃体视网膜出血等。患儿全身情况不稳定，麻醉后并发症风险大，围手术期由新生儿科病房医护人员与眼科医生共同管理是更合理的方法。

新生儿视网膜疾病玻璃体视网膜手术若能在有眼科专科条件的新生儿科医院完成，则不需要转运。如果到协作眼科专科医院完成手术，需安全规范地制订、执行患儿手术前、后的转运。手术前眼科、新生儿科、麻醉科共同讨论制订手术方案。手术当天为术眼散瞳，眼部消毒后包眼。新生儿科医生和护理人员陪护并带齐病历资料，用新生儿转运设备，由专用转运救护车送到协作眼科专科医院。手术完成、麻醉复苏后，原路回到新生儿科病房。

1. **术前管理**　患儿术眼术前应用广谱抗生素滴眼液（常用左氧氟沙星滴眼液）滴眼 3 天，4 次 /d。如有结膜炎或新生儿泪囊炎，炎症控制后方可行玻璃体视网膜手术。完善术前五项（甲肝、乙肝、丙肝、梅毒、艾滋病病毒检测）、血常规、肝肾功能、凝血功能等实验室检查以及心电图、X 线胸片等辅助检查。术前 6 小时开始禁食及禁药，避免误吸。建立静脉通道，适当补液，预防早产儿低血糖及或其他意外。予患儿经皮氧饱和度及心电监护；床旁常规配备复苏气囊、气管插管用品、呼吸机及应急抢救药品。

2. **术后管理**

（1）患儿按全身麻醉术后规范管理。

（2）注意预防感染：术后 7 天内不洗澡、不洗脸，注意会阴部、肛门区清洁卫生，勤换衣服。术后立即涂妥布霉素地塞米松眼膏于结膜囊内，无菌纱布遮眼。术后第 1 天起（含 24 小时内）：白天开放双眼，防止形觉剥夺性弱视；妥布霉素地塞米松滴眼液联合左氧氟沙星滴眼液滴眼，每天各 4 次，两种滴眼液间隔 5~10 分钟。晚上结膜囊内涂妥布霉素地塞米松眼膏，无菌纱布遮眼。术后 1 周后不必遮眼,不必涂眼膏,抗生素滴眼液次数减半,直至术后 2 周停药。

（3）眼科护理:眼内感染症状发生在术后 1~6 天,平均 2.5 天,个别情况亦有迟至术后 10 天者。新生儿科病房护理换药时,最重要的是警惕眼部发生感染的危险。新生儿视网膜疾病玻璃体视网膜手术后,其眼科检查、观察专业知识要求高,提倡由眼科医生每天巡查患儿直到度过“危险观察期”。

（连朝辉　赵　捷　张国明　曾　键　李　娜　赵东升　杨传忠　杨冰芝）

第二篇

新生儿视网膜疾病的
眼科综合管理

第一章

新生儿视网膜疾病眼科筛查管理

第一节　筛查综合管理

一、筛查机构基本条件

（一）新生儿视网膜疾病筛查基本配备

1. 场地要求　要设立专门的新生儿视网膜疾病筛查室，使用面积不低于 $12m^2$，其中一面边长不少于 2.6m；空间大小能容纳筛查床、设备及 3~5 名医护人员。

2. 环境设置　工作时检查室温度建议控制在 24~27℃，相对湿度在 55%~65%，平时保持空气流通，按感染控制规定，定期进行消毒检查。

3. 人员配置　至少配备 1 名"新生儿视网膜疾病筛查"专项培训合格的眼科医生、一名眼科护士或新生儿科护士，有条件者建议配备 1 名能胜任危重新生儿急救工作的新生儿科医生。

4. 筛查通用设备及物品配备　普通治疗床、婴儿治疗床、婴儿专用包布 / 治疗巾（约 1m×1m，方便以"蜡包"样固定）、75% 酒精棉球 / 棉片、生理盐水棉球、免洗手消毒液等。

5. 筛查专业设备及药物配备　双目间接检眼镜（必备）、广角数码小儿视网膜成像系统（有条件时配备）、手持裂隙灯、婴儿专用开睑器、巩膜压迫器、散瞳药（复方托吡卡胺滴眼液）、眼用表面麻醉药（盐酸奥布卡因 / 盐酸丙美卡因滴眼液）、透明眼用凝胶（卡波姆 / 氧氟沙星 / 加替沙星 / 重组牛碱性成纤维细胞生长因子眼用凝胶等）。

6. 急救物品及设备配备　在新生儿科医生指导下做准备，如新生儿常用抢救药品、新生儿呼吸气囊、供氧系统或氧气袋 / 瓶、负压吸引器等。确保抢救和转诊通道、急救绿色通道等顺畅。

（二）建立协作关系

1. 筛查机构科室协作　与新生儿科、产科、儿童保健科保持密切联系和联动，制订"新生儿视网膜疾病筛查"应急预案，并定期根据实际情况修订预案和定期实施演练。

2. 筛查机构院间协作　具备确诊及一定治疗条件的新生儿视网膜疾病筛查机构要配

备眼科无菌手术室,并与具备眼科手术治疗条件的医疗单位建立相对稳定的协作关系;不具备确诊和治疗条件的机构要建立转诊制度,并与具备确诊和治疗条件的医疗保健机构建立相对固定的转诊协作关系。

二、筛查健康教育与知情告知

(一)科学地进行健康教育

多数家长对新生儿视网膜疾病认知模糊,了解极少,重视不足,思想负担重,顾虑很多。筛查前,首先向家长普及常见新生儿视网膜疾病有哪些、会造成哪些危害、为什么要早进行筛查,以及散瞳滴眼液、开睑器及检查仪器光线和检查操作是否会对新生儿眼睛产生伤害;其次告知筛查前、后家长与医务人员之间的配合及相关事宜,尽量缓解家长们紧张、焦虑、急躁的情绪。

(二)合理地给予知情告知

进一步告知新生儿视网膜疾病筛查目的及意义、筛查方法及流程、筛查费用、筛查过程中可能出现的情况,以及筛查后相关事宜,并签署"新生儿视网膜疾病筛查知情告知书"。

(三)灵活多样地选择沟通方式

1. 陪伴式宣教与告知　安排有耐心、有经验医务人员施行,能够站在家长立场理性看待、解决问题,宣教告知内容要浅显易懂,言语有爱心、态度要诚恳。可采取"一对多"为主,"一对一"为辅的宣教方式进行,提高工作效率。

2. 图、文、语言结合　配合既往已检查及治疗病例、图例来讲解新生儿视网膜疾病危害与早期防治重要性,也可邀请多次行此项检查的家长进行现身说法。建议采用多媒体形式,更方便、快捷、有效。

3. 同伴教育　对周围医务人员,如产科、儿科、新生儿科等科室和部门的工作伙伴们宣教,取得他们的支持与协作。

4. 提前告知　例如:检查过程中孩子必然啼哭,检查后孩子眼睑因开睑器产生眼睑压痕、球结膜下出血、巩膜顶压发生球结膜水肿等,让家长有一定心理准备。

5. 隐私保护　全程注意保护被检者家庭隐私。

三、筛查过程管理

(一)筛查前

1. 筛查准备　认真查看新生儿病历、询问现病史及家族史等,充分了解新生儿全身状况,评估被检查者是否适合并耐受检查。

2. 散瞳准备　预定眼底检查时间(可给新生儿戴手牌),告知新生儿科医护人员或家长在检查前30分钟内勿喂水(奶),防止检查中新生儿因溢奶或呕吐而使呕吐物呛入气管,引起窒息等危险。应注意患儿有无哭闹及其他不适,是否饥饿或有无便溺,注意有无全身疾病等情况,一经发现需及时处理。

3. 筛查技术操作前　再次核对新生儿身份信息。

(二)筛查中

由于新生儿是娇嫩的特殊个体,筛查全程要爱护新生儿。若检查时间较长,应请眼科护士协助滴用防干眼滴眼液,防止角膜干燥。为避免眼心反射,非必要不用巩膜压迫法检查。新生儿不能表达自己的感觉,护士在配合检查过程中应密切观察新生儿状态,如面色是否发绀、呼吸是否平稳、口唇颜色是否红润,以及哭声变化等。当发生呼吸暂停、口唇青紫、溢奶或呕吐、哭声停止等异常时,应立即停止检查,竖立抱起,用手轻拍其背部保持呼吸道通畅并立即告知在场医生。待新生儿症状缓解,评估是否继续筛查;如无改善,在积极抢救的同时启动应急预案,并请求新生儿专业医护人员帮助。有新生儿科医生陪同时,应立即交予处置。为保障继续筛查的安全性,防止婴儿呼吸抑制,需有新生儿科医生现场监护全身状态。

（三）筛查后

新生儿在眼底筛查后应安置于检查室外或暖箱休息观察,情况无异常方可离开。应口头及书面向家长解释眼底检查情况、交代复查时间及相关事项。同时教会家长在 3~4 天内正确使用抗生素滴眼液滴眼,3~4 次 /d,1 滴 / 次。并观察患儿有无眼睑红肿、眼部充血、分泌物增多等眼部异常症状,一旦出现上述情况,应及时到医院就诊。日常生活中应关注和识别孩子眼部情况,如有异常,应及时与小儿眼科联系。筛查正常者信息录入儿童眼保健管理系统,定期进行儿童眼保健。做到对发育性眼病,如弱视、斜视、屈光不正等异常情况早期发现、早期诊断、早期治疗,保障孩子视力及视觉功能正常发展。

（四）感染控制管理

由于受检新生儿,特别是高危儿、早产儿体质差、易感染,故感染控制非常关键。检查前要用紫外线等对检查室环境进行空气消毒,室内温度、湿度应适中;开睑器、巩膜压迫器等器械严格消毒,严格一人一用;使用的角膜直接接触镜头应按规定消毒,检查者按手卫生要求洗手清洁消毒。检查过程中动作轻柔,严格按照无菌操作技术规范执行。检查结束后,应常规短期、局部使用抗生素滴眼液,且应教会家长正确识别眼部异常,密切观察新生儿眼部是否有感染情况发生。

（五）风险管理

1. 新生儿视网膜疾病筛查院内地点尽量靠近新生儿科（NICU）、儿童保健科 / 儿科。

2. 有条件时,新生儿视网膜疾病筛查可邀请新生儿专业医护人员协同完成。

3. 在新生儿科专业指导下,筛查室应备齐常用新生儿抢救、急救设备及仪器。

4. 要求新生儿视网膜疾病筛查医务人员参加新生儿急救培训。

5. 制订新生儿视网膜疾病筛查应急预案,并定期修订、组织实施演练。

6. 严格执行新生儿视网膜疾病筛查技术操作规范及流程。

7. 重视筛查前"筛查知情同意书"的签署。

8. 重视筛查前后告知与解释相关事项。

四、筛查内容

（一）筛查对象与筛查时间

正常足月新生儿,出生后 0~28 天内进行筛查;高危及有眼底病高危因素新生儿参照《儿童眼及视力保健技术规范》的要求实施;早产儿及低出生体重儿按照我国颁布的《中国早产儿视网膜病变筛查指南》（修订版）规定时间完成筛查。

（二）筛查人员

应由具备足够经验和新生儿视网膜疾病相关专业知识,熟练掌握广角数码小儿视网膜成像系统以及双目间接检眼镜操作的眼科医生进行;有条件者,同时还应配一名新生儿专科医生和一名护士在场,互相配合、协作,共同完成筛查。

（三）筛查方法

1. 双目间接检眼镜　用双目间接检眼镜和屈光度 +20D 或 +28D 透镜配合巩膜顶压进行眼底检查,这也是目前国际上的"金标准"检查方法。检查前 30 分钟充分散瞳,检查时先滴用眼科表面麻醉剂进行眼球表面麻醉,然后用婴儿专用开睑器将眼睑分开,结合巩膜压迫器以观察周边视网膜。检查结束后眼局部用抗生素眼药水、眼膏或眼用凝胶预防感染。整个检查过程最好在护理人员、新生儿科和眼科医生共同协作下完成,尤其是超低出生体重儿以及病情尚不稳定者,应同时监测生命体征,防止眼心反射所致心动过缓等意外发生。为减少乳汁吸入的风险,检查后应观察 0.5~2.0 小时,待呼吸平稳,方可进食,有条件者还应监测血糖以防发生低血糖。

2. 广角数码小儿视网膜成像系统　近年来国际上越来越多机构采用先进的广角数码小儿视网膜成像系统进行新生儿眼底检查。散瞳、表面麻醉和开睑方法同前文所述。在广角数码小儿视网膜成像系统镜头上放适量凝胶,镜面与眼球角膜充分吻合,按正中位、上、下、左、右共五个方向（必要时可增加方位）进行视网膜摄像或采集眼底图像,成像储存于电脑中,可打印,也可通过远程传输给有经验的眼科医生进行会诊。此方法优点在于:①培训周期短、节约人力,检查者只需经短期培训即可进行此项操作;②检查结果较客观,可用于会诊,甚至远程会诊、病例讨论等,大大增加眼科医生对结果判断的准确性、一致性和可靠性;③检查结果方便保存,图像采集较为完整,不易遗漏,有利于病情诊断和随访对比分析,不容易错过手术时机,也有利于资料的统计、随访和对比分析;④在一定程度上可减少由检查操作本身造成的眼球损伤。该设备与双目间接检眼镜联合筛查新生儿眼底,可大大提高筛查的准确性、适时性、系统性。但筛查设备比较昂贵,在基层医疗单位推广运用受到一定局限。

（四）复诊、随访或治疗方案告知

复诊、随访频率以及是否治疗应根据上一次检查结果,由专业眼科医生评估病情,和家长一起制订复诊、随访或治疗方案。暂时无须干预治疗的患儿转院或出院后,如果条件允许,仍应坚持眼科随访直至筛查终点。进行干预治疗前应和家属充分沟通治疗相关事项;治疗后,需再次评估分析病情转归和预后:治疗是否有效、是否需二次治疗,判断是否需转入儿童眼保健管理系统定期随访、复诊。在出院前需再次和家长强调随访的重要性,应该以书面形式告知家长该疾病可能出现的转归或不良预后。若为外地患儿,必须明确当地是否有相应医疗卫生机构、人员和设备可继续随访;如果不具备,可以建议定期回院复诊、随访。医务人员和家长应该相互配合,共同努力,严格贯彻复诊随访制度,达到"一个不漏"地全面筛查和全程随访的要求。

（五）筛查管理

在具体筛查工作中有许多问题需要协调解决,只有做到筛查过程和筛查对象有序管理,才能保障筛查目标实现,不遗漏任何一个符合筛查标准的患儿,有病变者均应得到及时处理。

1. 筛查过程管理　包括筛查制度、随访制度制订与实施,新生儿科和眼科医生、护理人员规范化培训等。

2. 患儿管理　对纳入筛查范围的新生儿,出生后即进行登记,建立信息档案,详尽记录孕产史、父母个人健康史、家族史,以及出生后医疗处理等基本情况,确定首次筛查时间,进行筛查并记录筛查结果,且做好筛查结果告知。根据上一次筛查结果确定下次筛查时间,如果患儿在住院期间筛查,筛查医生必须将筛查结果注明在病程记录上。如果患儿已出院,必须在出院医嘱上写清楚及告知家长;需要治疗或康复者,需与家长充分沟通,提供详尽的病情解释和合理的治疗、康复方案,以期获得理解与配合。

不同国家和地区的经济水平发展不一致。儿科学、围产医学、新生儿重症监护、眼科等专业医务人员应根据自身的实际情况制定不同的筛查标准和完善筛查管理制度,早期筛查并及时治疗以达到阻止病变进展的目的,实现有效的视网膜疾病患儿管理。

3. 家长管理　需要与家长充分地沟通,让家长理解为什么要筛查、怎样筛查、筛查后要做什么;需要治疗、干预或康复者,应提供详尽的病情解释和合理的治疗、康复方案,以期获得理解与配合。保留固定联系方式,定期联络。

(六) 筛查目标

在早产儿视网膜病变等新生儿视网膜疾病防治体系中,早期筛查和诊断非常重要。而早期筛查和诊断的关键在于建立完善的筛查制度并遵循该制度,其目的是及时筛选出有病变的患儿,做到早诊断、早治疗。在儿科学、围产医学、新生儿重症监护、眼科等多学科专业医务人员有序协作的前提下,规范开展新生儿视网膜疾病筛查及诊疗工作,降低新生儿视网膜疾病发生造成的严重视觉损害,提高患儿生存质量。

目前国内相关学术界推荐以新生儿科和眼科专家为主导,产科、围产保健专家为辅助的专家团队,参考国内外标准,根据本地区早产儿视网膜病变、新生儿视网膜疾病发病情况,并按照卫生行政部门的要求执行;结合实际,充分开发本地区优势,整合分享可利用资源,逐步通过实践建立一套适宜的、常规化、完善的综合性筛查制度,并一以贯之。

五、筛查制度参考

以 ROP 防治为例,多年的实践与研究,人们对 ROP 的认识不断深入,在其致病机制及影响因素、诊断学、药物及筛查仪器设备研发、手术革新等先进筛查防治技术方面都积累了较为丰富的经验,ROP 筛查制度无论在欧美发达国家还是在我国这样的发展中国家都在日趋完善。在我国 ROP 筛查、防治工作基础上,针对新生儿视网膜疾病(眼底病)筛查及防治,一批专家近年发布了相关"专家共识",期望进一步推动这项工作,积累经验和大数据资料。具体的筛查工作可参考美国儿科学会 2013 年发表的《早产儿视网膜病变筛查指南》及中国医师协会新生儿科医师分会 2013 年发表的《早产儿治疗用氧和视网膜病变防治指南》(修订版)、中华医学会眼科学分会眼底病学组于 2014 年发表的《中国早产儿视网膜病变筛查指南》(修订版)。

第二节　筛查技术应用与医学影像判读

新生儿视网膜疾病筛查工作需要眼科、产科、新生儿科,以及孕产保健科等多学科医护人员的密切合作。一套完善、科学的新生儿视网膜疾病筛查方法及规范应用技术至关重要。

一、筛查方法概述

新生儿视网膜疾病筛查的初次检查通常是在新生儿眼病筛查室、新生儿科或 NICU 完成。出院后，较大龄患儿检查可以在眼科门诊进行，具体筛查工作建议按以下步骤进行。

（一）询问病史

眼科检查之前首先须详细采集病史：①孕产史、父母个人健康史和家族史是探寻新生儿视网膜疾病发生的重要资料；②母亲怀孕期间有无感染性病原体接触史、全身病史、外伤史、药物应用史、中毒史、流产史等；③胎儿出生方式是剖宫产还是顺产；④分娩过程（如是否臀先露等）；⑤喂养情况；⑥新生儿全身情况，如贫血、颅内出血、败血症、呼吸窘迫综合征、输血、感染等；⑦早产儿胎龄、出生体重、氧气使用情况（如吸氧方式、浓度、持续时间等）等也很重要。以上资料均需详细记载。

（二）眼科检查

眼科医生对新生儿进行眼底检查前，首先应评估新生儿全身情况。如果在新生儿科进行，因患儿小，反抗力差，仅需护士或助手轻轻固定婴儿头部即可。检查时将婴儿放在专用检查台/治疗床上，危重患儿可在温箱中进行。检查已出院新生儿时，通常要在眼科诊室进行，这时最好用一块大小合适（1m×1m）的婴儿专用包布巾/浴巾将新生儿以"蜡包"样包裹起来，放置在治疗床上，检查过程中需一名护士固定患儿头部，配合眼科医生进行，并观察其生命体征。新生儿眼底检查一般不需要麻醉镇静。

1. **检查前告知**　首先对患儿家长宣教，包括口头介绍、分发印好的宣传资料及播放录像等。内容包括新生儿视网膜疾病简介、检查前散瞳注意事项、喂食告知（检查前 30 分钟不要喂食）、检查中患儿会哭闹、检查后有短暂眼睑红肿，甚至结膜下出血等情况，以及检查后眼部护理指导等；有病变或视网膜血管发育不全等异常者需定期随访并及时治疗，延误治疗可能导致严重的后果。注意重要的告知内容一定要以书面形式告知，并签署知情同意书。

2. **眼外观检查**　外眼检查有无眼睑异常，结膜囊是否有分泌物，结膜是否有充血或水肿，是否有球结膜下出血，上下泪小点位置是否异常等。

3. **眼前节检查**　可使用聚光手电筒、检眼镜或检影镜、手持裂隙灯，也可用广角数码小儿视网膜成像系统的镜头或用 +20D 或 +28D 双目间接检眼镜透镜做放大器来检查，观察角膜透明度和直径大小，有无晶状体混浊或晶状体后纤维组织增生，有无永存瞳孔膜或后粘连等，还要检查并记录瞳孔大小及直接、间接对光反应。

新生儿视网膜筛查有时会发现白内障，轻度或局限性白内障通常不需要治疗；而严重白内障往往会影响眼底检查，就需要及时手术摘除，便于眼底疾病的治疗或观察。

ROP 晚期患儿通常发生前房变浅、角膜混浊、继发性青光眼、白内障；急性期 ROP 病变严重或发生视网膜脱离时通常会出现虹膜血管扩张或新生血管形成、瞳孔强直、对光反应迟钝、散瞳困难等。

4. **眼后节检查**　眼后节检查是视网膜疾病筛查最主要内容，一般应用双目间接检眼镜或广角数码小儿视网膜成像系统，有条件时两者联合运用。目前最常用的是双目间接检眼镜，检查过程中视野清晰，立体感好，可配合巩膜顶压检查到锯齿缘迄今仍然被视为 ROP 眼底检查的"金标准"。

检查准备注意事项如下：

（1）散瞳：新生儿视网膜检查前必须充分散瞳，一般于检查前 30~40 分钟开始，每 10~15

分钟滴 1 次,连用 3~4 次。散瞳滴眼液通常可选用 0.5% 托吡卡胺和 0.5% 盐酸去氧肾上腺素混合液,也可用复方托吡卡胺滴眼液,前者起效快,后者起效慢,但维持时间长。滴完散瞳眼药水后须迅速拭去溢出结膜囊的多余泪水。瞳孔难以散大时应考虑是否有瞳孔发育异常,或其他病变引起瞳孔强直的可能,勿短时间内多次滴用散瞳剂。例如"需治疗 ROP"患儿可能发生虹膜血管扩张、虹膜新生血管形成,导致瞳孔强直,瞳孔不能散大。同时,检查前为减轻新生儿不舒适感,结膜囊可滴表面麻醉药。

(2) 其他:进行新生儿视网膜检查的医生应该有丰富的眼底检查经验,并熟悉新生儿眼底正常表现,新生儿视网膜疾病筛查工作尽量由经过培训的眼科医生承担。屈光间质混浊,包括永存瞳孔膜、白内障、玻璃体血管残余、玻璃体混浊等可能会影响眼底检查。按照感染控制管理,为避免交叉感染,婴幼儿专用开睑器和巩膜压迫器必须分装并消毒,严格遵循"一人一用"原则;检查者在检查前后需注意严格遵循手卫生要求;对特殊患儿进行检查时,应穿隔离衣,戴手套操作。

二、眼底检查操作步骤及方法

(一) 双目间接检眼镜检查

1. 检查者调节好间接检眼镜头带 / 镜架,使间接检眼镜的目镜与检查者双眼水平位相接近,并调整目镜瞳距。

2. 受检者散瞳后,取坐位或仰卧位进行眼底检查。检查者一般用左手持物镜,右手持巩膜压迫器。

3. 调试时先以弱光线从眼底中周部开始,这样可给受检者一个对光线的适应过程,以便用较强光线检查眼底后极部时,受检者可以较好地配合。

4. 根据屈光间质透明程度调整检眼镜的照明强度,根据瞳孔大小选择不同直径照明光斑,根据眼底病变情况选择不同度数(+20D、+28D 等)的非球面镜作为物镜。

5. 检查眼底时,先在物镜中心找到以视乳头为中心的眼底后极部。从视乳头开始,循序分别观察黄斑部、颞侧、颞上方、上方、鼻上方、鼻侧、鼻下方、下方和颞下方,从后极部向周边部眼底观察,直至最大限度能观察到眼底周边部到锯齿缘范围,必要时用巩膜压迫器顶压巩膜周边部以便检查。对于病变或可疑病变部位要重点检查。阳性结果详细标示、记录在设计好的图纸上。

6. 配置示教镜可便于教学以及培训时的实际操作演示、考核等工作。

(二) 广角数码小儿视网膜成像系统进行眼底照相

为了更好地完成眼底照相,检查者可按照视乳头、黄斑区、颞侧、上方、鼻侧和下方的顺序依次拍摄眼底视网膜照片,以便于进行病历记录及随访资料对照。

以下就如何完成好各部位眼底照相进行陈述:

1. 眼底照相标准方位(部位)　具体方位见图 2-1-1、图 2-1-2。

2. 各个具体部位眼底照相手柄操作控制

1) 先从以视乳头为中心的眼底照相位观察,调整好焦距及亮度(图 2-1-3):①视乳头色泽及边界正常,视网膜血管管径、走行正常;②拍照时见视乳头颜色变淡白,动脉搏动不明显,说明手柄对眼球挤压力度太大,必须减轻手柄力度,力度减至能看到动脉搏动、视乳头颜色正常而又能够控制眼球活动为宜。以此为准,继续完成其他部位照相。

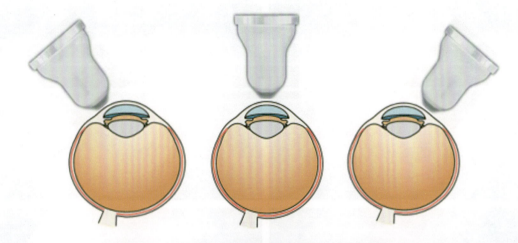

图 2-1-1　广角数码小儿视网膜成像系统眼镜头放置图示

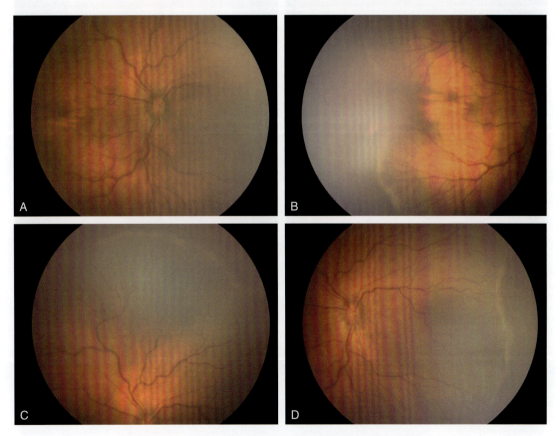

图 2-1-2　广角数码小儿视网膜成像系统眼底照相方位图示

A~D.视乳头黄斑区、颞侧、上方和鼻侧方位照相图（右眼）。

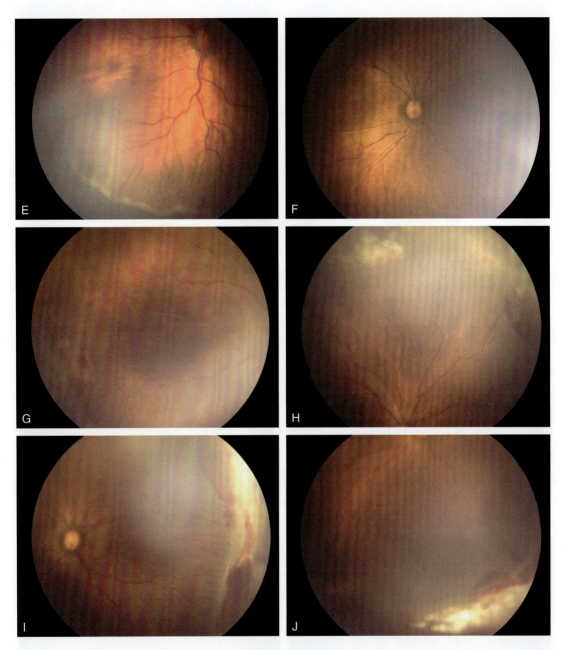

图 2-1-2(续)

E. 下方方位照相图(右眼);F~J. 五方位图增加颞上、颞下、鼻上、鼻下的九方位照相图(右眼)。

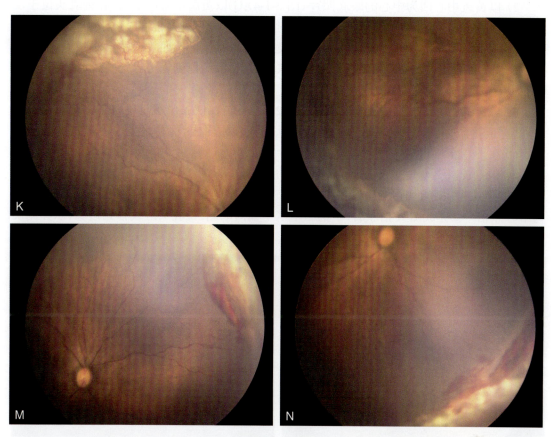

图 2-1-2(续)
K~N. 五方位图增加颞上、颞下、鼻上、鼻下的九方位照相图(右眼)。

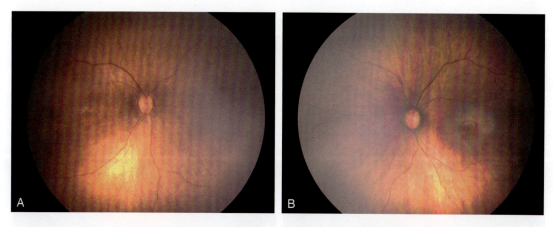

图 2-1-3 右眼(A)、左眼(B)以视乳头为中心眼底照相图像

2）以黄斑中心凹为中心的眼底照片（图2-1-4）：①以黄斑中心区最清晰、视乳头位于视野边缘为宜（便于辨认眼别及部分患者随访对照观察病变变化），血管弓位于中水平上下方位；②包括黄斑区和颞侧视网膜为中心的眼底照片，拍摄此部位照片时手柄尽量偏向鼻侧，视乳头应不在视野内，黄斑中心尽量在中央水平线上，颞侧以到锯齿缘为宜，周边部存在病变的患者以照清楚病变为宜。

3）以上方视网膜为中心的眼底照片（图2-1-5）：①视乳头，位于正中线下方视野边缘为宜；②完成拍照，上方以到锯齿缘为宜，视乳头应不在视野内，存在病变患者以照清楚病变为宜。

4）包括视乳头和以鼻侧视网膜为中心的眼底照片（图2-1-6）：①拍摄此部位照片时手柄尽量偏向颞侧，视乳头尽量位于中央水平线上及偏颞侧远周边；以视乳头及其周边视网膜为中心照相。②完成图A拍照后，手柄尽量水平偏向颞侧，视乳头继续移到边缘，以鼻侧视

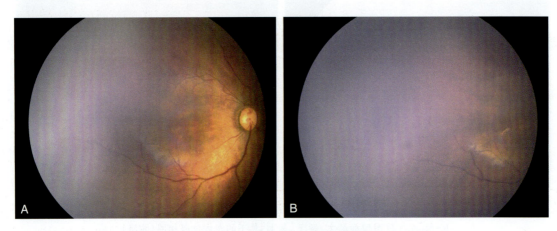

图2-1-4 以黄斑为中心眼底照相

A. 以黄斑中心凹为中心的眼底照相（右眼）；B. 以颞侧视网膜为中心的眼底照相（右眼）。

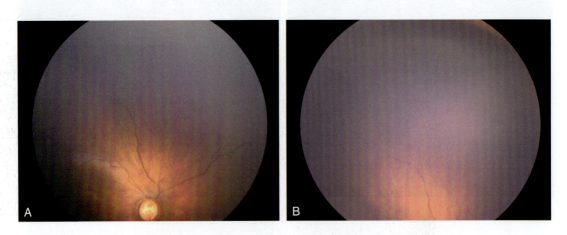

图2-1-5 包括视乳头及以上方视网膜为中心眼底照相

A. 右眼视乳头位于正中线下方视野边缘为宜；B. A图拍照后下移手柄，上方以照到锯齿缘为宜，视乳头应不在视野内。

网膜为中心照相,以照到锯齿缘为宜;存在病变的患者,以照清楚病变为宜。因拍摄鼻侧视网膜照片时很难使视乳头不在视野内,如怀疑鼻侧周边部有病变,可采用侧头位或使用压迫器。

5)包括视乳头和以下方视网膜为中心的眼底照片(图 2-1-7):①拍摄此部位照片时手柄尽量偏向上方,视乳头位于正中线上方视野边缘为宜,以视乳头及其周边视网膜为中心照相。②完成图 A 拍照后,手柄尽量水平偏向下方,视乳头继续移出圆边缘外,下方以照到锯齿缘为宜,视乳头应不在视野内,存在病变患者以照清楚病变为宜。

眼底照相过程是按一定顺序连续进行的。操作者在眼底照相过程中尽量保持手柄镜头不离开被检查者眼球角膜,按照顺时针或者逆时针顺序快速观察视野区视网膜,在后极部视乳头及黄斑区、颞侧、上方、鼻侧、下方视网膜,其他存在病变的视网膜位置重点进行拍摄照相,以免遗漏已存在病变;因配合欠佳而难以控制眼球活动及难以照到锯齿缘者,可以采取

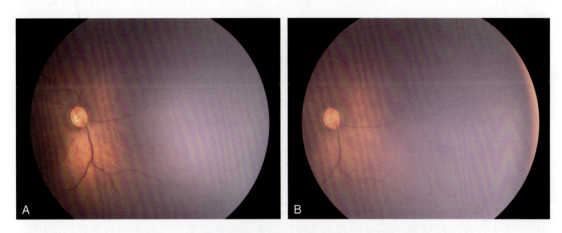

图 2-1-6　左眼包括视乳头和以鼻侧视网膜为中心眼底照相
A. 包括视乳头和以鼻侧视网膜为中心的眼底照片(右眼);B. 完成图 A 拍照后手柄尽量水平偏向颞侧,以鼻侧视网膜为中心照相,以照到锯齿缘为宜(右眼)。

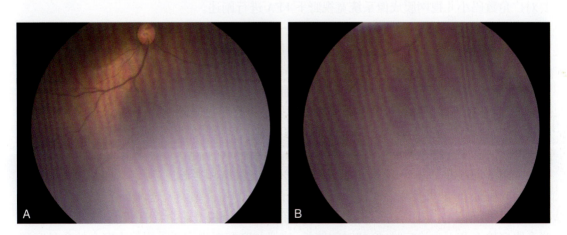

图 2-1-7　包括视乳头和以下方视网膜为中心眼底照
A. 拍摄此部位照片时手柄尽量偏向上方,以视乳头及其周边视网膜为中心照相(右眼);B. 图 A 拍照后手柄尽量偏向下方,视乳头继续移出圆边缘外(右眼)。

侧头位,或使用巩膜压迫器进行顶压固定后进行眼底照相。另外,在拍摄过程中应保持手柄与光纤连接部始终投影于被检者眼 12 点钟方位,并保持光纤与手臂平行,这样才能保证拍摄照片的"正位"。

三、辅助检查

(一) 婴幼儿荧光素眼底血管造影

目前用于婴幼儿荧光素眼底血管造影(fundus fluorescein angiography,FFA)的主要设备为广角数码小儿视网膜成像系统自带的 FFA 系统及非接触式超广角 FFA,前者适用于 1 岁以内的婴幼儿视网膜疾病患者,后者适用于 1 岁以上的小儿视网膜疾病患者。婴幼儿 FFA 检查有助于增强对婴幼儿视网膜疾病的认识,提高婴幼儿视网膜病变的诊断率,指导小儿眼底病科医生对视网膜血管性疾病等进行治疗(如激光光凝),并帮助我们在随访过程中评估治疗效果。其在早期诊断、早期干预、早期治疗各种婴幼儿视网膜疾病方面具有重要诊断价值。

以 ROP 为例,FFA 在 ROP 的应用主要包括:①丰富对 ROP 疾病的认识,由此提出视网膜血管无灌注区,动、静脉吻合支,视网膜血管末端"环状血管",末梢血管分支增加,增生"嵴"上新生血管形成及渗漏,视网膜下液等异常病变概念,从血液循环角度提高了对 ROP 的认识。②提高 ROP 诊断水平,增加 ROP 分期、分区的准确性;预测 ROP 阈值病变的发生,有利于早期诊断、把握治疗时机。③疗效评价:更客观评价抗 VEGF、激光光凝术以及巩膜冷凝术后新生血管的消退、增殖性病变的退行情况;更加精确评估 ROP 活动性病变是否得到良好控制;随访中根据 FFA 检查结果能清楚了解有无活动性血管性病变复发,是否要采取补充治疗。

FFA 在 FEVR、Coats 病(外层渗出性视网膜病变)、牵牛花综合征(morning glory syndrome,MGS)、先天性视网膜劈裂、Norrie 病等小儿视网膜疾病诊断与鉴别诊断中也有重要的应用。

随着广角数码小儿视网膜成像系统的推广应用以及小儿视网膜疾病专科医生与小儿麻醉科医生的交流与合作,此项检查已逐渐成为小儿视网膜疾病重要诊断方法之一。下面主要对广角数码小儿视网膜成像系统宽视野下 FFA 进行阐述。

1. 检查方法

(1) 检查前准备及麻醉方法:广角数码小儿视网膜成像系统宽视野下 FFA 检查要求婴幼儿安静、体位固定,因此尽量在全身麻醉方式下进行,全身一般情况稳定的婴幼儿可在镇静、有效固定、表面麻醉下进行该检查。检查前需详细了解婴幼儿全身情况,确认其心电图、肺功能、血常规、肝肾功能、颅脑等相关检查结果是否有明显异常,是否耐受全身麻醉及 FFA 检查;并需要向婴幼儿监护人告知及解释检查的必要性及可能发生的麻醉、过敏等意外,并签署知情同意书。按全身麻醉要求(参见"第一篇第三章"内容)禁食、禁水。采用复方托吡卡胺滴眼液滴眼充分散瞳,或提前 2~3 天涂 1% 阿托品眼用凝胶。进入全身麻醉后,检查全程应有麻醉师参与,并使用心电监护仪监护生命体征。检查结束后送入苏醒室,待其苏醒后确认全身情况稳定,送回病房。如镇静、表面麻醉下进行检查需全程有新生儿科医生参与。联合眼底检查和手术治疗时,麻醉时间较长,建议与麻醉医生沟通采用较为安全的全身麻醉方式。

(2) 过敏试验:在表面麻醉方式下行 FFA 检查前先了解家族过敏史,静脉过敏试验在

FFA 检查前 5 分钟经静脉注射荧光素钠稀释液 0.1ml,注射后严密观察婴幼儿心率、呼吸、血压、血氧饱和度变化,以及全身是否出现皮疹等过敏症状。若无明显异常,可进行检查。在全身麻醉方式下行 FFA 检查时,因婴幼儿生命体征处于全身麻醉监护仪监护下,也可不进行过敏试验。

（3）造影剂及剂量:造影剂为荧光素钠注射液,在婴幼儿造影剂剂量使用上,尚无统一标准。目前推荐造影剂按 0.1mg/kg 准备,为避免注射器推注端有造影剂残留,可酌情增加 0.2~0.3mg,并推荐使用 T 型三通接头输液连接器,方便推注造影剂,同时,确保患儿静脉循环通畅,如果荧光素钠漏出或进入皮下组织也会导致不显影。另外,推注造影剂与造影拍摄同步,速度应均匀而快速,推注完毕,用约 0.5ml 生理盐水适当冲管。

2. 适应证及禁忌证

（1）适应证:几乎适用于所有的儿童视网膜疾病辅助诊断。经间接检眼镜、广角数码小儿视网膜成像系统、超声等检查怀疑眼底病,特别是眼底血管性疾病的婴幼儿,为了进一步明确诊断、评价病情及选择治疗方案,均需要行 FFA 检查。此外,若婴幼儿一侧眼行玻璃体视网膜手术,手术后应即刻行 FFA 检查以明确对侧眼诊断,如有病变可在麻醉中治疗。

目前 FFA 常用于 ROP、FEVR、Coats 病、先天性视网膜劈裂、MGS 等疾病的诊疗。

（2）禁忌证:①有药物过敏史、严重哮喘病、严重心血管疾病、肺支气管发育不良、颅脑异常等不能耐受全身麻醉的婴幼儿;②过敏试验提示有荧光素钠过敏的婴幼儿;③检查前血常规、肝肾功能、心电图及胸部 X 线检查结果提示有明显异常及患有全身活动性疾病的婴幼儿;④家长拒绝该项检查的婴幼儿。

3. 操作步骤　全身麻醉及过敏试验后,使用小儿专用开睑器开睑。用广角数码小儿视网膜成像系统拍摄宽视野眼底彩照,广角数码小儿视网膜成像系统软件中已经预装了 FFA 选项,如果选择该选项但没有使用激光和滤光片,则会产生无赤光图像,如果需要拍摄无赤光图像,就可以在患者眼部定位并进行采集(图 2-1-8)。

在开始操作步骤之前,应该先把 FFA 光盒打开(开关键在光盒上)几分钟,以使氙灯光源趋于稳定(照明亮度调节由 FFA 光盒旋钮控制,在拍摄过程中,可能需要对亮度进行调节),随后切入广角数码小儿视网膜成像系统的 FFA 模式(将光纤线从标准光盒移至 FFA 光盒上),于手柄镜头连接处装入滤光片;接着就会看到手柄镜头前端出现特有的蓝光,光纤线接入 FFA 模块之后,将无法看到眼底图像,直到荧光素钠注射液进入眼球。

从静脉通道(建议在术前建立好静脉通道,手背、头皮及足背静脉均可)快速推注 0.1mg/kg 10% 荧光素钠注射液,同时开始计时(图 2-1-9),同步使用广角数码小儿视网膜成像系统自带的 FFA 系统拍摄视网膜后极部及周边各象限(拍摄顺序按照眼底照相顺序及注意事项进行),记录造影的视网膜动脉前期(开始计时到视网膜中央动脉充盈之前的阶段)、动脉期(视网膜动脉开始充盈到静脉充盈之前的阶段)、动静脉期(动脉已充盈而静脉开始充盈的阶段)、静脉期(静脉充盈之后的阶段)及静脉后期(也称晚期,荧光从视网膜消退之后残余荧光的阶段)这些不同时期的图像,拍摄 5~6 分钟(最重要的时段在 3 分钟内)后结束。

（1）广角数码小儿视网膜成像系统 FFA 模式切入操作见图 2-1-10。

（2）广角数码小儿视网膜成像系统手柄装入滤光片操作见图 2-1-11、图 2-1-12。

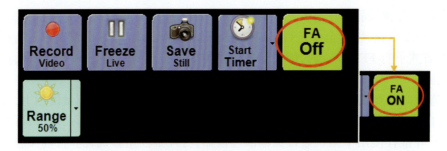

图 2-1-8　广角数码小儿视网膜成像系统面板荧光素眼底血管造影按键示意图

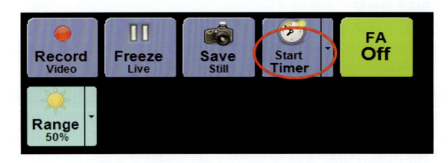

图 2-1-9　广角数码小儿视网膜成像系统面板荧光素眼底血管造影"Start Timer（开始计时）按键"示意图

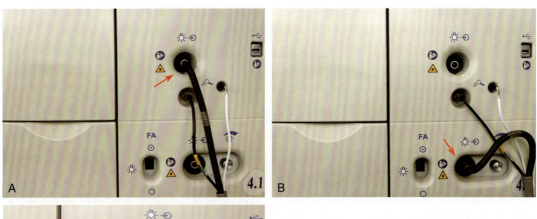

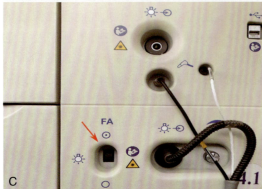

图 2-1-10　广角数码小儿视网膜成像系统面板荧光素眼底血管造影（FFA）模式切入操作示例
A. 在广角数码小儿视网膜成像系统仪器面板：从照相模式切换到 FFA 模式需将手柄线接头拔下（红箭头）；B. 将手柄线接头接入 FFA 模式接口（红箭头）；C. 开启 FFA 开关（红箭头）。

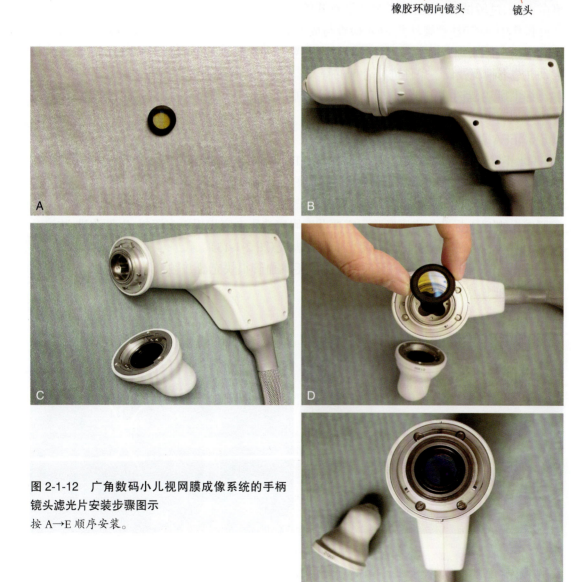

图 2-1-11　广角数码小儿视网膜成像系统手柄结构图示

滤光片

手柄

斜边朝向手柄

橡胶环朝向镜头

镜头

图 2-1-12　广角数码小儿视网膜成像系统的手柄镜头滤光片安装步骤图示

按 A→E 顺序安装。

4. 注意事项 在感染控制方面,不同于成人,婴幼儿广角数码小儿视网膜成像系统宽视野 FFA 检查为角膜接触式检查,广角数码小儿视网膜成像系统的镜头建议存放于专用盒内,可保持清洁、方便取用,检查前后要按规定进行镜头消毒,并可考虑检查前后对婴幼儿预防性使用抗生素滴眼液。

婴幼儿行 FFA 检查时荧光素钠会很快随血液循环被稀释,并且循环时间短,因此显影时间短,通常在显影后的前 2 分钟血管影像清晰,之后很快变淡,5 分钟后血管影像就非常模糊而难以捕捉,因此早期图像信息捕捉非常重要。

整个操作过程要确保手柄稳定、准确接触角膜面,控制照相手柄对眼球的压迫,力度不宜过大,过度压迫可以阻断视网膜循环,导致荧光不显影。适当调焦与光度,保证图像清晰。

目前鉴于婴幼儿宽视野 FFA 检查臂 - 视网膜血流循环时间和分期尚无国际统一标准,麻醉方法、过敏试验、使用造影剂剂量及开始拍照时间、持续时间也尚无统一标准,因此,在实际操作中,应当注意婴幼儿 FFA 检查与成人 FFA 检查在造影前准备、造影操作方法,以及造影后预防感染等方面的不同。造影分期及婴幼儿眼底荧光形态和图像判读等,也需结合婴幼儿患者情况及设备条件进行合理的释义。

综上所述,新生儿、婴幼儿 FFA 有待更多临床实践和图像分析积累,我们期待中国式的专家共识到来。

5. FFA 表现及分期

(1) 正常新生儿 FFA 表现及分期(图 2-1-13)

(2) ROP 的 FFA 分期及表现(图 2-1-14、图 2-1-15)

6. 婴幼儿 FFA 结果判读 特别需要注意的是,目前我们对婴幼儿 FFA 图像解读主要参照成人的 FFA 标准与临床经验。需要儿童眼底造影专家积累更多资料,以期改进、提高。

(1) 新生儿、正常婴幼儿眼底荧光素造影表现(图 2-1-13)

1) 脉络膜背景荧光:在动脉前期脉络膜毛细血管很快充盈并融合形成弥漫性背景荧光(新生儿眼底色素少,可见脉络膜血管影)。

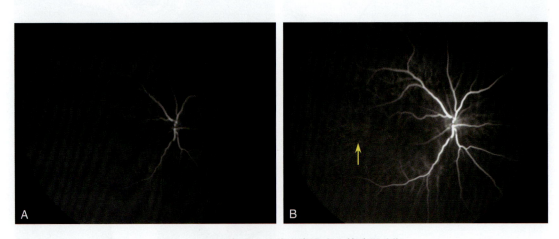

图 2-1-13 正常新生儿荧光素眼底血管造影分期

A.动脉前期,也称脉络膜期(右眼);B.动脉期,动脉已基本完全充盈(右眼),因色素少,可见脉络膜血管(黄箭头)

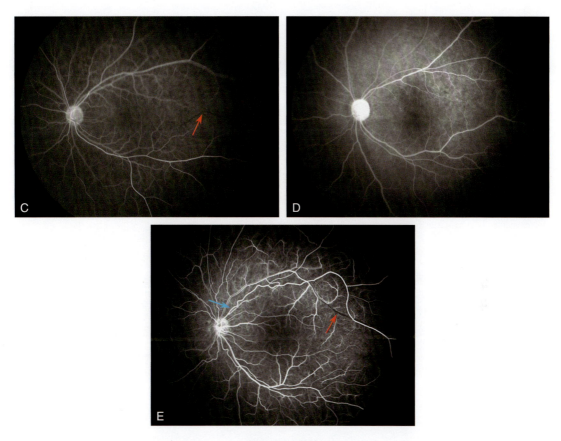

图 2-1-13（续）

C.动静脉期,也称静脉早期,可见左眼静脉中央仍未完全充盈,黑线为异物影(红箭头);D.静脉期,静脉充盈,左眼视网膜血管清晰可认(新生儿视乳头荧光充盈较强,与成人不同);E.静脉期,静脉已充盈,左眼颞上支静脉近端节段性充盈不全(蓝箭头),远端小分支无充盈(红箭头),血管轻度迂曲、管径正常(可能为生理性异常可能),因色素少可见脉络膜血管。

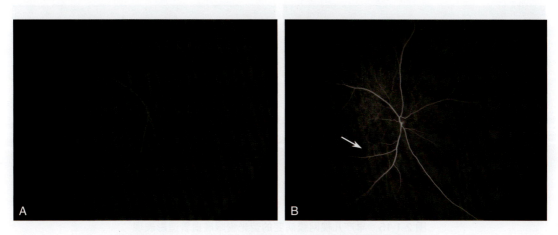

图 2-1-14　早产儿视网膜病变的荧光素眼底血管造影分期

A.动脉前期,右眼朦胧脉络膜背景荧光,视网膜动脉开始充盈;B.动脉期:右眼动脉完全充盈,中周部小动脉清晰可见,静脉尚未充盈(白箭头)

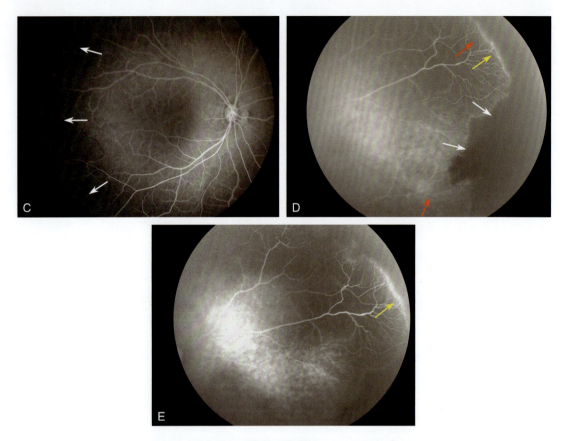

图 2-1-14(续)

C. 右眼颞下支静脉完全充盈,颞上支尚充盈不足,颞侧周边部见无血管灌注区(白箭头);D. 静脉期:左眼静脉完全充盈,小静脉清晰可见,血管末梢小血管异常,血管渗漏(红箭头),周边部大片无灌注区(白箭头),视网膜血管灌注区与无灌注区交界处见增生"嵴"(黄箭头);E. 静脉后期:左眼近视乳头区荧光染料溢出到玻璃体腔,眼底逐渐模糊,赤道部视网膜血管仍然可辨认,增生"嵴"更清晰(黄箭头)。

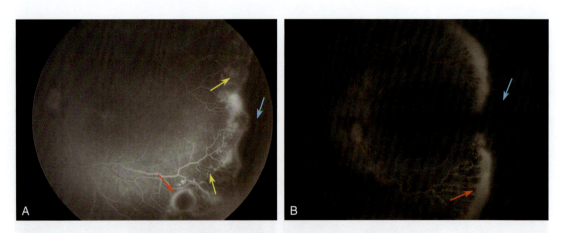

图 2-1-15 早产儿视网膜病变的荧光素眼底血管造影表现

A、B. 视网膜无灌注区(蓝箭头),见环状动 - 静脉血管吻合支,荧光素渗漏(红箭头)。末梢血管分支异常及血管渗漏;"爆米花"样荧光斑点(黄箭头,提示新生血管形成可能)。末梢异常血管分支呈"毛刷状",局部荧光素渗漏较明显;玻璃体视网膜纤维组织增生形成"嵴",呈强荧光。

2）黄斑暗区：黄斑区无视网膜血管，背景荧光弱。

3）视乳头荧光：在动脉前期出现深层朦胧荧光和浅层葡萄状荧光。在动脉期出现表层放射状荧光。晚期沿视乳头边缘呈环形晕状着色。

4）视网膜血管造影荧光变化分期：①动脉前期；②动脉期；③动静脉期；④静脉期；⑤晚期。

（2）新生儿、婴幼儿异常眼底荧光素造影表现

1）强荧光：①窗样缺损，又称透见荧光；②荧光素渗漏，表现为组织着染或染料积存；③异常血管、新生血管结构；④视乳头及背景荧光增强。

2）低荧光或弱荧光：①荧光遮蔽；②视网膜或脉络膜无灌注区；③背景荧光减弱。

3）血循环动态及血管形态异常：①血管狭窄、变细或阻塞（有的见栓子），或中断；②血管扩张、迂曲；③血管充盈迟缓；④视网膜/脉络膜血管充盈缺损；⑤血管充盈倒置；⑥血管逆行充盈；⑦血管充盈前锋；⑧血管壁染荧光，⑨异常交通支、吻合支等。

（3）几种常见的新生儿、婴幼儿视网膜疾病的眼底荧光素造影表现

1）FEVR 患者视网膜末梢血管结构异常，可有荧光素渗漏、周边视网膜无灌注区等改变。当玻璃体积血时遮挡下方视网膜组织，呈遮蔽荧光（图 2-1-16）。

2）Best 病的 FFA 表现见图 2-1-17。

3）永存原始玻璃体增生症（PHPV）患者永存玻璃体动脉增生纤维膜在造影后期可见荧光素渗漏、组织着染（图 2-1-18）。

4）牵牛花综合征患者视乳头凹陷明显扩大，视乳头缘及缘外环状视网膜脉络膜萎缩呈"双环样"形，大量血管从视乳头边缘呈"轮辐状"向四周放射分布，静脉期后动/静脉难区分（图 2-1-19）。

5）Coats 病患者眼底可见异常扩张视网膜血管，视网膜下黄白色脂质沉着，FFA 显示末梢血管扩张迂曲，动/静脉吻合支，血管壁瘤样膨出。片状视网膜出血，严重者可伴有视网膜浆液性脱离（图 2-1-20）。

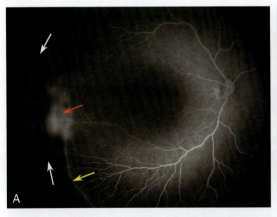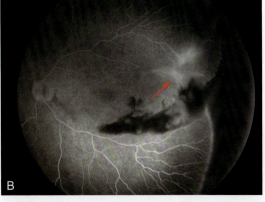

图 2-1-16　家族性渗出性玻璃体视网膜病变的荧光素眼底血管造影表现（同一患儿）

A. 右眼视网膜荧光素渗漏（红箭头），"嵴"样病变（黄箭头），无灌注区（白箭头）；B. 左眼视网膜荧光素渗漏（红箭头）。

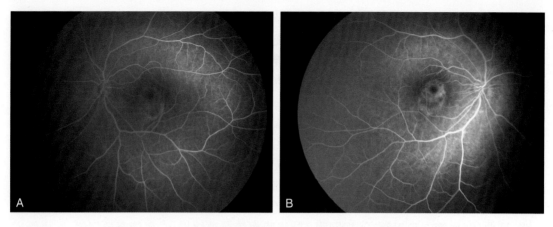

图 2-1-17　Best 病（卵黄状黄斑变性）的荧光素眼底血管造影表现

A. Best 病 4a 期，黄斑区"窗样缺损"强荧光；B. Best 病 4b 期。

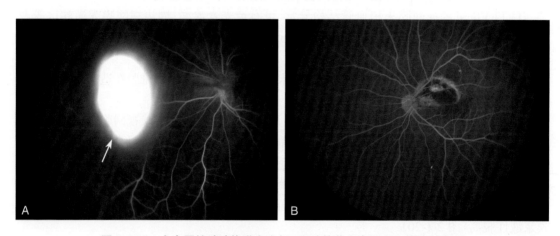

图 2-1-18　永存原始玻璃体增生症（PHPV）的荧光素眼底血管造影表现

A. 右眼 PHPV 混合型，荧光素渗漏遮挡其后方增殖条索（白箭头）；B. 左眼 PHPV 后部型。

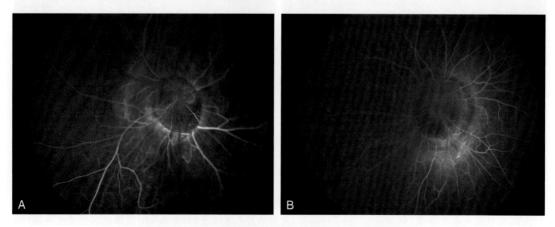

图 2-1-19　牵牛花综合征的荧光素眼底血管造影表现

A. 造影静脉期后动 / 静脉难区分；B. 视乳头缘荧光素染色。

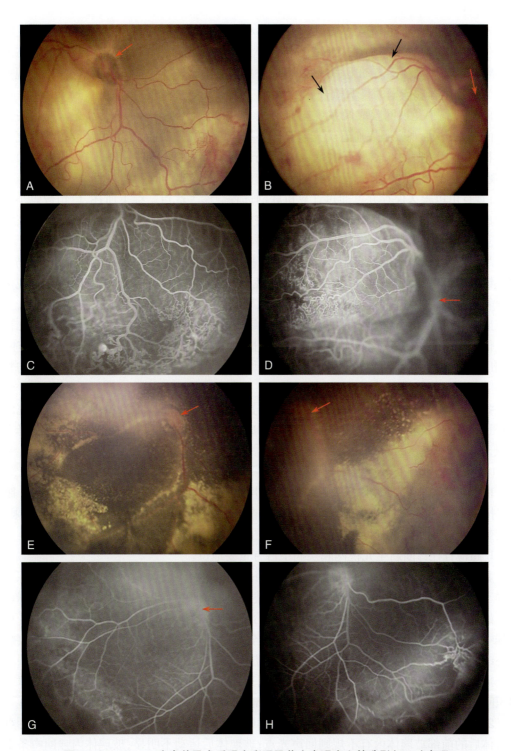

图 2-1-20　Coats 病术前及术后眼底彩照及荧光素眼底血管造影（FFA）表现

A~D. 术前右眼异常扩张视网膜血管（红箭头示视乳头），视网膜浆液性脱离（黑箭头）；FFA 清楚显示浆液性视网膜脱离区荧光着染（红箭头示视乳头）；FFA 晚期，可见视乳头、视网膜血管荧光素渗漏。E~H. 术后视网膜复位，血管扩张减退；周边部视网膜下脂质沉着仍较多，视网膜出血吸收（红箭头示视乳头），FFA 清楚显示末梢血管仍扩张、血管渗漏减轻，异常小分支减少，该病例治疗后病变好转康复中。

7. 新生儿、婴幼儿 FFA 小结　广角数码小儿视网膜成像系统 FFA 是一种主要反映新生儿、婴幼儿眼底视网膜血管及血循环灌注状况的重要诊断技术。其将检眼镜下静态形态学观察转变为血循环动态动力学观察,可检查出静态检眼镜所不能发现的病变,由主观检查转变为能提供客观依据的科学检查。

广角数码小儿视网膜成像系统在新生儿、婴幼儿 FFA 方面,可记录荧光素在眼底血循环中的动态情况、观察眼底血管荧光素充盈各期显影情况的功能,从而可帮助了解眼底微循环结构、各种生理变化,以及眼底病变是否处于活动期,以便及时处理;而且其具有操作简单、观察范围广的特点,最大视野可达到 130°;同时其还具有检查时间短,以及检查结果客观、直观且可以永久保存并可通过计算机联网远程会诊等优点。综上所述,广角数码小儿视网膜成像系统 FFA 技术将会成为婴幼儿眼底疾病重要的特殊检查,是确诊、了解眼底病变性质及指导治疗的手段之一。

尽管广角数码小儿视网膜成像系统 FFA 技术为人们展示了广阔的应用前景,但仍有许多关键性的问题亟待解决:①如何完成新生儿、婴幼儿造影剂剂量个体化计算,以实现荧光素血管造影效果最佳、剂量最小化;②新生儿、婴幼儿造影剂的不良反应如何准确判断,尤其是在麻醉状态下;③新生儿、婴幼儿荧光素过敏试验如何进行等。另外,广角数码小儿视网膜成像系统 FFA 的规范化操作与围手术期预防措施及并发症等问题也是相当值得关注的。特别应注意的是,目前新生儿、婴幼儿 FFA 图像分期与释义仍然未脱离"成人的分期与释义缩小版"的处境。

我们期待未来会有更多关于婴幼儿广角数码小儿视网膜成像系统 FFA 技术研究的文献报道,以及标准化操作流程的建立,逐步形成适用于婴幼儿 FFA 临床表现和图像释义的共识,解决目前存在的问题。

(二) B 型超声扫描仪

B 型超声(简称 B 超)扫描仪在临床上应用广泛,在眼科方面的应用发展也较快。眼科 B 超扫描已成为眼科疾病诊断不可缺少的检查方法之一。超声波不受屈光间质混浊限制,能清楚地观察到眼内病变的不同回声像的像图特征。

B 超检查在诊断新生儿视网膜疾病中占有重要地位。

1. 检查方法　以眼科 B 超诊断仪为例(探头频率 10MHz)。眼睑表面涂耦合剂后,探头直接置于眼睑做眼球全面扫描,观察眼眶组织、玻璃体内及视网膜回声扫射,清楚显示眼球内结构。如果患者不能配合检查,可根据其体重给予适当剂量的 10% 水合氯醛镇静后进行。检查过程中首先将增益调整至最大,对玻璃体进行全面探查;然后衰减增益至正常范围,观察病变形态改变。首先进行 12~6 点钟方位的垂直轴位探查,然后顺时针旋转 180°,水平位对眼球进行全周探查,依次观察玻璃体病变,晶状体、周边部视网膜、视乳头区、黄斑区,以及眼球壁等组织间的关系,尤其注意视乳头前和眼球周边部,以防忽略细小的玻璃体内、视网膜病变。

2. 结果解读　以 ROP 为例,在 ROP 5 期的诊断中,B 超具有较为典型的表现。特点为晶状体后的前部玻璃体内有不规则回声光点;玻璃体后运动不明显;玻璃体内强回声条索状物与视网膜脱离处相连,考虑为玻璃体内机化条索形成;有的视网膜脱离呈漏斗状附着于视乳头区。在 ROP 4 期患儿中,B 超可显示周边视网膜的牵引机化膜形成,可伴有周边视网膜脱离。请注意:选择玻璃体视网膜微创手术前,应更重点、详细地进行 B 超检查(建议手术者亲自观察 B 超动态图像),了解晶状体后囊膜与前玻璃体、脱离视网膜相互位置关系,睫状体与脱离视网膜相互位置关系；建议同时联合超声生物显微镜（ultrasound biomicroscopy，UBM）眼前部扫描检查来确认空隙较满意的睫状区部位作为手术巩膜穿刺切口，这是顺利进入玻璃体腔完成手术的重要步骤。

根据 B 超图像的不同特点，应与视网膜母细胞瘤及永存原始玻璃体增生症（persistent hyperplastic primary vitreous，PHPV）相鉴别。视网膜母细胞瘤虽然 B 超也显示玻璃体内光团回声反射，但其超声图像具有显著的临床特征：球内实质性肿块回声，视网膜局部增厚隆起或凸向玻璃体肿块，多位于眼球后极部偏下方且与球壁相连，缺乏后运动；肿块大小不一，甚至充满玻璃体腔，边缘不光滑，形态不规则，内回声不均匀，声衰减明显，部分伴有"声影"。特别是瘤体上强光斑（钙斑）反射是其重要特点（图 2-1-21）。

典型的混合型原始玻璃体增生症的 B 超特点为玻璃体内出现三角形弱回声图像，底向前，尖向后，并与视乳头相连（图 2-1-22）。

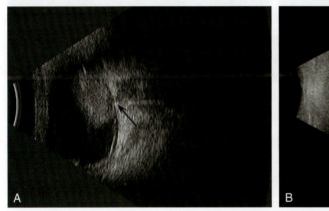
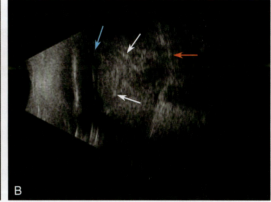

图 2-1-21　视网膜母细胞瘤 B 超图像

A. 视网膜表面凸向玻璃体腔肿块，与球壁相连且表面不均匀，肿块形状不规则（注意：肿块后"凹陷征"，黑箭头示）；B. 大团块肿瘤占据玻璃体腔，底部与球壁相连且部分球壁不规则、变模糊（肿瘤侵入球壁，红箭头）；肿块表面不规则、内部不均匀，可见点状钙化光斑点（白箭头）；玻璃体混浊，肿瘤玻璃体腔种植（蓝箭头）。

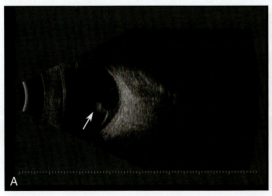
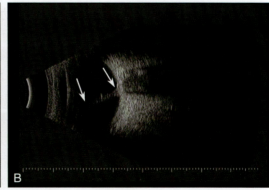

图 2-1-22　永存原始玻璃体增生（PHPV）B 超图像

A. 混合型 PHPV，玻璃体腔见来自晶状体后纤维增殖膜的"伪影"（白箭头）；B. 混合型 PHPV，玻璃体内三角形的弱回声图像（白箭头），并与视乳头相连。

牵牛花综合征 B 超检查示视乳头凹及其周围组织向眼球后部凹陷深、扩大,凹陷底部界限清楚;凹陷内可见不规则弱回声;玻璃体腔后部见"瓶颈"状回声图像,"瓶颈"轮廓显示分明,可伴有视网膜脱离(图 2-1-23)。

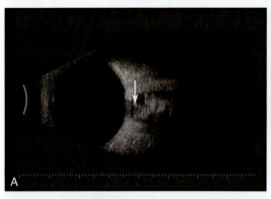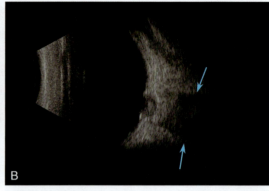

图 2-1-23 牵牛花综合征 B 超图像

A. 视乳头后方向四周及球后呈"空腔"样大凹陷,腔内有分隔(白箭头)为"隔膜"组织,眼轴较短;B. 视乳头表面见细点回声图像,视乳头凹陷内不均匀组织回声图像,视神经管腔区扩大(蓝箭头之间)。

B 超检查可以为我们提供大量玻璃体视网膜声像信息。但是对于视网膜血管的形态和完整性,则不能提供更多可供临床参考的有用信息,无法与其他辅助检查互补。

(三)婴幼儿电生理视功能检查

婴幼儿电生理视功能检查中最常用视网膜电图(electroretinogram,ERG)检查,下面对 ERG 进行简要叙述。

ERG 检查方法:首先用复方托吡卡胺滴眼液充分散大受检患儿瞳孔,按 50mg/kg 口服 10% 水合氯醛,一次最大剂量为 10ml。若有呕吐而未能达到足够量,则会影响婴儿熟睡状态,从而难以完成检查,此时可改期再行检查。

ERG 检查在患儿熟睡状态下在暗室进行。暗适应 30 分钟后在红光下安放电极,作用电极为角膜接触镜电极,前额正中接参考电极,耳垂接地电极。婴儿平卧在检查床上,刺激球罩入婴幼儿头部,或用手持刺激球对准婴幼儿头部。助手用两个手指分别将婴幼儿两眼上睑拉开,手指轻按在眉弓上固定,确保眼睑不遮挡刺激光或背景光进入眼内。电极安放后在绝对暗室条件下再适应 5 分钟。依次记录视杆细胞反应、暗视混合反应和视震荡电位,接着明亮条件下适应 10 分钟后记录视锥细胞反应和 30Hz 闪烁反应。

婴幼儿 ERG 作为客观反映视网膜功能的检查方法,是临床上诊断婴幼儿视网膜疾病和了解视网膜发育的有用工具。随着对新生儿视网膜疾病认识的不断深入,了解新生儿出生后视网膜发育情况显得尤其重要。目前这一方面的研究还较少,国内中山大学中山眼科中心对部分健康早产儿、足月儿及少量光凝术后的 ROP 患儿进行了 ERG 检查和研究,发现早产儿视网膜发育程度较足月产婴儿稍低。主要表现在与足月儿比较,早产儿视杆细胞反应潜伏期延长,而振幅没有明显改变;最大反应 a 波、b 波潜伏期延长,而振幅降低。两组婴儿视锥细胞反应除 b 波振幅无明显差异外,a 波潜伏期和振幅及 b 波潜伏期差异具有统计学意义。而光凝术后的 ROP 患儿其 ERG 的 a 波、b 波潜伏期和振幅较正常婴儿均略有改变,统计学分析差异无统计学意义。由于病例数较少,仍需要进一步深入研究。

在早产儿视网膜病变治疗对患儿视网膜发育、视网膜功能的影响方面,应用新生儿、婴幼儿 ERG 检测和评估是一种客观的定性和定量的方法。下文中"需治疗 ROP"的 ERG 检测结果,可给予很好的例证。

图 2-1-24 ROP 阈值病变患儿于激光光凝治疗后病变消退,但从患儿的全视野 ERG 检查可见双眼 ERG 五项反应各波振幅均有下降,提示其视网膜视锥细胞和视杆细胞反应均有下降,可能与早产儿视网膜发育未完全或激光治疗相关。

图 2-1-25 患儿矫正胎龄 37 周筛查时诊断为急进型后极部早产儿视网膜病变(AP-ROP),行双眼玻璃体腔注药(贝伐单抗);矫正胎龄 38 周再行双眼视网膜激光光凝术;矫正胎龄 41 周因病变进展,玻璃体积血,行双眼玻璃体切割手术,病情稳定,持续随诊观察。

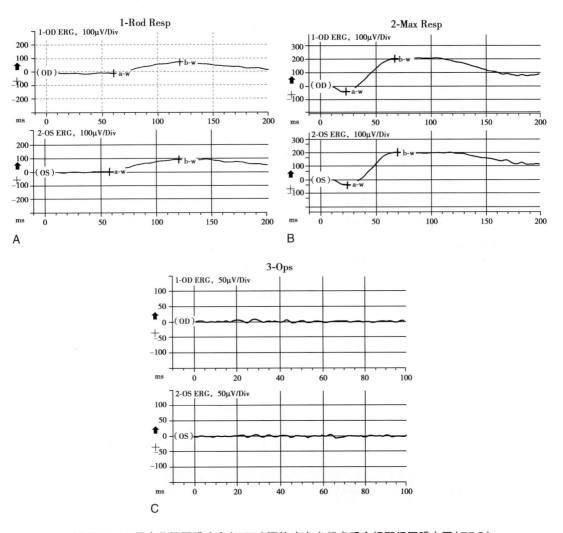

图 2-1-24　早产儿视网膜病变(ROP)阈值病变光凝术后全视野视网膜电图(ERG)

双眼 ROP II 区 3 期 + 病变,累及 5 个钟点,达到阈值病变诊断标准。矫正胎龄 36^{+3} 周双眼行视网膜激光光凝术。该图为患者矫正胎龄 51 周全视野 ERG。

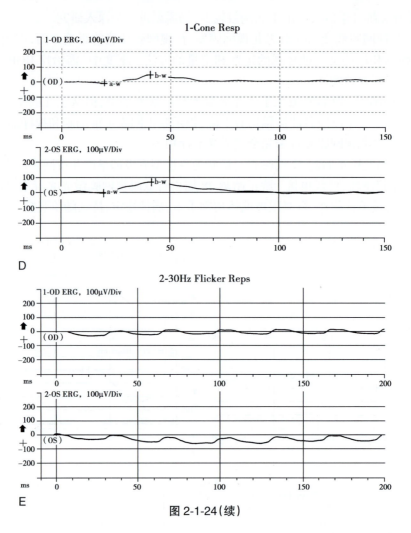

D

E

图 2-1-24（续）

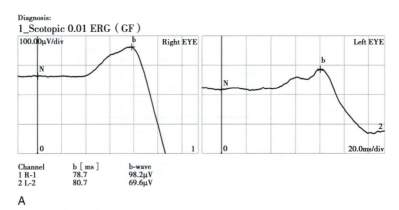

A

图 2-1-25　急进型后极部早产儿视网膜病变（AP-ROP）光凝术后全视野视网膜电图（ERG）

AP-ROP 患儿双眼婴儿期先后三次行视网膜病变治疗。该图为患者 10 岁双眼全视野 ERG 结果。

2_Scotopic 3.0 ERG（GF）

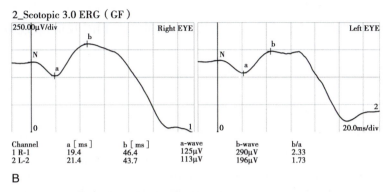

Channel	a［ms］	b［ms］	a-wave	b-wave	b/a
1 R-1	19.4	46.4	125μV	290μV	2.33
2 L-2	21.4	43.7	113μV	196μV	1.73

B

4_Scotopic 3.0 Oscillatory Potential ERG（GF）

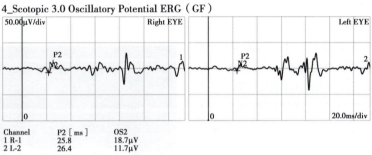

Channel	P2［ms］	OS2
1 R-1	25.8	18.7μV
2 L-2	26.4	11.7μV

C

5_Photopic 3.0 ERG（GF）

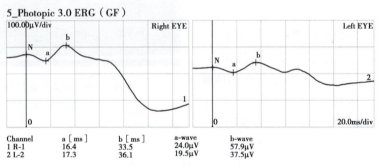

Channel	a［ms］	b［ms］	a-wave	b-wave
1 R-1	16.4	33.5	24.0μV	57.9μV
2 L-2	17.3	36.1	19.5μV	37.5μV

D

6_Photopic 3.0 Flicker 30Hz ERG（GF）

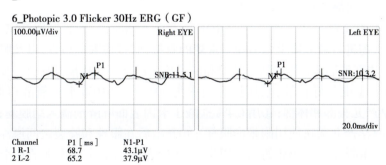

Channel	P1［ms］	N1-P1
1 R-1	68.7	43.1μV
2 L-2	65.2	37.9μV

E

图 2-1-25（续）

一般认为在新生儿期就可记录到与成人 ERG 波形基本一致的 ERG，只不过振幅较低，潜伏期较长。有国外文献报道胎龄在 34 周的早产儿可记录到较小的视杆细胞和视锥细胞反应。用接触镜电极记录出生后第一天或其后数天的婴儿 ERG 反应，发现暗适应 15 分钟后暗视 b 波振幅为 40~140μV；在相同记录条件下，成人暗视 b 波振幅为 300μV；婴儿 ERG 暗视 b 波振约为成人的 46.67%。有研究发现，足月出生后 4 月龄大的婴儿最大反应 b 波振幅为 395.14μV，为相同条件记录到成人最大反应 b 波振幅（604.0μV）的 65.42%。这可能与出生后视网膜发育有关，表明出生后视网膜仍然处于不断成熟发育过程中。

婴幼儿的视觉电生理测试及结果的分析比成人复杂，需与同年龄婴幼儿正常值比较。有关婴幼儿电生理视功能检查设备（如手持式电生理仪）选择，以及相关研究也正在积极推进中。在临床实际应用婴幼儿视觉电生理仪器，因有不同的型号，每个实验室应有各自的检测正常值作为标准参考对照，同时注明应用的仪器的名称、型号，依此出具诊断评估。

（四）超声生物显微镜

超声生物显微镜（UBM）是 20 世纪 90 年代初发展起来的新型眼科 B 超影像学检测工具，其利用高频（50~100MHz）超声换能器作为探测能源，结合计算机图像处理技术为人们提供类似低倍光学显微镜效果和不同断面的眼前段二维图像，利用计算机辅助技术可进一步构建三维图像（图 2-1-26）。UBM 是研究眼前节组织断面图像的一种无创、无痛的超声诊断方法，具有高分辨率、实时、非干扰、定量，以及不受混浊角膜影响、成像清晰等特点，其最大优势是能在活体眼球上清楚地观察眼前节（包括角膜、虹膜、前房角、前房、睫状体、锯齿缘及缘后视网膜），为眼前节疾病诊断、疗效的动态观察及组织

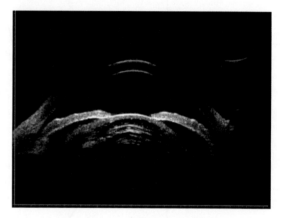

图 2-1-26　超声生物显微镜图像
角膜、前房、前房角、晶状体、睫状体及前段玻璃体等组织结构声图像。

生理和病理研究、发病机制探讨等提供客观、科学的资料。对于实时病情评估、诊断和鉴别诊断，甚至科研方面都具有重要的意义。

关于 UBM，有文献报道一般应用于 ROP 进展至 5 期时，视网膜发展至完全脱离，有时出现前房消失，需进行玻璃体手术治疗。常规的直接、间接检眼镜检查，以及眼 B 超检查无法探测患眼周边部玻璃体视网膜病变情况和前房角结构，而 UBM 能胜任这一要求。

操作步骤：①准备好仪器，采用探头频率为 50MHz；②10% 水合氯醛口服（50mg/kg）；③助手固定早产儿头部和体部；④用 0.4% 盐酸丁卡因表面麻醉剂滴入结膜囊；⑤婴幼儿专用开睑器开睑（早产儿无法使用附带的眼杯）；⑥开睑后在眼球和睑裂之间厚涂卡波姆凝胶（或其他透明眼用凝胶）；⑦UBM 的探头用生理盐水浸湿后，非常轻柔地放在卡波姆凝胶表面，保持一定安全操作距离；⑧于角缘垂直位进行扫描。尽可能争取完成上、下、鼻侧、颞侧四个方位的检查。

由于患儿睑裂小，无法使用普通的检查用眼杯，需要直接在眼球和眼睑之间充满卡波姆凝胶（充当耦合剂）进行检查，这在一定程度上给操作带来不便。另外，由于患儿年龄小，尽

管检查之前给予了口服水合氯醛,但操作之中仍可能有挣扎、眼球转动欠配合的情况,从而使扫描范围和部位受到一定影响。在操作上还有待进一步改善和提高,以期得到更好、更全的图像。

ROP 病变始于周边部有血管区和无血管区的分界线处,周边部视网膜及睫状体扁平部都存在着增生性玻璃体视网膜病变。对 ROP 晚期患儿行 UBM 检查,观察前房角、睫状体、视网膜周边部及前段玻璃体纤维增生的情况,有利于更好地了解 ROP 的病情发展程度。国内赵培泉团队研究报道用 UBM 对 ROP 晚期患儿进行检查,发现 ROP 5 期视网膜全脱离,往往并发前房消失,邻近睫状体部玻璃体机化、纤维组织增生;部分还有睫状体脱离;周边部视网膜脱离及向睫状体方向移位,形成视网膜"凹槽样"结构。这些认识对微创玻璃体视网膜手术时选择巩膜穿刺切口很有帮助。

通过手术前 UBM 检测可指导 ROP 晚期患儿或婴幼儿其他复杂性视网膜病行闭合式玻璃体切割手术,其更符合常规扁平部三切口玻璃体手术的操作方式,剥膜等手术的操作较为方便。ROP 5 期往往还有周边部视网膜脱离,在视网膜脱离隆起较高时,睫状体入路有伤及周边视网膜的危险。若检测显示有周边视网膜脱离"凹槽样"改变,可以测量视网膜"凹槽"的顶点至前房角直线距离来显示视网膜"凹槽"的高低,距离越长者视网膜"凹槽"越远离虹膜和晶状体,在此处行睫状体入路巩膜切口不易损伤视网膜。还有另一种选择方法,为避免损伤视网膜,巩膜切口制作时可选视网膜"凹槽"低的部位。

综上所述,UBM 和眼部 B 超检查,结合患儿实际情况,有助于临床医生评价手术效果以及病情预后。

(五)磁共振成像、计算机断层扫描

磁共振成像(magnetic resonance imaging,MRI)、计算机断层扫描(computerized tomography,CT)在新生儿、婴幼儿视网膜、视神经疾病诊断和研究中有很好的应用价值,但考虑到 CT 中 X 线可能带来的潜在危险,在临床上行 CT 检查相对 MRI 要少些,可根据临床需要合理选择。

有研究者对视网膜母细胞瘤行 MRI 与 CT 扫描眼球筛板后肿瘤组织侵犯视神经管变化大小与眼球摘除后视神经组织病理学检查结果进行了回顾性研究对比,提示 MRI 检查筛板区后肿瘤组织侵犯的阳性率优于 CT,RB 瘤块大小是有无肿瘤组织侵犯筛板区后视神经的重要指标。进一步应用高分辨率 MRI 对适合眼球摘除的 RB 患眼行上述同样对比的多中心、前瞻性研究表明,高分辨率 MRI 可提示 RB 摘除眼是否可能存在眼球外进行性肿瘤侵犯视神经的状况,为手术前选择视神经切除长度提供参考(图 2-1-27)。

早产儿、足月新生儿与婴幼儿视网膜疾病中血管发育、血管异常、新生血管形成机制探索仍是眼科热点。有文献报告,应用高分辨率锰离子强化 MRI 扫描,观察到"修改"了视网膜层内特定离子(锰离子)的实验小鼠存在类似 ROP 病变的视网膜状态,出现血液循环改变,提示眼底周边部视网膜锰离子上调增加,会伴有周边视网膜新生血管发病率上升,全视网膜小动脉管径迂曲、扩张指数增高。这可能表明视网膜新生血管形成还存在独特的"时空"来进行受体和受体后必需的某些离子关联,其发生形成机制目前仍不明了。这一影像检查发现为揭示新生血管形成在基因、蛋白质组合、生物因子等诱发因素方面的研究拓宽了视野。

值得一提的是,在临床工作中,当我们发现新生儿视网膜疾病时,往往局限于疾病存在的部位和特征,而忽略了疾病与全身其他组织、器官、系统可能的关联。如牵牛花综合征,可合并其他先天性眼部异常和视神经系统疾病,全身表现可伴有脑胼胝体发育不全、脑膨出、

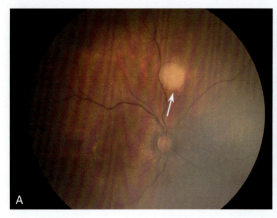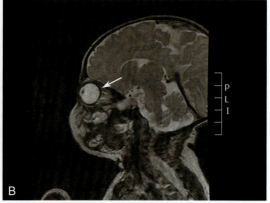

图 2-1-27　视网膜母细胞瘤磁共振成像图示

A. 该患儿为足月新生儿,于出生第二天行新生儿眼病筛查,右眼眼底彩照示视乳头上方一个约 1.5PD 的白色类圆形病灶(白箭头);B. 右眼磁共振成像示视乳头上方 T_2WI 呈稍低信号向玻璃体腔的小凸起(白箭头)。

癫痫。再如结节性硬化复合症(tuberous sclerosis complex,TSC),这是一种常染色体显性遗传的神经皮肤综合征,常以错构瘤形式累及多个脏器系统,视网膜可有单个或多发性错构瘤表现,发现这类视网膜疾病时如能适时提示家长进行头颅 CT 或 MRI 检查,对于综合评估病情、早期诊断、早期干预以改善疾病预后具有重要意义。

因此,在新生儿视网膜疾病筛查工作中,应重视头颅 CT 和 MRI 检查。

（六）光学相干断层成像

光学相干断层成像(optical coherence tomography,OCT)是一项基于低相干干涉原理,通过从生物组织不同深度层面反射回来的后向散射光强度差异来进行断层成像的技术,可得到二维或三维组织结构图像,是一种无创、快捷、非接触的对活体浅表组织进行断层成像的影像学技术。近年来频域 OCT 在断层成像针对性、多图像综合分析、三维(3D)图像构建分析和视网膜脉络膜组织结构分层分析等应用领域发展很快。

目前 OCT 设计主要针对成人,婴幼儿尚未具备良好的固视功能,给便捷式婴幼儿型OCT 的研发、临床应用带来不小的挑战。

国外已有一些学者开始使用便携式 OCT 对早产儿、婴幼儿眼底扫描图像进行临床研究。对早产儿、婴幼儿视网膜病变及 ROP 治疗后者,行频域 OCT 经黄斑区扫描,若黄斑区视网膜各层组织结构,尤其是外层视网膜光感受器细胞、RPE-Bruch 膜 - 脉络膜毛细血管层复合体形态正常,则提示今后患儿视功能发育良好的趋势明显。观察新生儿视网膜的发育、ROP对视网膜各层的影响、视乳头周围神经纤维层厚度变化的研究发现,新生儿黄斑中心凹形态不显著,且中心凹以内核层和内丛状层组织为主,光感受器内外节连接层、外界膜、光感受器外节与视网膜色素上皮层在出生后逐渐形成,而这些组织结构的出现时间与患儿视力发育存在关联。

频域 OCT 应用于早产儿、婴幼儿眼底视网膜检测,有望在个体生长发育的早期阶段观察其神经视网膜、外层视网膜光感受器细胞层和椭圆体带、RPE-Bruch 膜 - 脉络膜毛细血管层及脉络膜中、大血管层等细微组织改变,这能弥补此前早产儿、婴幼儿视网膜病变及 ROP患儿视功能检测方面的不足,从而为临床诊断先天性视网膜病变或提示其异常改变提供客观的诊断依据。

目前,对于超过 3 周岁的儿童,可以尝试以坐位进行 OCT 检查。小于 3 岁的婴幼儿,由于配合度差,可在灌肠麻醉或全身麻醉下,卧位检查。图 2-1-28~ 图 2-1-30 为卧位 OCT 检查。

（七）光学相干断层扫描血管成像

光学相干断层扫描血管成像（optical coherence tomography angiography,OCTA）,即 OCT 血管成像,是采用 OCT 原理对组织内血管成像的一种技术。它采用分光谱振幅去相干血管成像算法（split-spectrum amplitude decorrelation angiography,SSADA）,通过流动的红细胞产生的内在运动对比来探测有血流的血管,也就是说通过测量 OCT 横断面扫描反射信号的振幅来检测血管管腔内（血流）的运动。扫描时不自主眼球运动与固视点移动会导致"运动伪迹""投射伪影"等,仪器设计有"运动校正技术（movement correction technique,MCT）"可最大限度减少相关干扰。现阶段的 OCT 血管成像仪器,在视网膜循环血流速度"过快 / 过慢"时会出现假阳性、假阴性,还有分层错误。

"Angio Retina 扫描模式"现有 3mm×3mm、6mm×6mm、8mm×8mm 等几种选择。目前应用来看,3mm×3mm、4.5mm×4.5mm 模式可获得更高的 OCTA 血流图像品质。①可以区分视网膜不同层面的血管异常,包括视网膜浅层、深层毛细血管层,以及脉络膜血管层;②用不同色彩合成图像协助观察不同层面血循环;③OCTA 横断面血流图的信息可叠加在灰阶反射信号上,同时呈现血流和视网膜结构信息图像。OCTA 血流成像产生的三维立体血流图像数据可以按生理结构将其"压缩成多个二维图像"（即 en face 图像）,能依图像获得相关视网膜层次病变来评估结果。

目前临床应用的 OCTA 能提供的自动分层重要参考层面包括:内界膜、内核层外界、外核层外界和玻璃膜（Bruch 膜）。可以认识以下分层:玻璃体、视网膜浅层毛细血管、视网膜深层毛细血管、内层视网膜（内界膜到内核层的外界）、外层视网膜（内核层外界到 Bruch 膜）、脉络膜毛细血管层、脉络膜层（络膜毛细血管层下界到脉络膜下界）（图 2-1-31）。

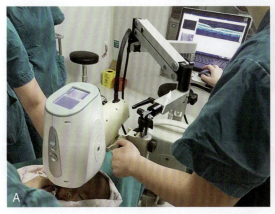 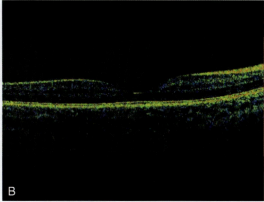

图 2-1-28　婴幼儿卧位行光学相干断层成像（OCT）检查

A. 正在检查中:图示检查操作人员位置,仪器及显示屏安放位置,OCT 扫描仪（带活动臂,可自如移动,白箭头所指）置于受检婴儿头部上方;B. OCT 图像（可储存,可打印）。

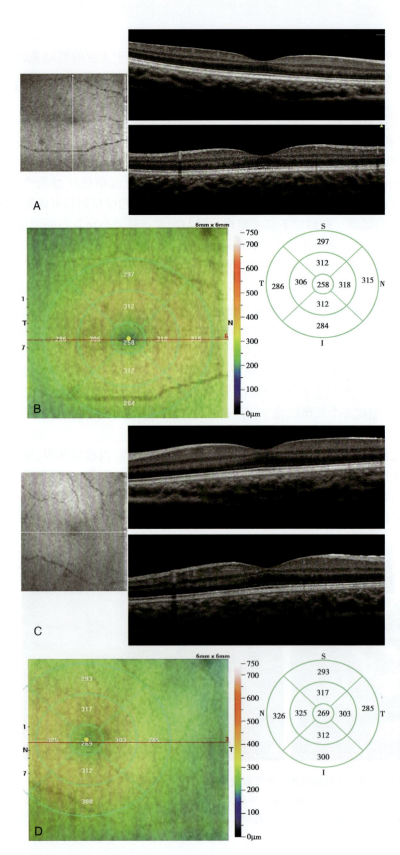

图 2-1-29 正常婴儿光学相干断层成像(OCT)扫描视网膜断层图示

黑白图正方形小图显示扫描黄斑部位(白线),长方形图为获得 OCT 扫描图像。彩图显示黄斑部三个圆形区域及其视网膜神经层厚度。双眼 OCT 扫描断层图像显示婴儿视网膜各层正常结构,主要结构层清楚可辨认(A、B 为右眼;C、D 为左眼)。

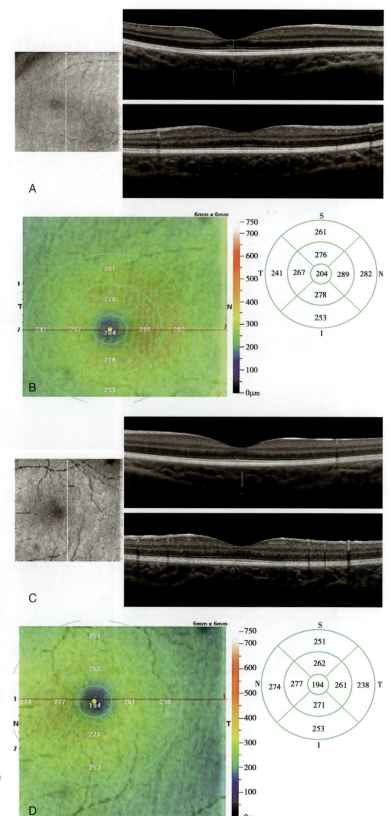

图 2-1-30　早产儿视网膜病变（ROP）退行期光学相干断层成像（OCT）扫描视网膜断层图示

黑白图：正方形小图显示扫描黄斑部位（白线为扫描方向），长方形图为获得的 OCT 扫描断层图像。彩图：显示黄斑部三个圆形区域及其视网膜神经层厚度。双眼 OCT 扫描断层图像显示该 ROP（退行期）婴儿视网膜各层结构正常（A、B 为右眼；C、D 为左眼）。

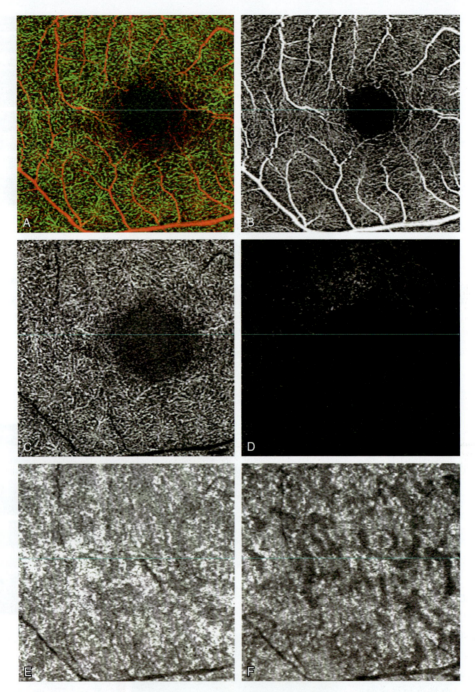

图 2-1-31   正常儿童光学相干断层扫描血管成像（OCTA）扫描视网膜各分层图示

图 A~F 为不同层次血管网。A. 右眼视网膜全层色彩编码图：红色代表浅层视网膜血管，绿色代表深层视网膜血管；B. 右眼浅层视网膜血管网：扫描层面上界为内界膜，扫描层面下界为内核层外界；C. 右眼深层视网膜血管网：扫描层面上界为内核层外界，下界为外核层外界；D. 右眼外层视网膜无血管层：扫描层面上界为外核层外界，下界为脉络膜毛细血管层的上边缘（Bruch 膜）；E. 右眼脉络膜毛细血管层（可见视网膜大血管投射伪影）；F. 右眼脉络膜层（可见视网膜大血管投射伪影）

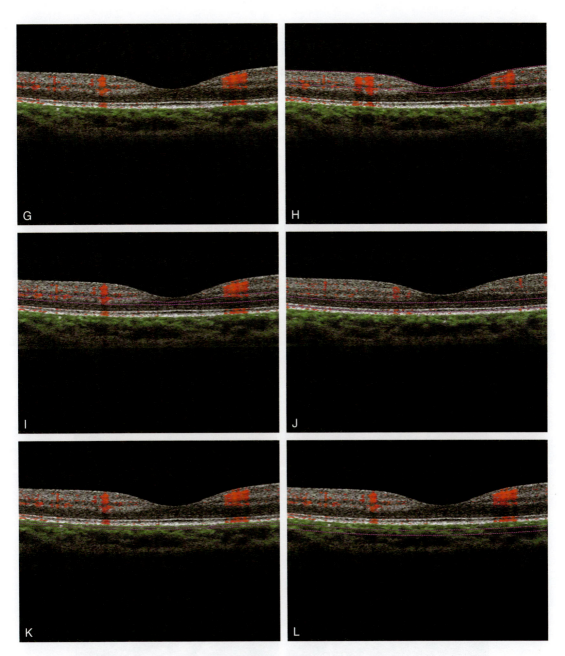

图 2-1-31（续）

G~L. 分别对应 A~F 的 OCTA 断面图像。

　　OCTA 可以定性视网膜分层毛细血管病理性改变,更重要的是可以对血流区域面积计量分析和对血流血管密度进行分析,对病变追踪观察对比分析;这可以为临床观察治疗和药物研究提供客观的数据。图 2-1-32~ 图 2-1-34 显示 ROP 三种治疗方法治疗后图像。

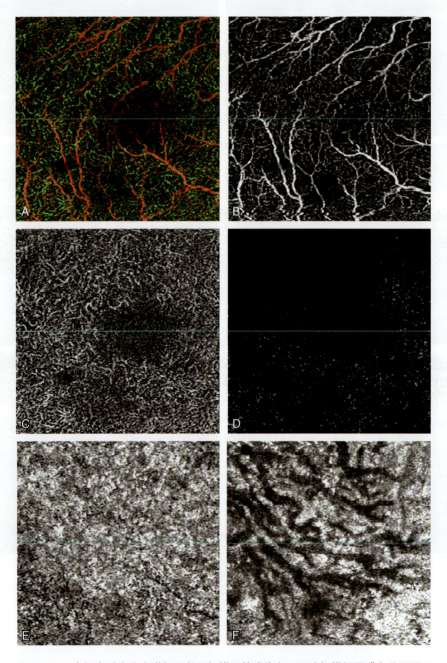

图 2-1-32　冷凝术后患儿光学相干断层扫描血管成像(OCTA)扫描视网膜各分层图示
A~F. 为不同层次的血管网。早产儿视网膜病变(婴儿期)冷凝治疗后患儿 14 岁回访时 OCTA 扫描视网膜各分层图像例示(分层标准同图 2-1-31)。右眼中心凹无血管区变小;浅层视网膜血管网血管密集、走行强直,颞下方较明显;脉络膜毛细血管层可见点片状无血流信号区。

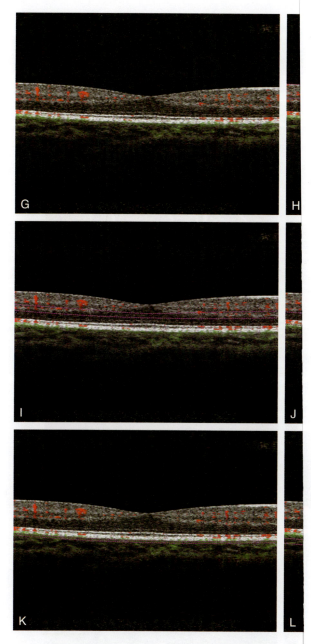

图 2-1-33（续）

G~L. 分别对应 A~F 的 O

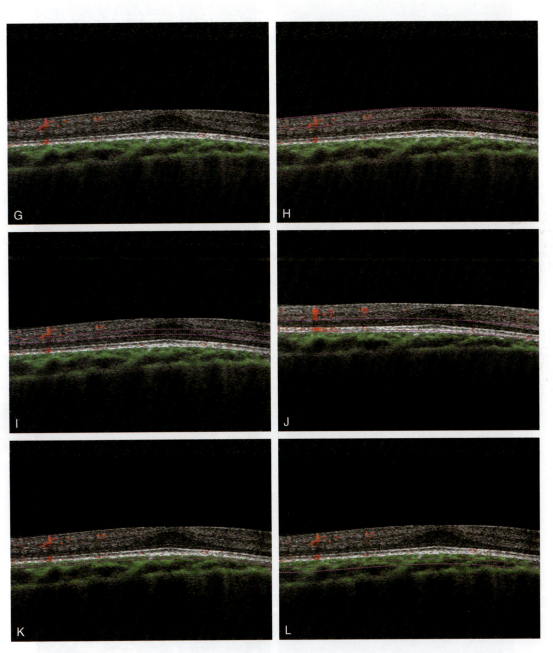

图 2-1-32（续）

G~L. 分别对应 A~F 的 OCTA 断面图像。

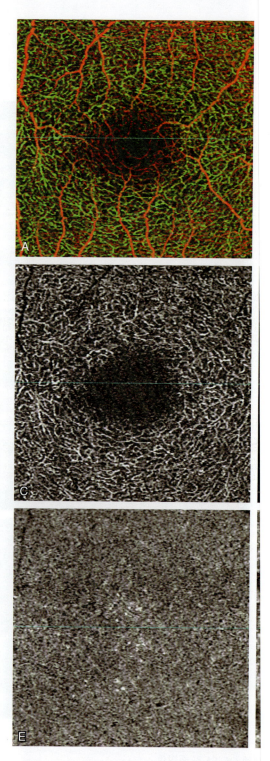

图 2-1-33 激光光凝术后患儿光学相干断层扫
A~F. 为不同层次的血管网。AP-ROP（婴儿期）激光
网膜各分层图像例示，右眼黄斑拱环不完整，后极
号分布不均匀

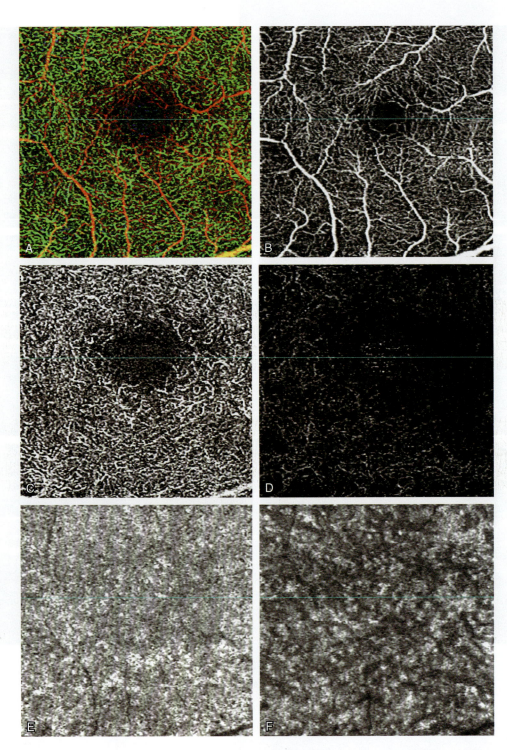

图 2-1-34 玻璃体腔注药术后患儿光学相干断层扫描血管成像（OCTA）扫描视网膜的各分层图示
A~F. 为不同层次的血管网。早产儿视网膜病变（婴儿期）玻璃体腔注药治疗后幼儿 5 岁回访时
OCTA 扫描视网膜各分层图像例示，右眼黄斑拱环形态异常，后极部浅层视网膜血管走行迂曲，
脉络膜血流信号分布较差（因患儿检查配合差，部分血管形态欠连续）

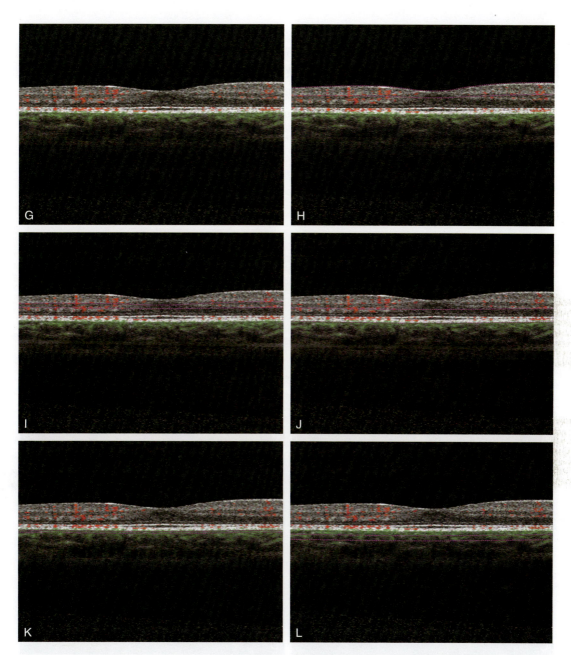

图 2-1-34（续）

G~L. 分别对应 A~F 的 OCTA 断面图像。

（八）激光扫描眼底成像系统

激光扫描眼底成像系统（scanning laser ophthalmoscope，SLO）是近些年用于临床的新型检查设备，可以一次获得200°超广角眼底图像。具备成像范围大、免散瞳、无创等特点，可直观地同时观察后极部和周边部玻璃体、视网膜及脉络膜。因具有多种激光扫描模式，包括广角眼底彩照、广角荧光素血管造影、广角自发荧光，可较全面地满足一次扫描图像对视网膜、脉络膜及眼底血管的形态观察。但其图像色调异于我们常见的彩色眼底图像，需注意相互对照学习、积累经验。图 2-1-35~ 图 2-1-40 为几种较常见的新生儿视网膜疾病的图例。

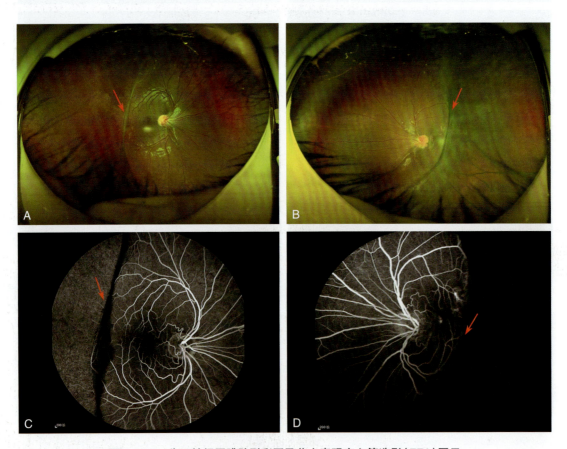

图 2-1-35　先天性视网膜劈裂彩图及荧光素眼底血管造影（FFA）图示

A、B. 激光扫描眼底成像系统（SLO）眼底彩图（同一例儿童）；C、D. FFA 显示视网膜血管走行异常，左眼黄斑移位（红箭头示视网膜劈裂部位）。

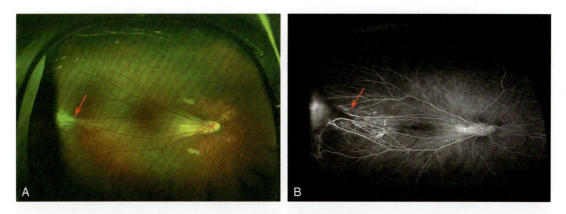

图 2-1-36 家族性渗出性玻璃体视网膜病变患儿激光扫描眼底成像系统(SLO)眼底图示及荧光素眼底血管造影(FFA)图示

A.眼底图像显示视网膜血管走行异常,变直,视网膜玻璃体皱襞形成(红箭头);B.FFA 图像显示视网膜血管走行异常,周边部血管发育中断,其周边区视网膜血管无灌注,视网膜玻璃体皱襞形成(红箭头)。

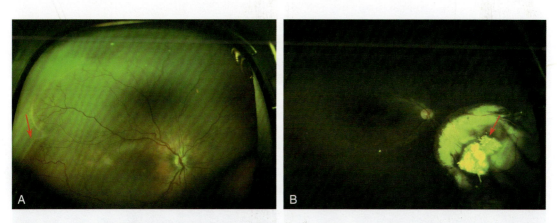

图 2-1-37 早产儿视网膜病变(ROP)、视网膜母细胞瘤(RB)患儿激光扫描眼底成像系统(SLO)眼底图示

A.ROP 患儿视网膜增生"嵴"(红箭头);B.RB 团块状肿瘤(红箭头)。

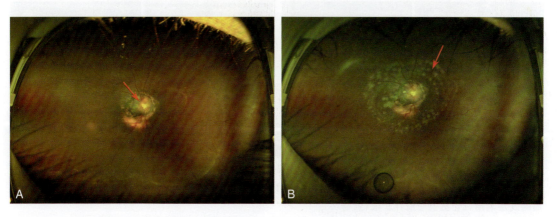

图 2-1-38 牵牛花综合征视网膜激光光凝术前、后激光扫描眼底成像系统眼底图示

A.右眼牵牛花样视乳头,中央可见灰白色胶质样组织(红箭头);B.右眼激光斑以视乳头为中心呈环形分布(红箭头)。

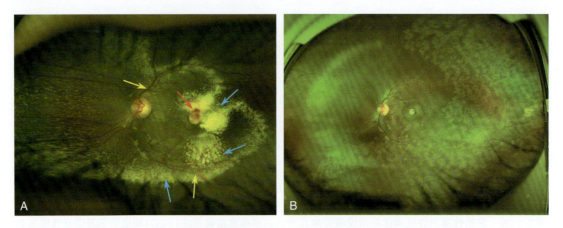

图 2-1-39　Coats 病视网膜激光光凝术前、后激光扫描眼底成像系统眼底图示

A. 左眼 Coats 病治疗前,黄斑区视网膜出血(红箭头),视网膜静脉迂曲及扩张(黄箭头),大范围多处视网膜下黄白色脂质渗出(蓝箭头);B.(同一眼)激光光凝术后,赤道区大量激光光斑,视网膜下黄白色脂质渗出吸收。

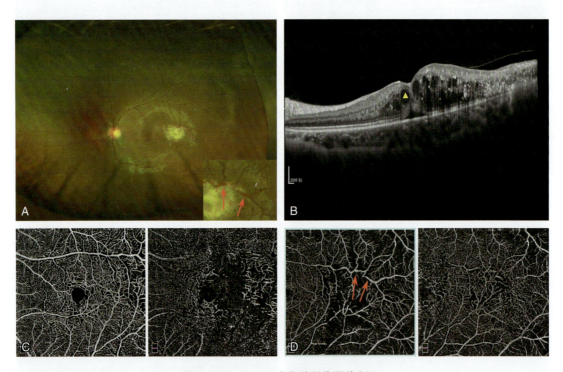

图 2-1-40　Coats 病多种影像图像例示

A. 激光扫描眼底成像系统眼底彩图示黄斑区颞侧浅层血管丛血管瘤样扩张(红箭头);B. 光学相干断层成像图像示黄斑区囊样水肿(黄三角),伴视网膜层间高反射物;C、D. 光学相干断层扫描血管成像图像示黄斑区颞侧浅层毛细血管丛血管瘤样扩张(红箭头);

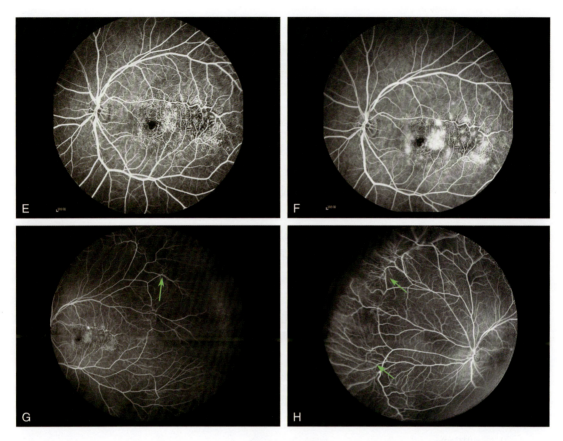

图 2-1-40（续）

E~H. 荧光素眼底血管造影图像示视网膜后极部大量毛细血管丛血管瘤样表现,荧光素渗漏。视网膜周边部血管扩张、分支多,血管走行紊乱(绿箭头)。

（九）基因学检测

先天性遗传性视网膜疾病具有高度临床和遗传学异质性,通过基因学检测可以明确致病或突变基因,对遗传咨询和明确诊断具有很大意义,大规模基因扫描及检测技术的不断更新,为先天性遗传性视网膜疾病精准诊断、治疗带来了新的希望。基因检测有助于新生儿视网膜疾病早期诊断和鉴别诊断。目前除 FEVR、Leber 先天性黑矇(Leber congenital amaurosis,LCA)外,无脉络膜症、Best 病、眼底黄色斑点症(Stargardt 病)和 X 性连锁视网膜劈裂等视网膜疾病都可以通过基因学检测来帮助确诊。我国新生儿视网膜疾病潜在基础数量大,做好临床数据系统收集、整理、归纳和保存,可获得中国人不同种类新生儿视网膜疾病的临床特征。同时应做好遗传样本采集和储存、检测,不断推进和扩大基因学诊断及治疗的研究,建立基因库大数据研究及建立新生儿视网膜疾病基因诊断平台,进一步寻找新的致病基因和开展表观遗传学研究,为我国最终接轨国际基因治疗和干细胞治疗做好先期准备工作,为人类征服先天性遗传性视网膜疾病贡献力量。

第三节　联合和远程筛查模式在新生儿视网膜疾病筛查中的运用

一、联合筛查模式

2017—2019 年间,我国平均每年新生儿数量约为 1 200 万,平均每年新增约 12 万例 ROP 患儿及 1 000 例 RB 患儿。相对于众多新生儿眼病筛查需求而言,我国儿童眼病专业防治人员,尤其是新生儿、婴幼儿视网膜疾病专业筛查和防治人员极度匮乏,且具有丰富经验的小儿眼底病科医生培养周期年限长,多需要 5~10 年,甚至更长。

目前,国内只有少数医疗及保健机构开展规范而有效的婴幼儿视网膜疾病筛查工作,且多集中在大、中型城市。新生儿、婴幼儿视网膜疾病专业筛查和防治发展不均衡、地域差异较大,基层医疗保健机构视网膜疾病防治技术力量基础较差,新生儿视网膜疾病防治更是普遍薄弱,甚至为零基础。不少患儿因未能及时发现隐匿的视网膜疾病而错失治疗时机,导致不可逆的视觉功能损害,甚至失去生命。因此,以拥有优质资源的医疗及保健机构为主导,联合三级医疗卫生机构开展新生儿视网膜筛查,应是适合中国国情、低成本、高质量、可持续服务的模式之一。

2004 年以来,以 ROP 筛查与防治为重点工作,国内一些医疗及卫生保健机构正为开展更为广泛、综合性的新生儿、婴幼儿视网膜疾病筛查而进行积极的探索、尝试和不懈努力,陆续涌现了"深圳模式""杭州模式""昆明模式"等,并"落地生根、开花结果"。

(一) 深圳模式

作为国内开展 ROP 筛查较早(自 2003 年开始)地区之一的深圳市,其区域性 ROP 防治工作走在了国内前列。20 世纪初,以深圳市眼科医院作为主导,联合深圳市妇幼保健院、深圳市人民医院等多家医院,开创了早期深圳地区 ROP 联合筛查的先河。历经十余年艰难摸索与实践之路,经历了从相对孤立的单一筛查点到以点连接形成面的区域性 ROP 筛查防治协作网,再到具有健全机制的 ROP 筛查防治联盟建立之历程。

该联盟受卫生行政部门领导,由深圳市眼科医院眼底外科儿童视网膜病专科和深圳市新生儿专委会主导,以联盟委员会为联盟领导机构,制定了严格的联盟章程,建立了健全的运行机制,明确了全面的 ROP 工作任务。其旨在汇聚 ROP 筛查及诊疗精英,以技术推广、科研协作、学术交流等为协作纽带,建立行之有效的业务指导与合作机制,以期达到联盟医院之间互动互助、交流经验、共同提高;充分发挥、整合联盟医院和区域中心专科医院各自优势和特色,提升联盟医院医疗水平,提高 ROP 筛查相关人员专业素质,服务百姓。这一相对成熟的"深圳模式"为我国的 ROP 筛查及诊治工作的推广做出了积极的贡献,也为进一步推动我国区域性新生儿视网膜疾病联合筛查模式奠定了坚实基础,并提供了可借鉴、可推广的实践经验。

(二) 杭州模式

以经济文化较发达的浙江地区为例,位于杭州市中心的温州医科大学附属眼视光医院(浙江省眼科医院)于 2010 年成立儿童眼底病专科,开展 RB、ROP 等儿童眼底病筛查工作,平均每年筛查 10 000 余例。同时,该院也积极开展儿童视网膜光凝、玻璃体腔注药、玻璃体视网膜手术等治疗。自儿童眼底病专科成立以来,该院一直重视协作发展,迄今已与浙江省内近10家医院开展长期合作及培训协作关系(包括浙江大学医学院附属妇产科医院、浙江大学医学院附属邵逸夫医院、瑞安市人民医院、乐清市妇幼保健院、义乌市妇幼保健院、慈溪市妇幼保健院、宁海县妇幼保健院、宁波大学附属人民医院等),帮助多家医疗单位进行婴幼儿视网膜疾病会诊及治疗,支持与协助、培训与指导并举,使其逐步具备独立的筛查能力。这一模式的运用及研究,使婴幼儿视网膜疾病筛查工作得以在浙江省越来越多的医疗卫生机构开展。

下面就以温州医科大学附属眼视光医院为中心单位开展的婴幼儿视网膜疾病联合筛查模式进行描述,以供参考。

1. 确立中心单位 温州医科大学附属眼视光医院作为主导单位(以下简称中心单位),负责配备广角数码小儿视网膜成像系统,派遣有儿童眼底病检查资质的医生,每周均按计划至合作单位1~2天(根据筛查量决定),对预约的婴幼儿(包括早产儿及足月新生儿)进行眼底检查及眼病筛查。同时,现场指导和培训合作单位医务人员技能操作,提高其婴幼儿眼底的拍摄技巧及诊断能力。如遇急需治疗又不具备出院条件的"需治疗ROP"或其他急、重视网膜疾病患儿时,中心单位负责派遣具备治疗资质的高年资眼科医生前往,就地进行视网膜激光光凝或玻璃体腔注药等治疗。

2. 评估合作单位 对于有意向合作的单位,需进行前期可行性评估:通过填写"婴幼儿视网膜疾病联合筛查防治技术合作表",了解拟合作单位的软硬件情况、新生儿及早产儿的年出生量,以及以往早产儿视网膜病变的发病率、筛查率和诊治情况;综合评定,出具可行性分析评估报告,筛选出合适的医疗卫生机构。

3. 实地考察、商订协议 根据前期评估,邀请有合作意向的医院至中心单位了解婴幼儿眼底检查的具体开展情况,如检查流程和需要配备的检查设备、材料等;同时中心单位安排人员至该院进行实地考察,对合作单位的筛查场地、医护人员、行政职能保障及相关条件进行复核,商议合作内容、明确职责与义务,签订协作合同。

4. 人才培养与团队建设 定期对合作医院的医护人员开展儿童眼底病筛查、检查及护理的相关培训,培训内容包含理论与实操,具体如下:①新生儿常见眼病(包括视网膜疾病)诊疗;②围检查期准备及护理、抢救;③广角数码小儿视网膜成像系统拍摄技巧及图像解读;④广角数码小儿视网膜成像系统拍摄实践技能培训。

5. 考核与督导 中心单位应定期对合作单位进行广角数码小儿视网膜成像系统技术操作以及眼底图像阅片能力考核。通过考核的单位,如有意向独立开展筛查,在中心单位指导下可逐步实施,并与中心单位建立远程会诊机制。

中心单位筛查工作的人力及设备资源毕竟有限,开展联合筛查的初衷就是通过联合其他医疗机构的方式,充分利用优质资源,扩大基层受益面,通过多年与合作筛查单位不懈地合作及培训,较多合作单位中的专业队伍逐渐成长起来,并具备了独立进行操作及基本诊断的能力。通过评估,可以考虑逐渐撤回人员及设备,通过远程会诊实现下一步的诊断、转诊等工作;并把医疗资源投入到下一家(或几家)有合作意向的单位,进一步开展联合筛查,形成良性循环。

二、远程筛查模式

新生儿视网膜疾病筛查过程中,大部分基层单位在婴幼儿视网膜疾病的诊治及疑难病例处理等方面仍存在着不足。在国家倡导的"互联网＋医疗"带动下,医疗卫生机构网络覆盖面积越来越广,网络技术实力不断增强,为实现远程医疗打下了良好基础。

(一) 杭州模式

仍以"杭州模式"为例,温州医科大学附属眼视光医院前期已经在国内率先开展 ROP 远程筛查模式,远程诊断"有临床意义 ROP"的灵敏度、特异度、阳性预测值、阴性预测值分别为 92.39%、99.63%、94.44%、99.48%。通过 ROP 远程诊断模式,一定程度上能让相对数量较少的小儿眼底病医生为更多的基层医疗单位、妇幼保健院开展早产儿、新生儿视网膜疾病筛查服务。借助"互联网＋"技术可将图像采集、远程解读、就地治疗、实时转诊等多项功能成功地整合到一起,高效地用于新生儿视网膜疾病的防治中。

1. **技术指导** 筛查任务由合作单位的医生或者技术人员进行操作,儿童眼底病专业防治指导专家进行现场适时评估,必要时予以指导,以保证眼底照相的拍摄质量。按照合同协议,每家开展单位指导时间一般为技术应用开展后 6 个月,具体时限可根据实际情况调整。

2. **运行方式** 在合作单位(非合作单位也可参与),由医生或技术人员使用广角数码小儿视网膜成像系统设备,对儿童眼底进行标准化拍摄。通过网络传输技术,将拍摄好的图片上传至远程会诊中心平台,进行阅片。中心单位儿童眼底病专业防治人员获得标准化眼底照片,结合新生儿出生孕周、出生体重、检查时矫正胎龄等必要信息,进行远程阅片、诊断,并给出随访或治疗建议,进行反馈,合作单位予以执行。

3. **早期干预治疗** 对于需要治疗的患儿,若全身情况允许转院,则至中心医院,进一步就诊;反之,则由中心医院携带相应的治疗设备(如激光机、玻璃体腔注药器械等)至当地医院进行治疗。

4. **科普教育** 采取线上与线下相结合的方式,合作单位定期开展新生儿视网膜疾病健康教育大讲堂,每季一次,每次不少于 30 人;或通过线上科普信息推送,包括新生儿视网膜疾病科普知识,早产儿视网膜病变筛查防治技术的重要性,视网膜母细胞瘤诊治等。

5. **质量控制** 中心单位派出新生儿视网膜疾病专业防治人员对合作单位进行质量控制,除去首次 6 个月的技术指导以外,每 3 个月还应对各家单位进行检查,内容主要是医护及技术人员对新生儿广角数码小儿视网膜成像系统设备的应用掌握及图像质量情况、筛查率、风险评估等。

(二) 昆明模式

2010 年初,云南省昆明市妇幼保健院率先在西南地区开展新生儿眼病(包括视网膜疾病)筛查工作,迄今已为 6 万余名新生儿进行眼病筛查,数百名新生儿眼病患者得到及时救治。其新生儿眼病筛查技术及流程日趋完善,被业内誉为"昆明模式",并在国内外得到进一步推广及运用。

然而,受到云南省特殊的地理、经济条件的影响,加之公众认识和接纳度差、医疗保健资源缺乏、专业技术人员匮乏等多重因素制约,新生儿眼病筛查、新生儿视网膜疾病筛查未能实现新生儿最大范围受益;鉴于以上因素,近年来,昆明市妇幼保健院依托眼科"专家工作站"建设,借力"互联网＋"信息技术,充分发挥妇幼机构三级网络和医联体发展优势,引入外部优质资源,结合区域特点,由上及下,逐级建立以昆明为基础的"区域性儿童眼病筛查防治技术中心"及基层二级中心。

通过专家指导、双向协作的路径,逐步建立并完善相适应的区域性筛查规范、监管、培训、评价考核机制：①加强各级人才培养与团队建设、适宜技术推广与新技术引进、科研学术交流，带动学科和行业发展，开展儿童眼病（包括视神经视网膜疾病）筛查与防治工作；②开通绿色通道、顺畅转诊流程，以期让更多不同经济条件的地区、不同年龄段的儿童都能够享受到高质量、低成本、可持续的儿童眼保健公共卫生服务，并形成激发各级建设儿童眼病防治中心的示范效应，进一步积累儿童眼保健学科体系建设经验，有效加速"互联网+"与人工智能相结合的儿童眼病与眼底病筛、防、治一体化建设进程，现已初见成效。

我国各省、市、地区依托 ROP 筛查及防治工作的基础条件，正逐步开展和推广联合、远程筛查模式在新生儿视网膜疾病筛查中的运用，相信我国新生儿、婴幼儿视网膜疾病筛查和干预、防治将迈入一个新的阶段。

（李　娜　李丽红　卢　军　毛剑波　苏康进　张国明　曾　键　陈妙虹　李超宏）

第二章

新生儿视网膜疾病分类、转诊及治疗管理

第一节　新生儿视网膜疾病评估

儿童疾病综合管理（integrated management of childhood illness, IMCI）是世界卫生组织与联合国儿童基金会为有效防治发展中国家 5 岁以下儿童常见病而开发的一项适宜技术，是一项以全世界儿童福祉为重点的儿童健康综合措施。

IMCI 与儿童眼保健内容和方法具有一致性。在李丽红教授主编的《儿童眼保健与公共卫生》中首次将 IMCI 科学地运用到儿童眼保健及儿童眼病筛查综合管理中，对目前略显纷杂的儿童眼保健进行了合理归纳，实现了儿童眼保健多学科、多领域交叉有序管理。儿童眼病筛查综合管理规程包括评估患儿、分类疾病、治疗患儿、指导母亲、复诊管理五个部分。

儿童眼病筛查综合管理是儿童眼保健综合管理规程具体管理工作实现和实施的重要环节，新生儿视网膜疾病筛查作为儿童眼病筛查不可或缺的重要组成部分，同样遵循此项管理规程。

按照规程，我们首先要进行新生儿分类评估，即确定新生儿情况，按新生儿视网膜疾病特点，评估危险体征，以及询问病史、家族史等情况，尽可能了解父母自身可能有的眼睛健康问题。明确父母的眼睛问题有助于按主要症状选择最快捷、最有效的检查项目，并制订筛查方案，如发现阳性体征，需逐一进行评估。

按照新生儿的分类及特点，可分为正常足月新生儿、高危新生儿、眼病高危因素新生儿，以及早产儿及低出生体重儿的评估（详见第一篇第二章第二节相关内容）。

第二节　新生儿视网膜疾病分类及转诊管理

一、疾病分类

在儿童眼病筛查综合管理规程中，疾病分类指的是确定患儿的病症及严重程度，并进行归类，为确定治疗方案提供依据，通常分为以下三类。

1. 仅需要家庭护理者,只需要进行家庭护理/定期复访、随访。

2. 需要具体检查、治疗和指导者。

3. 需要转诊前治疗和转诊者。

二、转诊及治疗

1. **不需要转诊**　确定验光、配镜、药物治疗和/或进行咨询指导服务,并教会家长如何在家中进行护理(包括眼药水的使用方法、眼科简要护理)。

2. **需要或可能需要转诊**　进行转诊前治疗或处理。向家长解释转诊的必要性,消除家长顾虑,开具转诊单,提供转运途中所需的医疗指导和物品。

三、正常足月新生儿视网膜疾病的分类、转诊及治疗

1. **仅需要家庭护理/定期复诊、随访**　如轻度-中度(1级、2级)视网膜出血、小面积视网膜脉络膜缺损、未严重影响视力发育/暂未造成视力损害的永存胚胎血管(persistent fetal vasculature,PFV)、视网膜少量色素沉着或脱失、视网膜周边轻度渗出性改变、视网膜血管或结构发育异常等。医务人员应给予家长充分的病情解释、咨询指导服务,以及复诊、随访建议。

2. **需要复查、治疗和指导**　拟诊断为以下病变者:①家族性渗出性玻璃体视网膜病变(FEVR)、视网膜母细胞瘤(RB)、错构瘤、脉络膜血管瘤、黑色素瘤、Coats病等渗出性、占位性或血管性、色素性病变;②严重影响视力发育/可能造成视力损害的PFV;③樱桃红斑、视乳头缺损、牵牛花综合征(MGS)等黄斑部、视乳头异常或病变;④重度视网膜出血(3级全视网膜出血,累及黄斑部、视乳头出血,玻璃体积血);⑤大面积视网膜脉络膜缺损;⑥病毒感染性视网膜疾病、寄生虫感染性玻璃体视网膜疾病;⑦大面积视网膜色素异常等。

应充分告知家长患儿目前存在的疾病风险,以及可能需要的进一步检查,如眼底荧光造影、B超、MRI/CT、OCT等影像学检查,或血液、眼内液的病毒、寄生虫等实验室检查,甚至基因学检查、多学科会诊等,从而明确病因及诊断,选择手术或非手术治疗。

3. **需要转诊前治疗、处理和转诊**　①遮挡黄斑区的大面积玻璃体积血/视网膜前出血需要玻璃体手术患儿,在转诊前需完善头颅检查判断是否伴随颅脑出血,进行凝血功能检查判断是否存在凝血异常,是否合并严重感染,并进行相应的内科治疗,控制感染,防止再次出血并促进血吸收;②拟诊断为感染性玻璃体视网膜疾病;③先天性梅毒眼病等急性眼底病应按急诊方案处置。

检查机构不具备明确诊断、治疗条件者,应与家长充分沟通,并解释转诊的必要性和病情严重性,消除家长的紧张和顾虑,帮助联系协作单位,提供检查资料,协助提供转运途中所需的医疗指导和物品,保持联系,及时转诊。

四、高危新生儿及眼病高危因素新生儿视网膜疾病的分类及转诊治疗

高危新生儿及眼病高危因素新生儿视网膜疾病的分类应在充分评估的基础上进行,结合高危及眼病高危因素,对仅需要家庭护理/定期复诊、随访的疾病分类采取"适当收紧原则";对于需要进一步检查、治疗和指导者给予"适当放宽原则",同时应避免漏诊。需要转诊前治疗、处理者应做好院内转诊前治疗和处理,和院内外新生儿科、眼科密切联系和沟通,评

估患儿是否耐受转运,讨论并选择安全的转运方式,确定转运时机,并提供转运途中所需的医疗指导、物品及陪同人员;联系转诊医院准备好接治工作,转诊接收医院应充分做好准备,保障转诊安全和转诊通道顺畅。建议建立固定合作机构间的"绿色通道"。

五、早产儿及低出生体重儿视网膜疾病的分类、治疗及转诊

1. 需要家庭护理/定期复访、随访 ①主要针对视网膜血管未发育完全的无 ROP 者,以及轻度 ROP 病变者;②对Ⅱ型阈值前病变应密切观察眼底情况,如有进展及时治疗。筛查间隔时间应根据第 1 次检查结果而定,如双眼无病变,可间隔一周复查 1 次,直到矫正胎龄 44 周,视网膜血管长到锯齿缘为止。如有 1、2 期病变,应每周复查 1 次,随访过程中若 ROP 程度下降,可每 2 周检查 1 次,直至病变完全退行。如持续观察病变一直未消退,至少应筛查至矫正胎龄 50 周,且确认无阈值前病变、无进展趋势,并排除Ⅱ、Ⅲ区存在可能异常视网膜血管组织收缩或进展的异常血管组织后,方可停止筛查。

2. 需要进一步检查、治疗和指导 如进展到Ⅰ型阈值前病变或阈值病变,应由小儿眼底病科医生尽快行视网膜激光光凝术或玻璃体腔注射抗 VEGF 药物治疗。对首次筛查为 AP-ROP 者,复查间隔时间不能超过 3 天,原则上应尽早干预治疗。对 4、5 期病变可以考虑进行巩膜环扎或玻璃体切割等手术治疗。

3. 需要转诊前治疗和转诊 对于不具备进一步检查、诊断、治疗条件的筛查机构应及时转诊。处理方式与上述高危新生儿及眼病高危因素新生儿视网膜疾病需要进行的转诊前治疗、处理,以及转诊的处置要点一致,均需保障患儿转诊安全、确保转诊通道顺畅。

第三节   新生儿视网膜疾病治疗时机与方式管理

一、新生儿视网膜疾病治疗时机

新生儿视网膜疾病发病隐匿,治疗有一定的"时间窗"。如筛查过程中发现的 ROP "阈值病变(需治疗病变)",应在一定的时限(48~72 小时)内选择适宜的治疗手段及时干预。新生儿视网膜疾病每一病种的治疗适应证和时机都有所不同。

(一) 早产儿视网膜病变

治疗适应证包括:①急进型后极部早产儿视网膜病变(AP-ROP);②Ⅰ型 ROP 阈值前病变;③ROP 阈值病变。治疗时机一般为确诊后 72 小时内。目前随着我国《早产儿视网膜病变筛查指南》及其修订版多年来的落实、普及,广角数码小儿视网膜成像系统的推广、应用,广大县级及其以上医疗单位、妇幼系统也参加到 ROP 筛查和治疗中。同时也出现了一些不容忽视的问题。鉴于我国目前现状,熟练掌握双目间接检眼镜技术及眼底病诊治基础专业人士的数量少、人员培训不足,导致目前 ROP 诊断的准确性和治疗时机的判断失准,过度治疗和延误治疗并存;尤其在一些基层医疗单位、边远地区,医疗质量堪忧。这种情况需引起参与本领域临床实践医务人员的高度重视,严格执行《早产儿视网膜病变筛查指南》(修订版)和相关治疗规范。

我们在新生儿视网膜疾病专科门诊经常接诊外地转来的过度治疗或延误治疗的病例,令人痛心。

在此分别描述 2 个过度治疗病例,以及 2 个延误治疗病例。

1. 过度治疗病例

例 1:患儿,男,单胎顺产,出生胎龄 29^{+4} 周,出生体重 1 250g。矫正胎龄 37 周,外地诊断双眼 AP-ROP。当地处理意见:双眼进行玻璃体腔注药治疗。注药后第 3 天,患儿转至本院就诊,诊断为双眼 ROP Ⅱ区 1 期 +。处理意见:2 周后复查眼底。首诊判断有误。图 2-2-1A、图 2-2-1B 为本院就诊当日双眼眼底照图像。

患儿矫正胎龄 38^{+5} 周时复诊,双眼周边部视网膜血管继续发育达Ⅲ区,病灶范围变小,病情减轻。处理意见:1 个月后复查眼底(图 2-2-1C、图 2-2-1D 为双眼眼底照图像)。

患儿矫正胎龄 42^{+5} 周时再次复诊,双眼Ⅲ区病变逐步消退。处理意见:1 个月后复查眼底(图 2-2-1E、图 2-2-1F 为双眼眼底照图像)。

患儿第四次来院就诊,矫正胎龄 46^{+5} 周,周边部病灶消退。诊断:双眼退行性 ROP。处理意见:1 岁时验光,长期随诊(图 2-2-1G、图 2-2-1H 为双眼眼底照图像)。

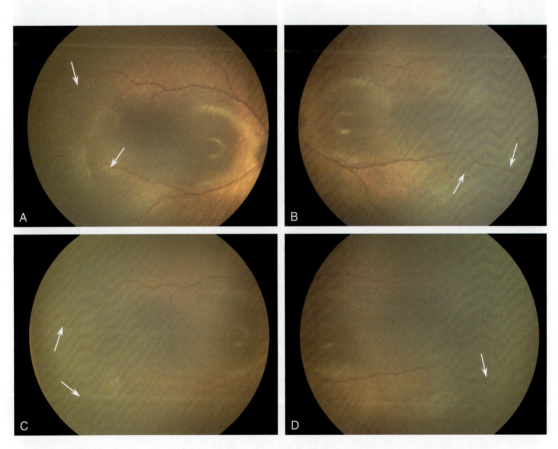

图 2-2-1　过度治疗病例 1

A、B. 就诊当天双眼眼底图像,视网膜血管迂曲(白箭头);C、D. 一个月后复诊双眼眼底图像,视网膜血管发育达Ⅲ区(白箭头),黄斑区清晰;

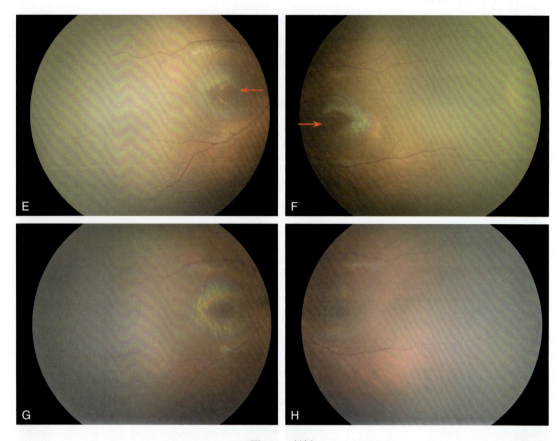

图 2-2-1（续）

E、F. 2 个月后复诊双眼眼底图像,周边部视网膜病变自行消退,黄斑区清晰(红箭头);G、H.3 个月后复诊双眼眼底图像视网膜及视网膜血管发育良好,退行性早产儿视网膜病变。

例 2:患儿,女,单胎剖宫产,出生胎龄 32^{+1} 周,出生体重为 2 000g。矫正胎龄 36 周时,外地诊断双眼 ROP Ⅱ区 3 期。当地处理意见:双眼进行玻璃体腔注药治疗。隔天,患儿至本院就诊,诊断为右眼 ROP Ⅲ区 2 期,左眼 ROP Ⅱ区 3 期。处理意见:2 周后复查眼底。首诊判断有误。图 2-2-2A、图 2-2-2B 为双眼眼底照图像。

患儿矫正胎龄 38^{+2} 周时复诊,右眼视网膜血管继续向周边部发育,病灶范围变小;左眼发生玻璃体积血,逐渐吸收,病情减轻。诊断:右眼 ROP Ⅲ区 2 期,左眼 ROP Ⅱ区 3 期。处理意见:1 个月后复查眼底(图 2-2-2C、图 2-2-2D 为双眼眼底照图像)。

患儿眼病病情逐步消退,间隔一个月复诊一次。在矫正胎龄 54^{+2} 周时,双眼病变消退,周边视网膜瘢痕化。诊断:双眼退行性 ROP。处理意见:1 岁时验光,长期随诊(图 2-2-2E、图 2-2-2F 为双眼眼底照图像)。

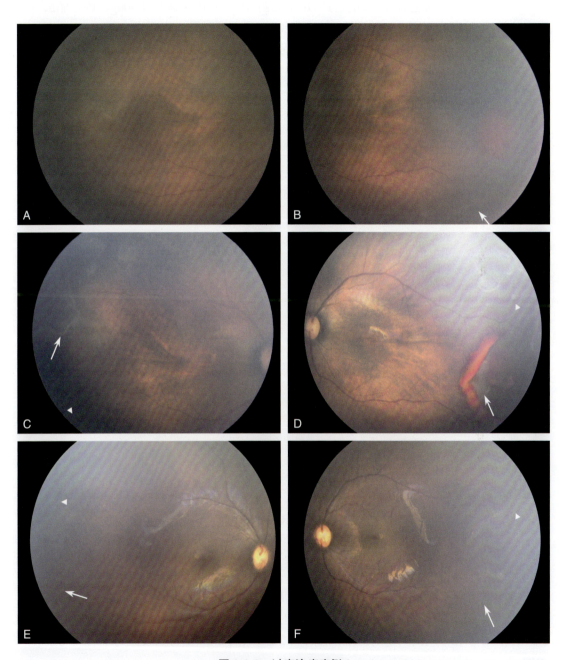

图 2-2-2　过度治疗病例 2

A、B. 就诊当天双眼眼底图像左眼周边视网膜"嵴"(白箭头)点状出血团块,早产儿视网膜病变分区 / 分期有误;C、D.38⁺² 周复诊双眼眼底图像,视网膜血管继续向周边部发育(白三角),"嵴"范围变小(白箭头),左眼发生玻璃体积血;E、F.54⁺² 周复诊双眼眼底图像,双眼视网膜病变消退(白三角),周边视网膜瘢痕化(白箭头),诊断为双眼退行性早产儿视网膜病变。

2. 延误治疗病例

例 1：患儿，女，双胞胎之大，剖宫产，出生胎龄 31^{+6} 周，出生体重 1 400g。矫正胎龄 36^{+5} 周来院就诊，诊断为双眼 ROP 4a 期。处理意见：双眼视网膜激光光凝术。图 2-2-3A、图 2-2-3B 为双眼术前眼底照图像。图 2-2-3C、图 2-2-3D 为双眼术后 1 周眼底照图像。

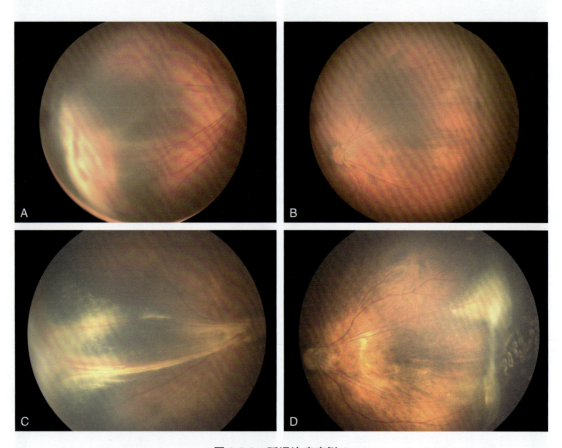

图 2-2-3　延误治疗病例 1

A、B. 双眼术前眼底图像(早产儿视网膜病变 4a 期)；C、D. 双眼视网膜激光光凝术后 1 周。

例 2：患儿，男，单胎顺产，出生胎龄 28^{+2} 周，出生体重 1 400g。矫正胎龄 35^{+2} 周来院就诊，诊断为右眼 ROP 5 期，左眼 ROP 4a 期。处理意见：双眼玻璃体腔注药术(雷珠单抗)。图 2-2-4A、图 2-2-4B 为双眼术前眼底照图像；图 2-2-4C、图 2-2-4D 为双眼注药术后三周眼底照图像。

矫正胎龄 37^{+4} 周行双眼玻璃体切割术，术后 3 个月内密切复查。双眼玻璃体切割术后一周眼底照图像见图 2-2-4E、图 2-2-4F；双眼术后 1 个月眼底照图像见图 2-2-4G、图 2-2-4H；双眼术后 2 个月眼底 FFA 图像见图 2-2-4I、图 2-2-4J，右眼依 FFA 行视网膜无灌注区激光光凝术，左眼观察；双眼玻璃体术后 3 个月眼底照图像见图 2-2-4K、图 2-2-4L。

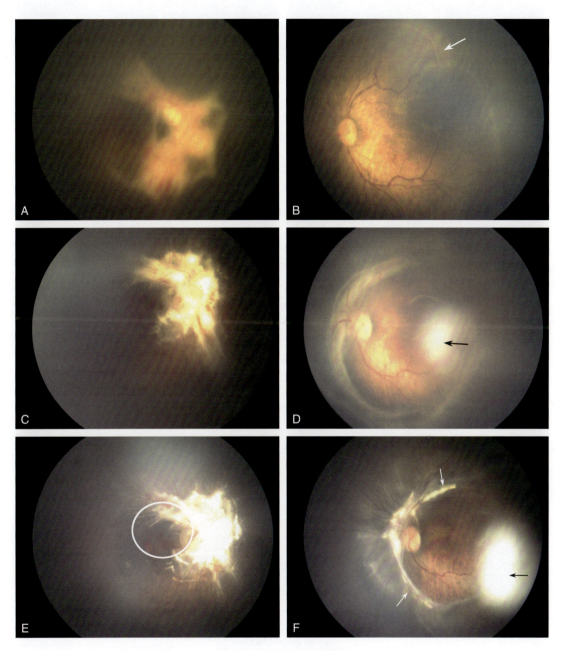

图 2-2-4 延误治疗病例 2

A、B. 双眼玻璃体腔注药术前眼底图像(白箭头为"嵴");C、D. 双眼玻璃体腔注药术后 3 周眼底图像;E、F. 双眼玻璃体切割术后一周,右眼见黄斑区(白圆环),左眼"嵴"缩小,视网膜牵引消除(白箭头);

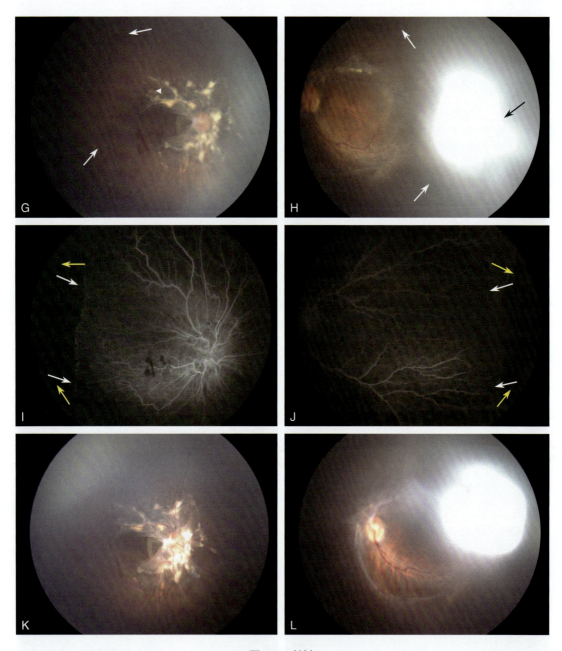

图 2-2-4(续)

G、H. 双眼玻璃体切割术后 1 个月；I、J. 双眼玻璃体切割术后 2 个月荧光素眼底血管造影图像示视网膜平，"嵴"消退(白箭头)，周边部视网膜无血管灌注区(黄箭头)；K、L. 双眼玻璃体切割术后 3 个月图像。黑箭头均为反光。

（二）其他新生儿视网膜疾病

相比 ROP，我国的新生儿视网膜疾病筛查、防治工作才刚刚起步。新生儿视网膜疾病，如家族性渗出性玻璃体视网膜病变（FEVR）（图 2-2-5）、视网膜母细胞瘤（RB）、永存原始玻璃体增生症（PHPV）、Coats 病、Norrie 病、牵牛花综合征（MGS）（图 2-2-6）、脉络膜缺损（choroidal coloboma）等，其治疗时机、方法原则上参照 ROP 指南。强调在视网膜脱离、玻璃体大出血之前采取激光光凝、玻璃体腔注射抗 VEGF 药物和微创玻璃体手术等方法干预、处置异常血管及新生血管，预防视网膜脱离发生。

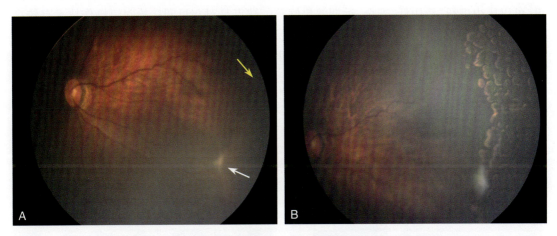

图 2-2-5　家族性渗出性玻璃体视网膜病变激光光凝治疗前、后
A. 激光光凝治疗前，"嵴"样增生（白箭头），视网膜无灌注区（黄箭头）；B. 激光光凝治疗后。

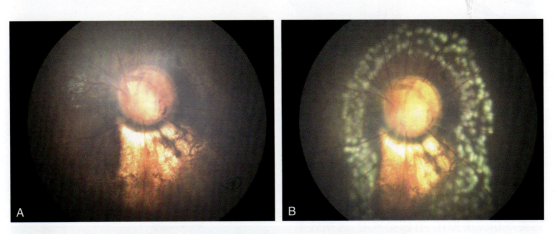

图 2-2-6　牵牛花综合征激光光凝治疗前（A）、后（B）

（三）新生儿视网膜疾病治疗时机建议

激光光凝和玻璃体腔注射抗 VEGF 药物可以在出生后较早时间进行。玻璃体手术最好在矫正胎龄达足月后进行；如未达足月，建议先采取激光光凝或玻璃体腔注射抗 VEGF 药物控制病变或维持病情。严密观察，尽量待到矫正胎龄达足月后进行。

二、新生儿视网膜疾病治疗方式管理

新生儿视网膜疾病治疗方式包括激光光凝术、玻璃体腔注射抗 VEGF 药物和微创玻璃体手术。操作地点包括眼科标准手术室及新生儿重症监护病房（NICU）。麻醉镇静方式选择全身麻醉、局部麻醉和镇静等方式。

（一）治疗方式

1. 激光光凝术　是最常用的新生儿视网膜疾病治疗方法，主要针对视网膜血管性疾病，以破坏视网膜无血管区、新生血管消退，控制病情发展为目的。其优点包括无创、操作简单、可以床边进行、费用低、安全、远期效果好等。缺点是对双目间接检眼镜操作技术有较高要求、学习周期较长、治疗操作时间长、治疗过程受屈光间质透明度和瞳孔大小影响、术后屈光不正发病率较高等。图 2-2-7、图 2-2-8 分别为视网膜激光治疗仪，及 NICU 床边对患儿进行眼底视网膜病变激光光凝治疗。

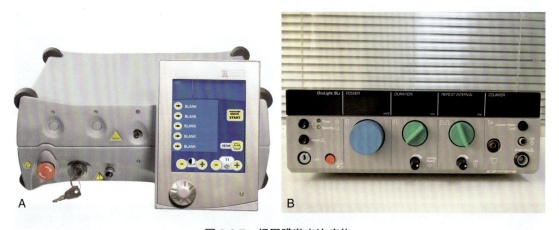

图 2-2-7　视网膜激光治疗仪
A. 810nm 波长激光治疗仪；B. 532nm 波长激光治疗仪。

2. 玻璃体腔注射抗 VEGF 药物　是一种新兴的新生儿视网膜疾病治疗手段。主要针对新生儿眼内新生血管类疾病，以降低眼内 VEGF 水平，达到新生血管退缩的目的。其优点是操作简单、起效快；缺点是需要严格无菌操作、有感染风险、远期效果不确定、有全身和局部副作用风险、费用较高等。

3. 微创玻璃体手术　随着手术设备改进和技术提高，微创玻璃体手术已成为较早干预和预防新生儿视网膜疾病的重要方式之一。其优点是可以直接清除或松解引

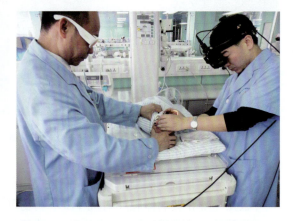

图 2-2-8　在新生儿重症监护病房床边对患儿进行眼底视网膜病变激光光凝治疗

起视网膜疾病、视网膜脱离的病变组织,挽救激光光凝和玻璃体腔注射抗 VEGF 药物治疗失败者的视力,从而控制病情,预防新生儿盲;缺点是其对手术条件和技术要求高、设备昂贵、有感染风险、并发症多、患者负担费用高等。

（二）手术地点

包括标准眼科内眼手术室和 NICU。

1. 玻璃体腔注射抗 VEGF 药物和玻璃体手术　一般要求在手术室进行,需要新生儿科医生现场监护,必要时与眼科医生联合进行。患儿住在 NICU,手术时送至眼科手术室,术毕带回 NICU 进行围手术期管理。这两种手术的围手术期管理在 NICU 由新生儿科医护人员进行。相关人员必须进行规定的合作培训,包括:①无菌操作,术前禁食、禁水及喂奶、散瞳;②掌握术前、术后局部抗生素、消炎滴眼液和眼膏的使用频率;③掌握新生儿洗浴或吸痰等操作时,术眼的无菌隔离及日常眼部护理常识。术后第 2 天眼科查房检查,术后 1 周进行眼底检查和效果评估。

2. 视网膜激光光凝术　一般可以在 NICU 进行,避免患儿转运带来的全身情况变化。因为没有手术伤口,围手术期管理比较简单,术后 1 周可进行眼底照相来评价手术效果。

（三）麻醉镇静方式

1. 全身麻醉　微创玻璃体手术设备昂贵,技术操作风险大、耗时长,一般采用全身麻醉,多为气管插管。

2. 局部麻醉　玻璃体腔注射抗 VEGF 药物治疗操作简单、时间短,对于胎龄较小、反抗力小的新生儿一般选择在表面麻醉下进行。

3. 镇静　在 NICU 床边进行视网膜激光光凝术,无手术切口,较安全,但操作时间长。对双目间接检眼镜下激光光凝术操作比较熟练的医生,可选择在镇静状态下结合表面麻醉进行。

第四节　新生儿视网膜疾病非手术治疗

新生儿视网膜疾病的非手术治疗适应证包括:①仅需要家庭护理的或仅需要家庭护理 / 定期复访、随访者;②需要再检查、治疗和指导者;③需要转诊前治疗和转诊者。

具体的可分为以下几种非手术治疗方式。

一、药物治疗和辅助治疗

1. 普通药物治疗　以新生儿视网膜出血为例,重度视网膜出血(包括 3 级全视网膜、黄斑部、视乳头出血,玻璃体积血),建议转诊新生儿科,行凝血时间及头部 B 超等检查,并排除颅内出血情况及感染性疾病;控制出血,可选维生素 K_1,1~5mg/d,连续 3 天,或使用维生素 C,改善血管通透性,以利于止血;严重者适量运用脱水剂,减轻眼内压,改善视网膜血循环,减少对视网膜神经纤维的损害。

2. 特殊药物治疗　①RB 患儿,依病情选用全身静脉化学药物、动脉介入化疗,以及眼球周边部局部化疗;②原虫、病毒、细菌感染性视网膜疾病,寄生虫感染性玻璃体视网膜疾病,应给予全身抗原虫、抗病毒、抗生素、抗寄生虫药物配合治疗;③伴全身遗传性、代谢性疾病患儿,如结节性硬化症、神经节苷脂贮积病应给予相应的对症治疗。

3. 基因及干细胞治疗　视网膜色素变性、黄斑变性、Leber 遗传性视神经病变(Leber hereditary optic neuropathy,LHON)等视网膜视神经退行性病变的研究显示,基因治疗和干细胞移植分别为遗传性眼病和视网膜退行性病变带来了希望,是我们治疗此类疾病的重要方法之一。

二、其他辅助治疗

1. 护理指导　重度视网膜出血患儿,应加强护理、保持安静、减少搬动;单眼视乳头、黄斑部、中心凹出血者,除上述治疗以外,还应每天在孩子清醒状态下遮盖好眼 2~3 小时,直至出血完全吸收。RB 化疗后患儿可发生呕吐、饮食不佳,白细胞计数、血红蛋白下降,血小板减少,呼吸道感染等风险,应给予加强护理、喂养指导。护理指导对于提高患儿舒适度以及机体抵抗力、完成进一步治疗方面,起着不容忽视的作用。

2. 支持与陪伴　无论从筛查到治疗或转诊,家长和患儿作为相对被动的接受者,应给予他们筛查前后、治疗前后、完成治疗后的医学支持和帮助。筛查、治疗中常常会遇到目前还没有确切治疗方法和有效干预手段的疾病,如严重的先天性发育性异常或遗传性、代谢性视网膜疾病,或者一些通过手术或非手术治疗也无法挽回视力的严重视网膜疾病;对于上述患儿以及需要长期随访、康复的患儿,陪伴往往可能是最有效的"治疗方法",医护人员应尽可能地将这项特殊治疗做到位,从筛查结果、治疗情况告知与解释,到随访指导与康复,给予家长客观、科学的病情评估与分析,缓解焦虑,减轻家长心理负担,陪伴家长与患儿一起渡过难关。

第五节　新生儿视网膜疾病手术治疗

一、玻璃体腔药物注射

通过玻璃体腔注射,可使药物进入玻璃体腔内,直接作用于眼内组织,从而快速且有针对性地治疗特定眼科疾病。玻璃体腔注射抗生素和抗病毒药物已应用多年,近年来随着抗血管内皮生长因子(VEGF)药物的引入,玻璃体腔注射的临床应用数量急速增加。玻璃体腔注射目前是最常见的玻璃体视网膜手术之一,在新生儿视网膜疾病(如 ROP)中也常应用。

（一）操作方法及并发症

1. 操作方法　新生儿的术眼在术前应使用广谱抗生素滴眼液 / 眼用凝胶 3 天,玻璃体腔药物注射建议在表面麻醉或全身麻醉下,于眼科手术室中进行,并应有新生儿医生监护。

注药步骤:常规消毒术眼、铺巾并进行术眼贴膜,开睑器开睑,0.5% 盐酸丙美卡因或盐酸奥布卡因滴眼液表面麻醉,0.1% 碘伏溶液或 0.5% 聚维酮碘消毒液浸泡结膜囊 60~90 秒,冲洗结膜囊,患儿头部固定好,30G 针头于颞下方角膜缘后 1.0~1.5mm 处垂直眼球壁进针,深度 >1mm,玻璃体腔注射药物约 0.03ml,注射完毕后结膜囊涂用抗生素滴眼液 / 眼用凝胶,用眼垫包封术眼,术后继续使用抗生素滴眼液 / 抗生素眼膏 5~7 天。

2. 并发症　玻璃体腔注射术后最严重的并发症是感染性眼内炎,其他并发症包括:短暂性高眼内压、结膜下出血、玻璃体积血、晶状体损伤、医源性视网膜裂孔等。

（二）注射药物的选择

1. 玻璃体腔注射抗 VEGF 药物治疗　VEGF 是胎儿血管生成的关键调节因子,同时也是诱导眼病理性新生血管形成和血管通透性增加的重要介质。在正常发育的视网膜中,VEGF 响应于视网膜组织的较高氧需求而释放,促使视网膜血管从视神经发展到外周视网膜。然而,在血管发育受损的早产儿或血管异常发育的足月新生儿中,视网膜组织相对缺氧,会促使 VEGF 高表达,诱导病理性新生血管形成和血管通透性增加,从而使血-视网膜屏障受损害,可发生渗漏导致视网膜出血。后期严重者可引起牵拉性视网膜脱离,严重影响患儿视功能预后,甚至导致眼球萎缩。玻璃体腔注射抗 VEGF 药物可直接下调 VEGF,促使病理性新生血管消退,从而控制患儿疾病进展。

（1）适应证:ROP 阈值病变、Ⅰ型 ROP 阈值前病变、AP-ROP,可考虑给予抗 VEGF 单药治疗或联合激光治疗。也可作为 Coats 病、FEVR、Norrie 病的治疗选择。

（2）疗效评价:术后主要应随访疾病进展是否得到控制,如 ROP 附加病变、新生血管、"嵴"的消退情况。本治疗仍存在一些争议,目前暂不推荐作为单一治疗Ⅱ区 ROP 的方法,激光光凝仍是 ROP 阈值病变、Ⅰ型 ROP 阈值前病变,特别是Ⅱ区 ROP 的主要治疗方式。Coats 病患儿眼内液中可检测到 VEGF 水平增高,文献报道抗 VEGF 治疗可促进视网膜下液吸收和异常扩张血管消退,联合激光治疗可很好地控制 Coats 病进展,治疗目标是根除异常扩张毛细血管。目前激光光凝和冷凝疗法消融异常扩张毛细血管仍是主要治疗方式。一般认为 VEGF 并没有参与 Coats 病的发病过程,抗 VEGF 治疗只能作为辅助治疗手段。

2. 玻璃体腔注射曲安奈德（intravitreal triamcinolone acetonide,IVTA）　曲安奈德（triamcinolone acetonide,TA）是一种可以减少局部细胞因子和趋化因子的抗炎药物。临床观察表明,TA 在眼内通过降低视网膜外屏障渗透性和下调炎症因子刺激可以促进视网膜下液吸收、炎症消退（如 Coats 病等）。

（1）适应证:可作为 Coats 病 2 期或以上患儿的辅助治疗。

（2）疗效评价:术后主要应随访病情控制、视网膜下液吸收,以及白内障、青光眼等并发症是否发生。在婴幼儿 Coats 病的应用上存在争议。Othman 等采用 IVTA 治疗婴幼儿 Coats 病 15 只眼,IVTA 后根据病情采用激光光凝消融、冷凝疗法或视网膜下放液治疗,随访时间 1 年以上,患儿视功能均有改善;6 只眼（40%）因并发白内障需行晶状体手术,1 只眼（6.7%）发生继发青光眼难以控制需抗青光眼治疗。

3. 玻璃体腔化疗　适应证为 RB,推荐首选药物为美法仑。

4. 玻璃体腔抗生素注射治疗　适应证为眼内炎。

5. 玻璃体腔抗病毒药物注射治疗　适应证为急性视网膜坏死、巨细胞性视网膜炎等。

二、巩膜扣带术

巩膜扣带术是用眼科医用硅胶,由巩膜表面向球内加压,压陷巩膜使脉络膜贴回视网膜色素上皮及脉络膜,部分解除玻璃体视网膜牵引,以促进视网膜下液吸收和视网膜复位,挽救视功能。

1. 适应证　4 期或宽漏斗状 5 期 ROP,其玻璃体视网膜牵引位于远周边部,即锯齿缘附近且范围局限,可尝试采用巩膜扣带术。

巩膜扣带术不能充分解除较重的玻璃体视网膜牵引,特别是沿眼轴方向的牵拉,术前应根据病变位置及玻璃体体视网膜牵引程度有针对性地选择巩膜扣带术或改行玻璃体视网膜手术,尽可能增加手术成功率、挽救患儿视功能。

2. 操作方法要点　术眼术前局部应用抗生素类滴眼液 3 天。术前 1 小时充分散瞳。全身麻醉下,沿角膜缘 360°剪开结膜和筋膜,0 号黑丝线悬吊 4 条直肌。在间接检眼镜的辅助下顶压巩膜,外定位引起牵拉视网膜脱离的纤维血管膜部位,局部缝线固定巩膜外硅胶加压。术中,视网膜下液多或合并视网膜裂孔可于视网膜下液最高处行巩膜穿刺放出视网膜下液。术毕核查视网膜复位、裂孔封闭情况,确保手术成功。术后应用抗生素滴眼液 2 周,泼尼松滴眼液和妥布霉素地塞米松眼膏 1 个月。

3. 手术并发症

(1) 术中并发症:主要包括眼外肌损伤、视网膜医源性裂孔、眼内出血等。

(2) 术后并发症:主要包括眼睑肿胀、短暂性高眼内压、眼内炎,以及硅胶滑脱,外置硅胶条带影响眼球正常发育,诱发屈光不正或屈光参差等。

4. 预后　术后主要应随访视网膜复位和原视网膜疾病(如 ROP)进展控制情况。黎晓新等对部分 4 期或 5 期 ROP 进行巩膜扣带术,取得了一定手术成功率,且 4 期 ROP 手术成功率较高、术后视功能预后略好。

三、玻璃体视网膜手术

该手术在新生儿视网膜疾病方面,主要治疗 4 期或 5 期 ROP,以及 FEVR、严重 Coats 病等;近年来也用于治疗重度新生儿玻璃体积血、难吸收的浓厚黄斑部视网膜出血。玻璃体视网膜手术通过直视下直接切断、切除玻璃体视网膜纤维增殖膜 / 增殖条带,解除玻璃体视网膜牵引,术后视网膜复位成功率较高。切除重度玻璃体积血、混浊玻璃体,有助于尽快恢复屈光间质透明及视功能发育。随着微创玻璃体手术的技术进步与临床经验积累,该手术创伤逐渐减小、成功率提高、并发症减少。25G/27G 的微创玻璃体手术已被用于治疗晚期 ROP 等新生儿视网膜疾病。

1. 保留晶状体的玻璃体切割术(lens sparing vitrectomy,LSV)

(1) 适应证:适用于晶状体或近晶状体后囊玻璃体未受累的 4 期或 5 期 ROP,是 4a 期 ROP 的首选手术方式。下面以此为例进行介绍。

(2) 手术方法:术眼术前局部应用抗生素类滴眼液 3 天。术前 1 小时充分散瞳。全身麻醉下,经角膜缘后 1mm,做三巩膜穿刺口行玻璃体切除。首先切除视乳头和黄斑部玻璃体,尽量形成玻璃体后脱离,切断、切除周边部视网膜玻璃体增殖性纤维血管膜、后极部视网膜纤维血管膜,以及纤维血管膜间(环形牵引)的纤维增殖膜或条索,松解视乳头、黄斑部和病变"嵴"周围增殖性纤维血管增殖膜的牵引,复位视网膜。术毕术眼涂妥布霉素地塞米松眼膏和阿托品眼膏,包眼。术后应用抗生素滴眼液 2 周,泼尼松滴眼液和妥布霉素地塞米松眼膏 1 个月。

术中借助非接触广角观察系统,不行巩膜顶压也可看清周边视网膜并进行膜分离。视网膜脱离和增殖严重的患儿,术中可填充硅油。对于 4 期 ROP,本书建议首选用 27G 玻璃体切割系统进行微创玻璃体手术,术毕联合抗 VEGF 治疗,初步效果可较满意。

(3) 手术并发症:并发症主要有医源裂孔性视网膜脱离、青光眼、白内障、眼内炎等。

(4) 预后:随访同巩膜扣带术。LSV 术后,患眼多年后仍能保持屈光介质透明。近年文献报告显示,4 期 ROP 经 LSV 可取得令人较为满意的解剖学和视功能预后;术前行激光光凝或抗 VEGF 早期临床干预,术中完成玻璃体后脱离操作的患眼术后效果最好。

2. 闭合式晶状体切除联合玻璃体切割术

(1) 适应证:主要用于病变累及晶状体或近晶状体后囊玻璃体的 4 期或 5 期 ROP。

(2) 操作方法:术眼术前局部应用抗生素类滴眼液 3 天。术前 1 小时充分散瞳。全身麻醉下进行手术。4 期或 5 期 ROP 睫状体扁平部尚未发育好,周边视网膜位于睫状突后,为避免损伤视网膜,甚至造成医源性视网膜裂孔,主要有两种手术入路方式:①经角膜缘入路,经瞳孔行晶状体摘除和玻璃体切割。②经睫状突区巩膜穿刺入路,进入眼内后,行完整的晶状体切除术,包括晶状体囊袋的去除;摘除晶状体后,分离晶状体后病变组织,逐步解除玻璃体视网膜牵拉,尽可能切断、切除后极部所有纤维增殖膜,以复位视网膜,严重者行眼内硅油填充。术毕术眼涂妥布霉素地塞米松眼膏和阿托品眼膏,包眼。术后应用抗生素滴眼液 2 周,泼尼松滴眼液和妥布霉素地塞米松眼膏 1 个月,应长期随访。

(3) 手术并发症:主要并发症有角膜水肿、医源裂孔性视网膜脱离、青光眼、眼内炎、硅油依赖等。

(4) 预后:4 期 ROP 手术可取得令人较为满意的解剖学和视功能预后,术中完成玻璃体后脱离操作的患眼术后效果最好。少数 5 期 ROP 手术可保留光感及一定的眼前指数。

3. 开放式玻璃体切割术　目前已很少采用。操作方法如下:全身麻醉下环钻术切开角膜,开大瞳孔,摘除晶状体,直视下剪除、分离视网膜表面纤维增殖膜,松解牵引,视网膜复位。注入眼内填充剂(黏弹剂、复方氯化钠溶液、硅油)。瞳孔成形,缝合角膜片。该方法是过去玻璃体手术不成熟时期严重眼后段疾病的唯一选择,但随着闭合式玻璃体切割术的问世,开放式玻璃体切割术已不是主流手术,目前只适用于伴严重角膜混浊的玻璃体视网膜疾病等特殊情况。

四、视网膜下放液联合眼内激光或冷凝疗法

适应证:临床上主要用于婴幼儿 Coats 病 3 期。操作方法、手术并发症及预后详见"第三篇第五章第二节　Coats 病"。

(李　娜　李丽红　卢　军　苏康进　吴为吉　张国明　曾　键

赵东升　田汝银　陈妙虹　唐　松)

第三章

新生儿视网膜疾病眼科复诊管理

复诊、随访及康复管理是保障新生儿视网膜疾病筛查完整性的重要环节。应在科学评估病情的基础上,充分了解家长的需求、文化背景、经济条件、抚育环境等情况,按照复查、随访与康复制度,与家长一起分别对筛查无异常、筛查有可疑情况,以及治疗、转诊后的新生儿设计科学合理的方案。并对其进行指导和监督执行,保障筛查的完整性及有效性,保障患儿最大限度的视功能康复。

第一节　筛查无异常新生儿复诊管理

一、正常足月新生儿视网膜疾病筛查无异常复诊管理

正常足月新生儿视网膜疾病筛查无异常者,按《全国儿童保健工作规范》《儿童眼及视力保健技术规范》进行复诊管理,进入儿童眼保健管理系统(图 2-3-1),即定期进行健康体检,常见眼病、屈光不正、弱视、斜视的复诊。

二、高危因素新生儿、早产儿以及低出生体重新生儿筛查无异常复诊管理

对于高危因素新生儿、早产儿以及低出生体重新生儿筛查无异常者分别按《全国儿童保健工作规范》《儿童眼及视力保健技术规范》《早产儿治疗用氧和视网膜病变防治指南》(修订版)分类进行复诊管理。还应结合儿童保健中的高危儿管理,制订复诊、随访方案,确定复诊、随访的时间、地点、内容和方法,方便婴幼儿及儿童复诊。若有必要,可重新评估患儿状况,给予复诊指导。在复诊的同时,还可评估家长指导的效果如何。逐一询问以下问题。

1. 家长做了些什么?
2. 做得怎么样? 做得对的给予肯定,不对的给予纠正。
3. 家长还有什么不明白、不清楚的地方?
4. 确认是否还有需要指导的项目和内容?

若家长完成得不理想,可重新给予指导。

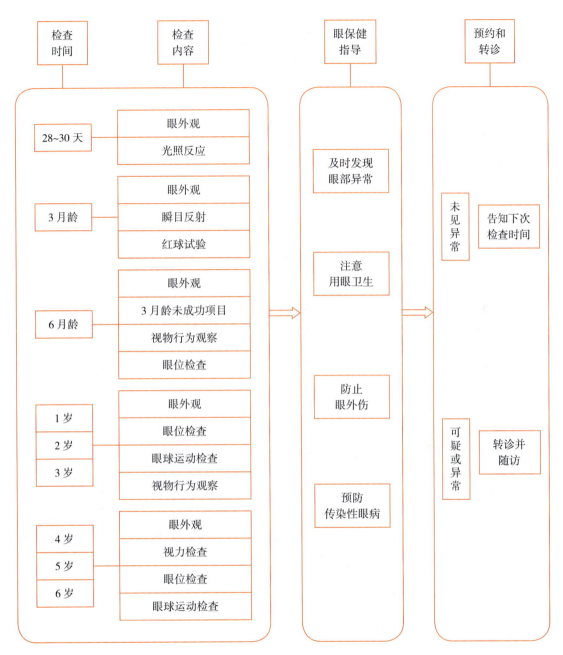

图 2-3-1 婴幼儿及儿童眼保健流程示意图

第二节 筛查有可疑情况新生儿复诊管理

筛查若有可疑异常情况,应在开展多学科病例讨论的基础上,给予进一步检查的建议或复诊的合理化方案,以期尽早明确诊断。相关医护人员应负责好筛查、复查资料记录、备份、保管,并提供病历资料调阅及传输等支持,方便会诊或转诊时使用。

与家长确立可靠、多重的联系方式，保持双方通讯、沟通顺畅，确保复诊、预约成功以及追踪随访。

掌握与家长的交流技巧对于评价家长是否掌握和理解复诊的重要性，以及正确掌握小儿在外期间的信息至关重要。复诊方案确定后，家长应正确了解下一步即将实施的检查项目和内容，以及可能采取的干预、治疗措施；并理解复诊、明确诊断的重要性，做好定期、长期随访或干预治疗的心理准备。

这类情况在一定程度上可能会影响家长的心情，适度的病情解释有助于缓解家长的焦虑。应通过与家长的有效沟通，打消其顾虑，并鼓励其提问和回答。该过程可能需要反复讲解、解释或演示，直至家长能够正确理解，有时可能还要帮助家长一起解决一些实际困难。

第三节　新生儿视网膜疾病治疗及转诊后复诊管理

对于筛查发现异常、诊断明确，并有可靠治疗方法的患儿，要及时给予治疗、干预或转诊。治疗、转诊后的复诊管理，是保障筛查效果、实现筛查目的重要环节。治疗或转诊患儿的复诊仍然需要依靠患儿管理和家长管理。

1. **患儿管理**　通过复诊对患儿的诊断和治疗效果、病情发展、转归及预后再次进行评估，了解患儿治疗方法是否得当、病情是否进展或得到控制、患儿的全身情况如何、是否取得满意的治疗效果，并以此判断是否需要二次治疗、联合治疗，以及是否需要进一步转诊。每次复诊后，要制订明确的个性化复诊、随访、康复方案，并落实该方案、计划及其顺利实施所需的保障措施。

2. **家长管理**　在复诊中，进一步通过询问来了解家长的以下情况：①对孩子视网膜疾病的情况、治疗措施、病情预后的理解程度，以及对本次治疗效果的接受度、转诊的认可度；②是否需要帮助；③是否已做好二次治疗或进一步转诊的心理准备；④是否具备长期、定期复诊的信心。

应鼓励家长参与到管理中来，共同制订和实施复诊方案；指导家长学习正确的眼部护理知识，尤其是要教会家长术后患儿的眼部护理常识及日常滴眼液、眼膏的正确使用方法；向家长传授眼健康知识和信息，教会其识别常见眼部异常；主动参与到家庭眼健康促进活动中去，营造有益于儿童眼部发育的良好环境，从而培养孩子形成科学的用眼习惯；最好使患儿及其家长学会向周围人群传播眼健康知识和眼健康促进行为。

（李丽红　李　娜　卢　军）

第四章

婴幼儿及儿童低视力康复管理

第一节　低视力及相关概念

一、低视力定义

低视力是指经过标准的屈光矫正、药物、手术等一系列治疗后，双眼中较好眼的最佳矫正视力仍达不到患者日常需要的标准。低视力是一个功能性定义，可应用于任何因患有疾病或机体功能紊乱而影响视觉系统的患者。低视力康复就是通过开发利用患者"残存视力"、改善环境、借助康复系统等使患者参与社会活动及工作。

二、视觉损伤概念

WHO 在国际疾病分类（international classification of diseases，ICD）-10 中，将视觉功能等级分为以下四级。

1. 轻度或无视觉损伤。
2. 中度视觉损伤。
3. 重度视觉损伤。
4. 盲。

其中中度视觉损伤和重度视觉损伤合称为低视力，低视力和盲统称为视觉损伤。

WHO 于 2010 年对 1973 年、2003 年视觉损伤分类标准进行了重新修订，详见表 2-4-1。

三、和视觉损伤相关的概念

WHO 在 2010 年重新修订了关于"功能"的概念，增加了一些新的术语，这些术语各自表达不同的概念，现列举如下。

1. **功能**（functioning）　指机体的结构、活动、参与的总称。
2. **残疾**（disability）　损伤、活动限制、参与限制的总称。
3. **躯体功能**（body function）　机体各系统的功能，包括心理功能。

表 2-4-1   世界卫生组织视觉损伤分类标准

分类	日常生活远视力	
	视力低于	视力等于或优于
正常	1.20	0.80
轻度或无视觉损伤	0.70	0.30
中度视觉损伤	0.30	0.10
重度视觉损伤(法律盲)	0.10	0.05
严重视觉损伤	0.04	0.02
接近盲	<1m 指数,<5m 手动	0.008~0.016
全盲	无光感	

4. **躯体结构**(body structure)   机体各部分的解剖结构,比如器官、四肢及其组成部分。

5. **损伤**(impairment)   由于某些缺失或者异常导致的机体结构和功能的问题。

6. **活动**(activity)   一个人完成任务的能力。

7. **活动限制**(activity limitation)   一个人完成任务的能力受限制。

8. **参与**(participation)   一个人能介入生活环境的能力。

9. **参与限制**(participation restrictions)   一个人参与生活环境的能力受限制。

10. **环境因素**(environmental factor)   包括生理环境、社会环境、心理环境。

四、儿童视觉损伤和低视力康复特点

根据 WHO 2015 年数据报告,全世界约有 2.53 亿视觉损伤患者,其中 0.36 亿是盲,2.17 亿是低视力。推算中国有 7 500 万视觉损伤患者,其中 6 700 万为低视力,800 万为盲。造成低视力和盲的原因中,最常见的是未矫正的屈光不正,其次是白内障。全世界有 1 900 万视觉损伤儿童,其中 1 200 万是由屈光不正引起的,屈光不正引起的视觉损伤相对容易被发现,矫治也比较简单。婴幼儿及儿童盲和低视力的原因复杂,与遗传、先天性眼病,以及围生期感染、损伤、营养不良、环境影响等关系密切。新生儿期、婴幼儿期致视觉损伤的眼病主要有:淋菌性结膜炎、先天性上睑下垂、先天性白内障、新生儿视网膜出血、早产儿视网膜病变、先天性遗传性视网膜病变、视神经及黄斑疾病等。目前全世界有 140 万"不可恢复盲"儿童,新生儿期眼病致盲占比例比较高。这些儿童只能通过心理和个性化的视觉康复来干预。

随着全世界的经济发展、社会公共卫生改善、眼保健服务提升,以及人们对视觉损伤问题认知的进步,视觉损伤的发生、发展在近 20 年来出现了逐年下降的趋势。从全世界统计数据来看,视觉损伤中 80% 在早期是可以预防和治疗的。

低视力康复目的在于减小视力下降所致的视功能限制。一方面要充分利用患者的现存视力;另一方面,需要眼科医生通过眼部筛查来详细评估患者视力,以全面了解病因和预后。眼科医生除了评价眼部屈光状态特点、检查患眼视功能以外,还需要通过光学助视器、非光学助视器等辅助手段来提供能有效改善患者视觉功能的方法,比如通过使用各种光学助视器,起到放大、缩小、棱镜折射、滤镜过滤等作用,改善患者阅读能力。对于一些特殊的低视力患者,还需要进行对应的视觉训练,如行走训练等。

第二节　儿童低视力的常规检查

婴幼儿及儿童低视力检查会受年龄限制,且婴幼儿多数无法合作或交流,检查项目也明显受限。对于略年长的儿童(如六岁以上者),可以根据年龄及合作程度的差异,选择适宜的检查方式。儿童低视力检查需要医生专注、专业、快速地捕捉到患者视觉信息,并从中得到有价值的诊断依据。

一、望诊

对低视力儿童的检查,应该从其进入诊室开始。医生起身到迎接患儿就诊,此刻医生即开始观察患儿体态、头位、动作习惯、步态,尤其可以观察到患儿对陌生环境的反应。比如一些有视野缺损的儿童,可能会出现头位代偿性地向缺损侧旋转或者偏斜;有先天性眼球震颤的儿童,可能会偏向眼震最小的中间带位置注视;有畏光的儿童,可能会出现低头、眯眼状。头位偏斜还可能是存在斜视、偏中心性注视或者先天性黄斑疾病。

医生在开始检查前,可以和患者家属先沟通,家属,尤其是父母对患者视觉状况的描述对诊断和处理来说非常重要。比如经常会听到家长告诉医生,患儿在走路的时候有恐惧感,经常要牵着他们的手,或者贴着墙才有安全感,这些儿童很有可能有视野缺损。

二、病史采集

病史对低视力儿童患者非常重要。病史有助于了解患者的生活状态、兴趣爱好、日常行动能力等等。这些信息可为后续的评估、诊断及低视力康复起到指导作用。

眼科医生需要了解儿童疾病检查、治疗,以及随访情况。

眼科医生还需要了解儿童的家庭生活情况。需要注意的是,医生还要关注父母对患儿的关心程度,有些家长对病情不了解,也不知道该怎么办;有些家长会记录孩子发病、进展,以及就诊全过程,并且自学相关的疾病知识。医生要从各种不同的家长那儿获得信息并加工整理。

不少低视力儿童会伴有全身系统方面疾病,比如脑发育不良、智力障碍等。医生在就诊时要详细询问并记录。询问眼部病史时,要了解是否有家族先天性遗传性眼病病史,如果有的话,要进行家谱分析并建议到遗传门诊进一步咨询。

眼科医生还要了解患儿教育状况:患儿是不是上早教、幼儿园、小学或中学,是上常规学校还是特殊学校。在学校里是否能看清黑板书写内容,是否自主能阅读书本;是否需要助视器,用哪一种类型的助视器;是否用盲文或者听力材料。

除此之外,医生还要了解患儿是否进行过低视力评估和康复,是否使用助视器。了解得越详细,就能越清晰患儿的需求。

三、常规检查评估

婴幼儿及儿童低视力的常规检查包括视力、视野、验光、眼部健康检查等。

1. 视力　对于婴幼儿,因为年龄太小或者智力发育方面等因素,需要专科医生估计患儿的视力情况。常用的有以下几种：①相对性传入性瞳孔障碍：了解患儿是否有正常的神经传导，如果异常，则提示有比较严重的视觉障碍。②视觉刺激：用各种鲜艳颜色的玩具吸引患儿，如果被吸引了，表明患儿看得见；也可以根据儿童专用测试视标的大小估算视力。③视动性眼震：这个方法适合各种年龄的低视力患儿；检查时患儿出现眼震，表明具有一定的视力，但该方法比较粗糙。④优先注视法（preferential looking，PL）：相对于灰色背景，婴幼儿更加愿意接受黑白相间的条栅，根据条栅的宽度便可以大致了解患儿视力。⑤视觉诱发电位（visual evoked potential，VEP）：通过在患儿头枕部位安装测试电极，检测视觉电位的方法，也可以客观评估患儿视觉通路，从而了解患儿的视力。⑥还有很多种检查婴幼儿视力的方法，比如滚球法、配对试验法，都可以用于低视力患儿的视力检查。

对于可以配合检查视力的儿童，详细地检查视力非常重要。这里分别通过远近视力表来介绍对低视力患者的视力检查。

远视力主要有以下几种：①投影视力表，目前临床上常用投影视力表都是 Snellen 视力表，但其不适合低视力检查；主要原因是无法调整亮度，无法调整对比度，每一级视力间隔太大，大视标区的视标大小变化跨度太大。②Feinbloom 远用视力表，该视力表的大小变化级别很多，达 19 个标准级别，检查时可以根据患儿视力情况改变检查距离；Feinbloom 视力表的缺点是其每一行视标只有 10 个数字，相对于字母视力表，患者猜测的可能性比较大。③ETDRS 为主的 Log-Mar 视力表，每一行的视标大小变化是 0.1 对数单位，视标之间、上下左右的间距也以 0.1 对数单位变化；视标越小，行间距和字间距都靠得越近；视标的种类有字母的，也有 Landot C 视标。④我国低视力专家吴淑英研制了远用"儿童低视力视力表"，有 E 视标、Landot C、汉字、数字、英文字母和图形 6 种。

近视力表主要有以下几种：Log-Mar 近视力表、汉字阅读表、两对比度标准对数近视力表（图 2-4-1）、新型近用对数视力表（图 2-4-2、图 2-4-3）。

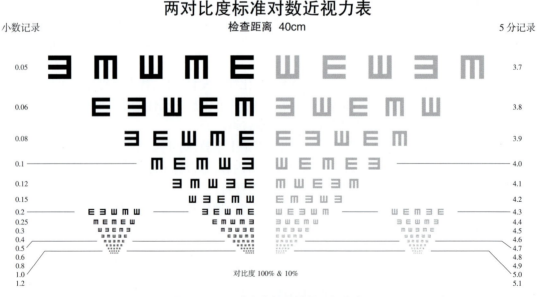

图 2-4-1　两对比度标准对数近视力表

两对比度汉字近视力表

检查距离 40cm

字体大小
(point, pt)

视力记录
小数/5 分

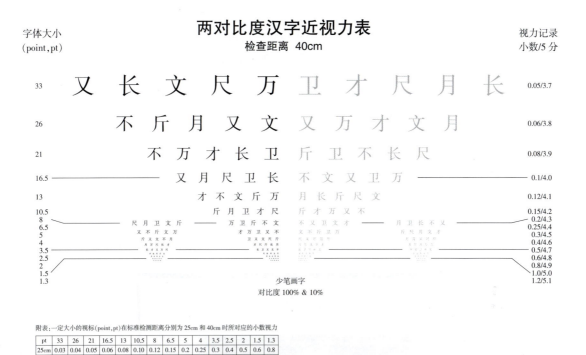

33	又 长 文 尺 万　又 才 尺 月 长	0.05/3.7
26	不 斤 月 又 文　又 万 才 文 月	0.06/3.8
21	不 万 才 长 卫　斤 卫 不 长 尺	0.08/3.9
16.5	又 月 尺 卫 长　不 文 又 卫 万	0.1/4.0
13	才 不 文 斤 万　月 长 斤 尺 文	0.12/4.1
10.5	斤 月 卫 才 尺　斤 才 万 又 不	0.15/4.2
8	尺 月 卫 文 斤　万 卫 斤 不 文　不 又 卫 文 才　月 卫 长 不 又	0.2/4.3
6.5		0.25/4.4
5		0.3/4.5
4		0.4/4.6
3.5		0.5/4.7
2.5		0.6/4.8
2		0.8/4.9
1.5		1.0/5.0
1.3		1.2/5.1

少笔画字
对比度 100% & 10%

附表：一定大小的视标 (point, pt) 在标准检测距离分别为 25cm 和 40cm 时所对应的小数视力

pt	33	26	21	16.5	13	10.5	8	6.5	5	4	3.5	2.5	2	1.5	1.3
25cm	0.03	0.04	0.05	0.06	0.08	0.10	0.12	0.15	0.2	0.25	0.3	0.4	0.5	0.6	0.8
40cm	0.05	0.06	0.08	0.10	0.12	0.15	0.20	0.25	0.3	0.40	0.5	0.6	0.8	1.0	1.2

图 2-4-2　少笔画数汉字近视力表

两对比度汉字近视力表

检查距离 40cm

字体大小
(point, pt)

视力记录
小数/5 分

33	祝 染 秋 择 构　秋 软 孩 郑 染	0.05/3.7
26	孩 郑 肾 祝 怪　祝 构 软 怪 肾	0.06/3.8
21	择 构 软 染 秋　郑 秋 择 染 孩	0.08/3.9
16.5	祝 肾 孩 怪 构　肾 怪 祝 秋 择	0.1/4.0
13	软 择 怪 郑 染　染 构 郑 孩 怪	0.12/4.1
10.5	郑 肾 秋 软 孩　肾 软 构 祝 择	0.15/4.2
8	孩 肾 秋 怪 郑　构 秋 郑 染 怪　择 祝 染 构 软　构 秋 染 择 祝	0.2/4.3
6.5		0.25/4.4
5		0.3/4.5
4		0.4/4.6
3.5		0.5/4.7
2.5		0.6/4.8
2		0.8/4.9
1.5		1.0/5.0
1.3		1.2/5.1

中笔画字
对比度 100% & 10%

附表：一定大小的视标 (point, pt) 在标准检测距离分别为 25cm 和 40cm 时所对应的小数视力

pt	33	26	21	16.5	13	10.5	8	6.5	5	4	3.5	2.5	2	1.5	1.3
25cm	0.03	0.04	0.05	0.06	0.08	0.10	0.12	0.15	0.2	0.25	0.3	0.4	0.5	0.6	0.8
40cm	0.05	0.06	0.08	0.10	0.12	0.15	0.20	0.25	0.3	0.40	0.5	0.6	0.8	1.0	1.2

图 2-4-3　中笔画数汉字近视力表

　　两对比度标准对数近视力表是最简单常用的低视力表,检查距离可以选40cm,也可以选25cm。每一份视力表共两张,每张正反两面都有检查视标。其中一张是少笔画,另一张由多笔画汉字组成;每张另一面均为E Log-MAR视标,每一面都有两种常用的对比度视标,分别为100%和10%。低视力患儿应根据阅读材料的需求和现有视力的差距,选择适当的助视器,再检查视力,直到达到能够阅读所需材料的目的。

　　对于可以配合视力检查的患儿,在检查时,选择视力较好眼开始检查,要分别记录单眼、双眼,以及有无使用助视器的视力。检查距离从3m开始,看不到则慢慢移近;移近后仍然看不到,则根据实际情况记录无光感、光感、手动、指数等。检查时可借用针孔镜分辨视力不佳的原因是来自屈光介质还是眼底疾病等,如果是屈光介质的问题(注意除外先天性白内障、晶状体后增殖膜),针孔镜视力会有所提高。近视力可用单个视标检查,也可以在阅读卡(图2-4-4)帮助下检查单行视标。

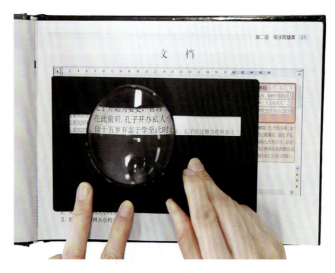

图2-4-4　(低视力辅助)阅读卡

　　2. 视野　年龄低下或者无法配合的患儿大多无法完成弧形视野计、自动视野计或者Goldman视野计的检查,可以采用简单对比法。简单对比法是以检查者的正常视野与被检查者的视野进行面对面比较的一种简便方法,该方法不需要任何设备,简便易行;但其所获得的结果也相对粗糙、无法记录,只能大致判断是否有较大的周边视野缺损。检查时,令受检者与检查者对坐或对立面对,受检者双眼要和检查者双眼在同一水平,彼此相距40~60cm,嘱受检者在整个检查过程中要注意检查者双眼,告诉受检者检查人将从不同的方向将视标移近他的视野范围内,并要求他一看到视标就要马上报告。

　　3. 验光

　　(1)检影验光:对于婴幼儿检影验光非常重要。要求检影验光师快速准确地作出判断;对于无法配合的儿童,可以在睫状肌麻痹后,在水合氯醛等药物辅助下行检影验光。

　　(2)主觉验光:低视力患儿多数无法用综合验光仪。插片验光是最常用的方法。最小可觉差(just noticeable difference,JND)验光法对于低视力患儿来说十分有效。

（3）双眼视检查：很多低视力患儿没有双眼视功能或者仅有粗浅的双眼视功能，尤其是双眼视力有参差时，易因双眼视力竞争，从而导致单眼抑制。可以用感觉融像检查的方法来获得患者双眼视信息，比如Worth 4点试验。

4. 眼部健康检查　完整的眼部健康检查可为低视力康复者的治疗方案制订提供重要的信息，比如是否有先天性上睑下垂、先天性眼肌麻痹、先天性眼球震颤、先天性白内障，尤其要检查是否有玻璃体视网膜疾病等。

第三节　低视力特殊检查：对比敏感度检查

在上一节中，我们已经了解到，不管是先天性眼病、遗传性眼病还是后天获得性眼病，都会因视力下降或者视野缺损而影响患儿日常生活。由于患儿在合作能力或者表达能力上的限制，临床上视力检查难度很高，而且即使部分患儿能够完成视力检查，也并不意味着就能给予其完整的矫治方案。患儿在现实生活中对物体的分辨能力受颜色、光线、运动、对比度等诸多因素的影响，而这些因素的影响需要通过对比敏感度检查才能检测出来。因此，对比敏感度检查对于低视力患儿至关重要。

一、对比度相关概念

1. 对比度　由物体／视标亮度对比背景的亮度（单位：lx，勒克斯）来确定。

对比度（%）=［视标照明（lx）- 背景照明（lx）］/［视标照明（lx）+ 背景照明（lx）］

即：$Contrast=(L_{max}-L_{min})/(L_{max}+L_{min})$。

2. 对比度阈值　人眼能分辨的最低对比度，常用百分比表示。比如正常人能分辨最低对比度仅3%的物体。对比度阈值和视标的大小有关，视标大小愈接近最佳视力，对比度阈值相应逐渐增加，最终达到100%。

3. 对比敏感度　等于对比度阈值的倒数，对比度阈值越低，对比敏感度越高。反之，对比度阈值越高，则对比敏感度越低。

4. 对比敏感度储备　等于物体的对比度除以被检者的对比度阈值。一般正常人的储备在20~40之间，低于20，可能会出现阅读速度减慢、反应变缓、分辨困难，低于10会很明显地影响生活，低于3可能会因分辨力下降而导致安全问题或者行动困难等。

二、日常生活中对比度运用

我们的生活环境不是单一的白和黑，所以单纯用视力很难反映现实视觉环境。表2-4-2是常用的阅读材料的对比度，表2-4-3是常见物体的对比度。

表2-4-2　日常用的阅读材料的对比度

阅读材料	对比度 /%	阅读材料	对比度 /%
纸币	55~60	大字体报纸	81~85
报纸	71~75	大字体书本	86~90
书本	76~80	硬皮书本的封面	88~93

表 2-4-3　日常生活常见物体的对比度

物品	对比度 /%	物品	对比度 /%
茶色的椅子 / 茶色的地毯	5	红色警示牌 / 背投影像	80
茶色的椅子 / 浅灰色的地毯	74	街上阳光下的黑色摩托车	82
木门 / 白墙	64	阴天街道上的灰色摩托车	32

正常人在阅读或者生活中的状态,需要对比度阈值在 1%~3%,对比敏感度在 0~0.5。上述应用表格中的视标对于正常人来说,不管是近距离阅读或者远距离观察都没有难度。但对于低视力患者,如果对比度阈值高于上述情况的对比度,就可能无法分辨了。如果对比度阈值低于上述应用表格中的对比度,并不意味着该状况就没有问题,还要进一步根据该患儿的储备能力综合考虑其视觉功能。

例如,一患儿近距离阅读的对比度阈值是 5%,需要阅读对比度为 75% 的报纸,此时患儿的对比度储备值为 15%。如果阅读材料的对比度下降,虽然患儿能辨别和阅读,但会影响患儿的阅读速度和舒适度。对于正常儿童来说,对比度阈值在 1%~3%,对比度比较低的报纸也可达到 20%~40%,对比度储备可达 20% 左右,能满足阅读需要。所以在日常生活中对比度的变化对正常人的生活影响并不大,但对于低视力患儿影响却很大。

三、对比度阈值和对比敏感度的评估方法

临床上最常用的对比度检查法是用同一大小的视标逐渐降低对比度,并让患儿逐个阅读,直到无法分辨为止。远用检查有 Peli 表(图 2-4-5)和 Lea 表。Peli 表的行数比 Lea 表多,相对需要的检查时间会长一些,准确率也高一些,适合科学研究;Lea 表则适合于临床筛查。近用对比度检查最常用的是 Mar 表(图 2-4-6)。在检查时,要确保亮度和照度均匀,符合检查所需的要求。除此之外还需要注意检查距离。

VRSKDR
NHCSOK
SCNOZV
CNHZOK
NODVHR
CDNZSV
KCHODK
RSZ

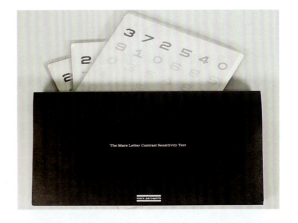

图 2-4-5　Peli 表:每行 3 个字母为同一对比度　　　　图 2-4-6　Mar 表:每个视标代表不同的对比度

常用的对比度检查法还有正弦波检查法，如视觉对比测试系统（vision contrast test system，VCTS），可检测对不同的空间频率的正弦光栅视标的分辨能力。图 2-4-7 是 VCTS 6000 对比度检查仪，图 2-4-8 是检查结果记录表。图 2-4-8 中水平线表示空间频率，从左到

视觉对比敏感度测试系统

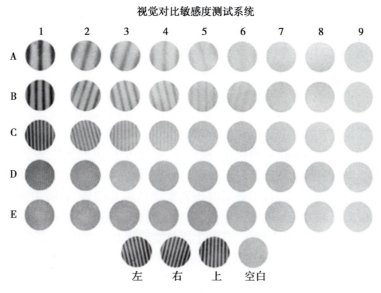

图 2-4-7 VCTS 6000 对比度检查仪

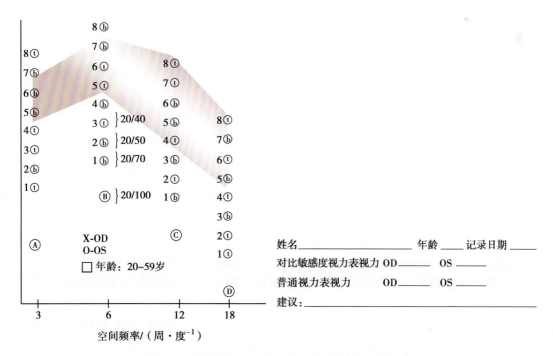

图 2-4-8 VCTS 6000 对比度检查仪检查结果记录表

右分别代表 3、6、12、18 周/度的 4 个空间频率。垂直线表示同一空间频率不同的对比度视标，从 1~8 共 8 个等级，能辨别的级别越高，则说明对比敏感度越高，对比度阈值越低。

对于对比敏感度下降的低视力患儿，经低视力康复并不能使其对比敏感度提升，但可以提升生活环境中的对比度，使得对比度储备值达到 20%，甚至更高。对于上文提及的低视力患儿，近距离阅读的对比度阈值是 5%，可以通过计算机系统，将原对比度 20% 的报纸提升到 100%，从而达到轻松阅读的目的。随着科技的发展，计算机引导的闭路电视系统越来越多地在低视力康复中应用起来，该系统不仅可以变化视标大小，同时还可以调整视标和背景的颜色，为患者提供最佳对比度状态，满足阅读需要。

第四节　0~6 岁低视力儿童康复重点

儿童的低视力康复应：①由眼科医生、视光师、康复医生、儿科医生多学科对其进行医学综合评估；②由心理咨询师及特殊教育老师进行心理、教育评估；③由行走训练师（运动康复训练师）评估其定向行走的能力；④必要时还需要评估患儿的智力、听力等各项其他能力。在科学评估后，根据低视力儿童的致盲原因、视功能损伤程度，以及心理、感觉统合及认知评估结果，进行阅读训练、定向行走训练、日常生活技能训练及心理康复，帮助低视力儿童充分利用残余视力；还可使用视力辅助工具来提高功能性视力，提升生存质量，从而促进低视力儿童更好地融入社会。对于学龄期或年龄较大的儿童，可以进行更多的视功能评估，如眼底黄斑区中心视野检查、周边视野检查，以及阅读能力评估。无论年龄大小，一旦低视力诊断明确后就应提供家庭支持并尽快进行康复。

0~6 岁是儿童生理、认知、情感、潜能发展的关键期。低视力婴幼儿由于视觉感知能力减弱或丧失，其活动范围及种类会受到限制，感觉及运动功能也得不到有效锻炼，这将影响儿童各个方面的发育，甚至造成智力低下。研究表明，低视力儿童由于先天性的视力障碍，几乎错过了感知觉发展的关键期，其感觉、知觉、记忆、思维、想象等认知水平发展受到严重的限制。

通过新生儿视网膜疾病评估、筛查、分类、治疗、转诊、复诊，全过程尽早对患新生儿视网膜疾病的婴幼儿进行视觉发育及预后评估，与儿童康复紧密联系起来；尽早对低视力婴幼儿开展各种康复训练，特别是要把握住低视力儿童感知觉发育的关键期，加强视觉方面训练，使之尽量达到正常儿童的生长发育和心理认知水平，从而减轻低视力对儿童的影响程度，使其能够更好地适应社会生活。视觉康复训练包括以下几类。

1. 视觉认知训练　视觉辨认、主体与背景的辨认、视觉记忆、辨别物体的部分与整体、视觉空间关系等；促进儿童学习和掌握日常视觉功能概念及组织思维，包括文字、符号、图形意义等的认知训练；训练患儿利用听觉、触觉等其他感觉信息补偿视觉的能力。

2. 定向行走训练　对于部分视力差或者视野受限的患儿，可能存在无法空间定向及行走的问题，这时候需要定向行走训练。

3. 建立安全感训练　由于此类患儿多有视觉能力弱、长久就医经历、糟糕的视觉体验等情况，容易给年幼的患儿带来不安全感，教育父母帮助患儿建立安全感能够为将来独立生活打下良好基础。

4. 日常生活技能训练　根据患儿不同的年龄及视觉水平，逐步教会患者独立行走、穿衣、吃饭等日常生活技能。

5. **感觉统合训练**　触觉、平衡觉、听觉、视觉等各种感觉综合平衡训练有利于低视力患者的正常成长。

综上所述,低视力康复的目的是将视觉损伤的影响降到最小,以便患儿能够更好、更有效地使用可利用的视力。

（邓如芝　陈　洁）

第五章

新生儿视网膜疾病防治行政管理

第一节　新生儿视网膜疾病防治现状与政策解读

疾病防治政策的目的是预防疾病、实现最大程度的健康促进。鉴于新生儿视网膜疾病防治工作的复杂性和艰巨性,目前我国除"早产儿视网膜病变"有规范指南和防治要求、措施外,还未出台针对其他新生儿视网膜疾病,具有明确指导性的防治政策及指南。从国家已有的相关儿童眼保健政策出发,结合多个具有代表性地区的新生儿视网膜疾病防治工作取得的卓越成效,不难看出从眼底病防治源头入手,新生儿视网膜疾病防治已应提上日程,其重要性日益凸显。本节将对近年来新生儿视网膜疾病防治的相关政策、行政管理进行初步解读。

一、全世界眼健康行动与现状

2013 年 5 月第 66 届世界卫生大会(World Health Assembly,WHA)签署 WHA 66.4 号决议"面向普遍的眼健康:2014—2019 年全球行动计划"。该计划旨在支持和扩大世界卫生组织(WHO)成员国和秘书处以及国际合作者的努力来进一步改善全人类眼健康,为全世界共同行动提供路线图。

大会签署该决议并号召 WHO 成员国:①在恰当的时候要加强国家的努力,尤其要通过更好地将眼健康相关工作整合到国家卫生计划和卫生服务中,来预防包括"盲"在内的"可避免视觉损害";②响应各个国家优先考虑的问题,包括促进人人享有全面、平等的眼保健服务,实施该决议所建议的行动;③继续实施有关预防盲和视力损伤行动计划所同意的行动;④继续支持 WHO 秘书处在 2013 年底前实施当前行动的计划;⑤在更广泛的项目预算范围内考虑与这一决议相关的项目和预算。

愿景:建设一个任何人都不会无故发生视觉损伤的环境。

总的目的:减少作为全世界公共卫生问题的"可避免视觉损伤",保障已发生视觉损伤的人们接受康复服务。

总原则:普遍和平等地享有,且终生享有视觉保障。

根据 2010 年全世界的资料显示,包括"盲"在内的 80% 视觉损伤是可避免的。包括"盲"在内的视觉损伤严重影响人民群众身体健康和生活质量,加重家庭和社会负担,威胁社会经济生产活动。眼健康不仅是全世界公共卫生问题,也是国民健康的重要组成部分,是涉及民生的重大公共卫生和社会问题。

二、我国的眼健康规划与行动现状

经过多年努力,我国在"消除可避免盲"方面取得了卓越的成绩,但仍然是世界上"盲"和"视觉损伤"患者数量最多的国家之一。根据健康中国建设、深化医药卫生体制改革工作总体要求,以及 WHO "面向普遍的眼健康:2014—2019 年全球行动计划"决议,我国制定了《"十三五"全国眼健康规划(2016—2020 年)》。

指导思想:坚持预防为主,防治结合,将人人享有基本眼科医疗服务、逐步消除"可避免盲"和"视觉损伤",提高人民群众眼健康水平作为开展眼病防治工作的出发点和落脚点;将眼病防治工作纳入医疗卫生服务体系中统筹规划,加强资源整合,并将其作为健康扶贫工程的重要内容。采取力度更大、针对性更强、作用更直接的政策举措,继续加强县级医院眼科服务能力建设,提高眼科医疗服务的覆盖面、可及性、公平性和有效性。

眼健康规划工作目标:进一步推广应用《早产儿治疗用氧和视网膜病变防治指南》(修订版),普遍开展和继续加强对眼科、妇产科、儿科等专业的医务人员的早产儿视网膜病变防治相关知识培训,提高早产儿视网膜病变筛查、诊断与治疗水平,降低早产儿视网膜病变的发病率和致残率。落实国家基本公共卫生服务中老年人、0~6 岁儿童视力检查工作。

(一) 我国儿童眼健康法规与实施现状

经过多年努力,我国儿童眼保健事业受到了国家层面越来越多的关注与重视,儿童眼健康关注对象正朝着更小年龄化的趋势发展,0~6 岁儿童保健、眼病防治计划逐渐提上议事日程。

1. 利好的政策环境　国家基本公共卫生服务落实到全国各省、市、地区,要求逐级完成"做好 0~6 岁儿童眼保健及视力检查工作,建立完善视力健康电子档案"的重要工作。不难看出儿童眼病预防阵线大大前移,提倡利用适宜技术普遍开展 0~6 岁儿童眼保健,儿童眼底病筛查工作呈现出生机勃勃的景象。

2. 推进医学科研及实践　加强试点、多中心可行性研究,在儿童眼病流行病学调查、儿童眼病筛查防治适宜技术推广与运用,特别是新生儿视网膜疾病诊疗规范及标准方面正在进行大量的基础性研究,为卫生行政部门决策提供可靠依据。

为指导和加强妇幼保健机构儿童眼保健专科规范化建设和科学管理,突出儿童眼保健与临床相结合的特色,中国疾病预防控制中心妇幼保健中心受原卫生部妇幼健康服务司委托,于 2013 年制定了《妇幼保健机构儿童眼保健专科建设和管理指南》(讨论试行稿),并于 2013 年在全国范围内组织机构进行了试点和修订工作,要求开设儿童眼保健专科,开展 0~6 岁儿童视觉发育监测和眼病筛查。对发现的早产儿视网膜病变、视网膜母细胞瘤、先天性白内障、先天性青光眼等眼病者及时转诊;对发现屈光不正、斜视和弱视等眼病者进行早期诊断和治疗;对有眼病高危因素的儿童提供干预和随访服务;对需要住院手术治疗的儿童进行专科转诊等。利用妇幼保健服务网络优势,在常规儿童保健工作中通过专科体检开展辖区内儿童视觉发育监测和眼病筛查,开展健康教育,提供咨询、治疗、转诊和随访服务。旨在通过试点专科建设,对儿童眼保健的工作内容、服务条件、门诊服务流程、管理制度,以及主要技术等进行规范,为妇幼保健机构儿童眼保健专科建设提供依据。

2013 年依上述指南,昆明市妇幼保健院作为试点机构承担了全国妇幼保健专科建设 24 个试点项目中的"儿童眼保健试点专科建设"以及指南的修订工作。项目围绕"儿童眼保健试点专科"4 个重点工作内容——新生儿眼病筛查、儿童眼病筛查、眼保健指导、眼病诊治或转诊进行建设,其中"新生儿眼病筛查"工作位居首位。

为了研究儿童遗传性眼病发病机制及可能的预防方法,2016 年,原国家卫生和计划生育委员会科研所承担了国家科技部科技基础性工作专项"中国人群眼科出生缺陷及遗传性疾病调查与资源收集",并由中国疾病预防控制中心妇幼保健中心主导组织部分妇幼保健机构开展儿童 14 大类眼科遗传性疾病和出生缺陷病例调查;收集整理 0~18 岁儿童 14 大类眼科遗传性疾病和出生缺陷病例资源,并建立儿童 14 大类眼科遗传性疾病和出生缺陷遗传资源库;分析眼科遗传性疾病遗传特征及风险因素,为制订我国 0~18 岁儿童 14 大类眼科遗传性疾病和出生缺陷的预防策略提供依据。

上海交通大学医学院附属新华医院的"广角数码视网膜图像采集系统引导下的新生儿眼病多中心筛查开展和推广多中心合作"项目,对进一步掌握新生儿眼病,尤其是新生儿视网膜疾病发生、发展及变化过程,对筛查适宜技术的研究与推广,建立筛查防治技术规范及标准具有很好的推进作用。

(二) 新生儿视网膜疾病与儿童眼健康

人类胚胎 4~6 个月时是眼睛发育的重要时期;0~3 岁是视觉视功能发育关键时期。全世界流行病学资料显示儿童失明人数每年高达 50 万左右,每一分钟就有一名儿童失明,其中近一半儿童的失明其实是可以避免的。从儿童视力发育的过程看,我们有机会通过早期筛查来发现早期隐匿性眼科疾病,为早期干预、治疗提供最佳时机,从源头减少因为视力损伤而导致的残疾,挽救其眼球乃至生命。

新生儿眼病是一组可能导致严重视力损害,甚至威胁生命的疾病;又是一组具有明确干预治疗"时间窗"的疾病;同时也是早期发现、早期干预可以取得较好疗效的、极具代表性的疾病。常见的新生儿眼病包括感染性眼表疾病、先天性白内障、先天性青光眼、外眼和眼球的先天性发育不良,以及隐患最大、视力损害最为严重的新生儿视网膜疾病,如早产儿视网膜病变、重度新生儿视网膜出血、家族性渗出性玻璃体视网膜病变(FEVR)、视网膜母细胞瘤(RB)、牵牛花综合征(MGS)、Coats 病、永存原始玻璃体增生症(PFV)/ 永存原始玻璃体增生症(PHPV)、巨大脉络膜缺损、黄斑缺损、子宫内感染性视网膜脉络膜炎、视神经发育不良等。

新生儿视网膜疾病是新生儿眼病,更是儿童视网膜疾病的重要组成部分。而新生儿期,又是许多疾病防治的关键节点,这就赋予了新生儿视网膜疾病防治更为重要的内涵和意义。我国自 2004 年卫生部颁布《早产儿治疗用氧和视网膜病变防治指南》以来,随着 ROP 筛查及检查设备、技术的普及,以及 ROP 筛查工作的深入开展,该工作正逐渐被国内眼科医生所熟悉。规范化、制度化的 ROP 筛查工作逐步得以推广和实施。

近些年来,随着由 ROP 筛查而延伸的新生儿视网膜疾病筛查、临床研究逐步推进,我们对于 ROP 以及新生儿视网膜疾病的认知水平也在不断提高。进而发现新生儿视网膜疾病不仅局限于 ROP、RB、FEVR、PHPV 这些以往常见的临床视网膜病,而是几乎涵盖了包括先天性及遗传性因素、感染、免疫因素、药物中毒、环境因素影响等导致的葡萄膜炎、遗传性黄斑和/或视网膜疾病、视神经疾病、肿瘤等所有在成人视网膜疾病中可见的疾病类别。

新生儿视网膜疾病值得引起更多关注。既往由于新生儿期的特殊性,对新生儿视网膜疾病重视不足,同时新生儿视网膜疾病的复杂多变性又为这一组疾病蒙上一层更为神秘的"面纱";医学临床上多简单照搬成人视网膜疾病的处理及防治方法,加上我国严重缺乏小儿眼底病科医务人员,新生儿视网膜疾病筛查及防治毫不意外地遇到了巨大的困难。

眼健康正在成为全世界公共卫生事业的焦点,做好新生儿眼病,特别是新生儿视网膜疾病的筛查与防治,对促进儿童眼健康意义非凡。

三、新生儿视网膜疾病筛查防治展望

从人类的生理、心理成长发育的规律看,新生儿期可以说是人类自出生后即将经历的各年龄段"之源"。从医学实践中看,我们有机会从"源头"上减少视觉损害的发生和发展。近年来,在国家政策引导及眼科专家们的技术保障支持下,建立了一批具有示范作用的妇幼保健专科发展样板,引导了全国妇幼保健专科建设,也推动了我国小儿眼科、小儿玻璃体视网膜病专科的建设。目前,我国新生儿视网膜疾病筛查工作呈现出在妇幼保健院机构"从无到有、从少到多、从中心城市到基层"的成长势头,并逐步受到国家相关部门的关注及同行专家们的认可,特别是随着区域多中心的可行性研究和试点工作崭露头角,新生儿视网膜疾病筛查项目在全国范围内纷纷落地;国家层面流行病学、卫生经济学等多学科交叉的新生儿、婴幼儿和儿童眼科筛查与干预治疗科研项目正如火如荼地进行。相信新生儿视网膜疾病筛查防治项目会如同 ROP 筛查工作一样,对我国儿童眼健康促进起到巨大的推动作用。

第二节 新生儿视网膜疾病防治健康档案管理

建立健康档案有助于医疗卫生保健提供者系统掌握服务对象的健康状况,及时发现疾病或健康问题,筛选高危人群并实施有针对性的干预措施,从而达到预防为主、健康促进的目的,也是流行病学与临床医学研究大数据库的宝贵资料,为国家制定卫生健康政策提供科学依据。基于"互联网+"时代下的健康档案管理,实现数据信息精准化、智能化管理,为优化服务流程、提高工作效率、提升数据信息质量管理带来更多的全新体验与挑战。

一、健康档案管理新特点

1. **来源拓宽、效率提高** 如今健康档案管理结构的设置、操作方式发生了很大变化,借助互联网和信息手段收集患者检查、诊断、治疗等信息,系统地分析检查结果、治疗过程及效果和预后,积累经验、教训,进行归类和总结,运用于诊断和治疗指导,临床科研。

2. **持续积累、动态更新** 自动建档、归档,优化存储;信息收集自动更新,不断完善信息资源,保障信息的准确性、完整性。

3. **整合信息、智能提示** 对信息进行整合加工处理,高效共享利用;提供智能复诊、随访服务。

4. **分类整理、有效管理** 以图片、文档、视频、报表等形式分类信息,快速有效地筛选和分享数据,以便于查阅、调取信息和数据,为医护人员、家属查找各类信息提供便利;同时可将相关数据运用于医学研究和科研。

二、健康档案管理重点

目前我国的新生儿视网膜疾病防治健康档案管理仍然大多处于区域性管理模式、探索性研究阶段。基于健康档案管理的新特点，结合新生儿视网膜疾病防治的特殊性，新生儿视网膜疾病防治健康档案管理应重视以下几个方面。

1. **可及性**　新生儿视网膜疾病防治健康档案的设置及规划应"可及"。考虑到基层医疗保健卫生机构的适用性和上级医疗保健卫生机构的通用性，健康档案能够集合到现有信息系统，不应使原机构因新信息系统加载而产生过多负担，做到无论基层和上级医疗保健卫生机构都可实现操作。

2. **便捷性**　新生儿视网膜疾病防治健康档案建立及管理应具备便捷性，方便建档、查询，为避免重复和多余的建档操作，设置"身份证"，能够兼容到医疗及个人健康保健、家庭健康档案、公共卫生、儿童免疫接种、儿童健康档案等信息应用系统中去，实现居民多档合一是较为理想的方式。

3. **实用性**　新生儿视网膜疾病防治健康档案项目和内容的设计应具实用性，应包含新生儿出生信息、筛查情况、疾病治疗、转诊及复诊情况；母亲健康状况及孕产情况、家族史、遗传史等。项目和内容太多，无用或重复信息过多，不便于筛选，增加录入及管理负担；项目和内容太少，收集不到预期的有效信息，又达不到归纳总结、分类提炼、诊疗指导的目的。

4. **完整性**　依照儿童眼病健康综合管理规程，新生儿视网膜疾病防治健康档案管理应包括新生儿视网膜疾病评估、分类、治疗及转诊、家长指导，以及复诊5个完整板块。

5. **标准性**　新生儿视网膜疾病防治健康档案应依托我国的眼健康规划文件指导，依照《儿童眼及视力保健技术规范》《早产儿治疗用氧和视网膜病变防治指南》(修订版)等规范和指南进行设计及管理，确保新生儿视网膜疾病防治健康档案的标准性。

6. **安全性**　新生儿视网膜疾病防治健康档案中不仅涉及新生儿信息，还包含父母、家族等大量个人隐私信息，隐私性较强，存在数据丢失、发生篡改、盗用等风险。应在考虑到资源共享的基础上，采用安全防范技术措施，设置权限、定期维护，加强健康档案的保管和安全意识、法律意识，依法管理，安全管理。

第三节　新生儿视网膜疾病筛查防控面临的问题与挑战

遵循三级预防原则，做好妊娠前、妊娠期咨询和产前诊断，以及围生期医疗保健服务的质量安全管理，可以避免或减少先天性遗传性眼病和新生儿眼病的发生，是落实我国计划生育政策中的一个重要步骤，也是我国预防新生儿缺陷的措施之一。

邹海东教授在《当前我国眼健康管理面临的问题和挑战》中对我国眼健康现状，尤其是眼健康管理问题进行了全面、深刻地剖析，指出目前我国眼健康管理工作中存在着以下问题：①缺乏顶层设计和制度保障，财政投入不足；②基层医疗机构、兄弟学科、社会力量在眼健康管理中的作用较为薄弱；③眼健康管理信息化程度相对较低等。要使眼健康管理工作行之有效，必须针对性地解决眼健康管理的可持续性、眼健康信息的完整性和眼健康支付的可行性这3个挑战性问题。

　　具体到新生儿视网膜疾病筛查、防控面临的挑战,大体上可归纳为:①公众对新生儿视网膜疾病知晓率低,主动参与性极低;②新生儿视网膜疾病防治技术基础差、协作不足;③医疗保健机构和卫生行政部门信息化程度普遍较低;④新生儿眼病,尤其是新生儿视网膜疾病筛查防治尚缺乏相对完善的政策支持与制度保障。

　　疾病防治体系建设是一个相对复杂的系统工程,既包括政府、卫生行政部门、各级医疗保健机构的整合协作,以及对整个疾病服务管理系统进行宏观上的群体规划布局;又需要针对具体的个体患者和家庭;同时还需筛查防治协作部门开展可以获得的持续和高质量的干预管理,实现可持续跟踪治疗、随访及康复。我们不得不面对并有针对性地解决这些问题所带来的挑战。

　　1. 新生儿视网膜疾病筛、防、治信息的可利用性　　建立组织协调机制,整合医疗资源进行新生儿视网膜疾病筛查管理,同时必须探索如何提高信息化水平。保证个人信息安全性的前提下,开发“互联网+”智能硬件,利用三级医疗保健网络建设、新生儿疾病筛查,以及出生信息报送路径等现有信息化条件进行集成,研发适合区域性,甚至是跨区域性的信息平台,能够对各项儿童眼健康,特别是新生儿眼健康数据进行实时智能化收集、存储、分析和传输、会诊。实现信息最大限度“可延续”“可转移”“可共享”“可分析”“可利用”,才能提高数据化决策水平,为防治决策提供可靠依据。

　　2. 新生儿视网膜疾病防治的可持续性　　区域内新生儿视网膜疾病防治需要整合一个中枢机构和建立组织协调机制。调动各级医疗服务资源,如专家团队指导建立的各级医疗保健机构;专科医院和儿科、产科、新生儿科、围产保健、儿童保健、遗传实验室、公共卫生、流行病学等多学科合作,形成以患者为中心的整合式服务模式。在区域内就能够达到“能筛查”“可治疗”“可转诊”“能随访”,以保证此项工作的可持续性。

　　3. 新生儿视网膜疾病筛查与防治的可行性　　新生儿因视觉损害引起的家庭和社会负担较重,也是我们服务管理中时间最长的人群。新生儿视网膜疾病筛、防、治由于筛查机构房屋、设备仪器等在内的硬件配置条件较高,并且技术难度较大、医疗保健人员培训周期较长、医护人员综合素质要求较高、患儿治疗用药物费用及手术难度较高、需支付的康复及随访的高额费用年限较长等因素,使得筛查防治工作中模式探索和推广的难度加大。同时,从长远发展上看,“可支付性”这一挑战不容忽视,如支付方式与比例的问题。如何设计支付方式才能既保障新生儿视网膜疾病筛查、防治管理机构的利益,又确保患儿及家属的最大利益;如何通过可行性研究提供可靠数据给相关决策部门;如何进行新生儿视网膜疾病筛查与防治成本效益分析,有效降低筛、防、治三个环节成本,有效减少医疗费用支出,减轻家庭负担,确保新生儿视网膜疾病筛查与防治的持续可行性,都具有重要的意义。

(李　娜　毛剑波　苏康进)

第六章

新生儿视网膜疾病筛查与防治中的医学伦理

新生儿视网膜疾病筛查与防治无疑为婴幼儿及儿童眼健康竖起了牢固保护伞。然而面对新生儿这一特殊群体,实际工作中会引发一些必须认真思考和需要面对的伦理和人文学方面的问题。目前除早产儿视网膜病变防治有相关指南的颁布,国家还未将这一组疾病完全纳入公共卫生保健基础项目,我们需要注意其与伦理和人文相关的问题。我们不仅需要保持严谨科学态度和对国家相关政策的深入了解,还需要审慎地进行伦理和人文学论证,把伦理学与医学人文学问题贯穿于我们从事此项筛查和防治组织管理、实践、临床诊断与干预,甚至宣传教育等工作中。

第一节　新生儿视网膜疾病筛查与防治中的医学伦理

一、医学伦理学原则

医学伦理学是研究医务人员在为社会、为健康人群和患者服务中应当遵守的职业道德的科学,医学伦理学原则归纳如下。

1. **有利原则**　指医务人员在医疗实践活动中应该树立不伤害的医疗理念,一切医疗行为应以对患者有利为准。

2. **行善原则**　是最基本的道德原则,不仅要求医务人员不伤害患者,并且要促进他们的健康和幸福。

3. **公正原则**　指社会上每一个人都具有平等享受卫生资源的权利,而且对卫生资源的使用和分配也具有参与决策的权利。

4. **自主原则**　包括尊重患者的权利、人格尊严、生命和生命价值等,涵盖尊重患者的知情同意权、保密权和隐私权等内容。

N

二、新生儿视网膜疾病筛查与防治伦理学原则

依上述的"医学伦理学原则",在新生儿视网膜疾病筛查与防治实践中,应用和建议应用以下具体原则。

1. 知情同意原则 新生儿视网膜疾病筛查应该是自愿进行的。医疗保健机构在筛查之前应将新生儿视网膜疾病筛查的项目、筛查目的、条件、方式、灵敏度,以及费用、可能的结果、风险等情况如实告知新生儿的监护人,提高患儿家长对疾病的认识,帮助他们消除焦虑和恐惧心理,并签署同意书。需要治疗或转诊的,提供科学合理的方案与措施,便于家属知情选择,并帮助其树立信心,配合治疗,以保证治疗效果。

2. 保密原则 强化法律意识,遵循保密原则。医护人员由于受长期以来形成的传统体制和模式的影响,法律意识可能有所欠缺,对患者的合法权益重视不够。保护隐私是对人性自由和尊严的尊重,是一项基本的社会伦理要求。实际工作中应对新生儿筛查相关资料采取保密性措施,包括:家长的姓名、年龄、住址、联系电话及新生儿出生时的一些基本情况,如各种登记本,特别是初筛本、复查本、治疗随访登记本等,甚至包括患儿及家属血样本、相关辅助检查结果和治疗信息等。这些资料都涉及儿童及其家长的隐私,都应该严格保密。筛查结果未经本人及家长同意不得披露给单位、学校或保险公司,必要时应该与本人及家长协商,征得同意,签协议书。

3. 追踪随访原则 筛查之后必须进行结果知情告知,特别是当筛查结果不好时,更应及时、准确地提供该病的治疗方法与预防措施。新生儿视网膜疾病筛查的最终目的是要对筛查出来有病变的患儿进行积极干预治疗,对患儿提供长期有效的追踪随访、康复服务,以尽可能地避免或减少视觉损害。

采用科学的治疗干预方法、建立便捷可行且家长可接受的复诊、随访及康复机制是新生儿视网膜疾病筛查不可忽视的重要环节。

三、新生儿视网膜疾病筛查与防治工作中可能出现的医学伦理学问题

儿童疾病筛查实施多年,无论在管理规程、诊疗规范,还是多学科协作和发展规划,相关伦理学探讨方面都有较为成熟的经验可借鉴。新生儿视网膜疾病筛查、防治与儿童疾病筛查具有共性的伦理学问题,这些问题贯穿我们的工作始终。

1. 新生儿视网膜疾病筛查与防治工作的政策制定 用医学伦理学的观点去评价一项卫生政策的正确与否及实际可行度,首先要基于证据,还要考虑成本效益。在制定筛查策略和原则时,应考虑该疾病有一定发病率、疾病后果严重、筛查方法技术成熟、有比较合理的假阳性率和假阴性率、筛查出来的阳性患者有后续的确诊方法和干预方法;筛查项目实施的同时必须进行卫生经济学评价,进行成本效益分析。

正是基于上述这些考虑,新生儿视网膜疾病筛查与防治(早产儿视网膜病变为例证)特点是符合医学伦理学要求的。同时,通过多年、跨区域、多中心的新生儿视网膜疾病筛查和防治工作看,无论是在模式探索与实践、技术创新与发展方面,还是基于大数据的研究结果,该工作都正在为相关行政部门的决策提供越来越多的可靠依据。

2. 公众对新生儿视网膜疾病筛查与防治的认识 认识不足导致的医学伦理问题普遍存在,我国每年都有将近100万个新生儿有出生缺陷、先天残疾。新生儿视网膜疾病筛查与

防治是提高出生人口素质、减少视觉损害的有效预防措施之一。但目前在我国,人们对新生儿视网膜疾病筛查与防治的认知度偏低,来自医学伦理的负面干扰也使新生儿视网膜疾病筛查不能为公众自觉接受,在经济、文化欠发达地区该表现尤为突出。家长拒绝筛查,有些即使筛查了,当筛查结果为阳性需要复查确诊时,家长并不配合进一步的确诊或治疗。特别是有遗传倾向的疾病,家长担忧社会舆论影响到正常生活,也怕社会歧视会影响孩子心理健康和未来的求学、就业、交友、婚姻等。

新生儿视网膜疾病筛查从理论上来说能够减轻社会及家庭负担,保障婴幼儿及儿童视觉发育,提高人类视觉质量,符合医学伦理学有利原则及行善原则,从实践结果上看,具有良好的社会效益。

3. 新生儿视网膜疾病筛查病种选择的标准　WHO 为儿童疾病筛查病种的选择拟定了以下标准,为筛查病种的选择提供了基本依据:①疾病危害严重,构成公共卫生问题;②筛查疾病可以治疗,通过治疗能逆转或减慢疾病发展或者改善预后;③用于疾病诊断和治疗的医疗设备是可提供的;④疾病早期无特殊症状;⑤有可靠的、适合于大规模进行的筛查方法;⑥筛查方法易为家长所接受,所筛查的疾病的发病机制已经能够被充分掌握;⑦在法律允许范围,筛查费用低廉;⑧权衡筛查在经济上的支出与诊治方面的获益,经济效益好;⑨筛查是可持续的,不是一次性的工程。

综上所述,国标共识中对于儿童疾病筛查的病种选择,是符合医学伦理学要求的。基于此基础,各个国家、部门可以根据社会经济发展水平和流行病学统计结果进行选择。这一标准无疑为新生儿视网膜疾病筛查病种选择、可行性,以及筛查体制的建立等方面提供了很好的衡量、参考标准。

4. 新生儿视网膜筛查与防治工作环节　医学伦理学观点是具有通用性的,贯穿于初次筛查、复查、诊断、治疗、随访等多个环节。

筛查前,面临筛查接受度低的问题,由于新生儿视网膜疾病筛查是新兴的儿童眼病筛查项目之一。多数产妇或家长对筛查重要性的认知程度不够,一开始往往难以接受,甚至通过各种途径逃避筛查。一旦儿童在成长过程中出现视觉障碍,经检查确诊时通常已无法得到有效的治疗,最终导致不可逆的视觉损伤。

新生儿视网膜疾病筛查是群体性筛查,对筛查阳性的新生儿要进行复查或确诊。在实施过程中,筛查阳性者在召回复查过程和等待确诊的过程中,新生儿家长或亲属会存在明显的焦虑心理,对疾病危害性、治疗效果、治疗方法存在疑虑,甚至恐慌,尤其对产妇的影响最为明显,部分家长甚至会出现不理智行为。

筛查后、新生儿视网膜疾病确诊患病之后,可能会出现来自家庭和社区的歧视,对患儿家庭、家族、儿童成长过程及其心理健康发育都有一定的影响。治疗新生儿视网膜疾病的治疗费用通常不低,加上长期的随访,对于普通家庭来说是不小的开支;部分患儿家长因存在焦虑心理、歧视心理或难以承受治疗的经济负担、精神负担,放弃对患儿的治疗或不按规定治疗、中途终止治疗。

这一系列问题时刻提示我们在实施此项工作的同时,要思考将医学伦理学原则灵活运用到工作当中,尽可能减少新生儿视网膜疾病筛查伦理学问题的困扰。

5. 新生儿监护人知情权及亲属隐私权的医学伦理问题　婴儿的知情选择和决定权由其父母或监护人代为行使。根据 WHO 制定的儿童疾病筛查的方针,优先施行父母同意的筛查十分重要,并指出"如果早期诊断与治疗有益于儿童,儿童疾病筛查应当强制并免费"。美国所采取的政策与 WHO 的要求相同。我国相关政策遵循自愿和知情选择的原则,新生儿视网膜疾病筛查同样应遵循自愿和知情选择原则,医疗机构在实施新生儿视网膜疾病筛查前应当将新生儿视网膜疾病筛查的项目、内容、条件、方式、灵敏度和费用等情况如实告知新生儿的监护人,并取得书面签字同意。医务人员应遵照医学伦理自主、尊重原则,保守秘密、科学干预,以达到筛查的最终目的。

6. 以医学伦理学视角考虑新生儿视网膜疾病筛查与防治的发展　"能做什么不等于应该做什么"。充分发挥医学伦理委员会作用,合理运用先进的新生儿视网膜疾病筛查与防治科学技术,达成符合医学伦理学共识、促进新生儿视网膜疾病筛查与防治工作的发展。

新生儿视网膜疾病筛查与治疗安全管理始终为第一要则。另外视网膜疾病筛查与防治工作是一个需要多部门、多环节协作配合的系统工程,要保证各个环节的工作质量,实现筛查安全管理。

加强新生儿视网膜疾病筛查与防治综合支持保障措施以保障筛查完整性。某些新生儿视网膜疾病患儿的诊疗费用比较高,且治疗和随访、康复时间比较长,势必带来沉重的经济负担,一些家长不得不放弃或终止治疗。故建议建立有效的新生儿视网膜疾病筛查与防治的医疗救助制度,需要包括医疗保健机构、政府相关部门、卫生行政部门和全社会的支持;通过社会社团救助、纳入医保或减免政策、公益基金等措施对于无力负担患儿治疗费用的家庭给予政策补助或公益救助,保证每个患儿均能得到及时、规范的治疗,实现社会资源的公平分配。

7. 保障新生儿视网膜疾病筛查内涵与外延的完整性　忽视筛查后的治疗与干预将造成社会资源浪费,不符合医学伦理学原则。同时新生儿视网膜疾病筛查和治疗中新生儿疼痛管理(详见"第一篇"相关内容)也是遵循医学伦理学的重要体现;另外,国家在制定相关政策时,对新生儿视网膜疾病治疗药物及技术的应用问题,包括其商业开发价值、市场定价、患者购买力、国家公共投资利益等问题,都应从医学伦理学出发给予充分考虑。

从医学伦理学的观点出发,在执行普遍性筛查时,应考虑会给筛查阴性者及筛查阳性者带来多少好处,又会给他们带来多少负担。在实际工作中,有些新生儿视网膜疾病筛查结果可能并不能给当事人、新生儿带来明确的利益,对确诊患儿也许目前还缺乏明确的后续干预和治疗措施,可能导致家长的忧虑,家庭也不能得到实际的利益,这样的筛查结果是在我们实际工作中难以避免的,这时应结合伦理学及医学人文学原则进行较合理的综合处置。

第二节　新生儿视网膜疾病筛查成本效益分析遵循的医学伦理学原则

新生儿视网膜疾病筛查的目的是在新生儿期就能早期发现可能导致异常视力的情况和新生儿视网膜疾病。通过干预、治疗,及时将导致视力异常的因素降至最低,保障视觉功能的正常发育,预防或减轻视觉损害的发生、发展,以保护和促进儿童视觉功能的正常发育。它涉及初级眼保健,并侧重于眼病知识的宣传教育及眼病筛查。

新生儿视网膜疾病筛查从理论上来说能够减轻社会及家庭负担、保障婴幼儿及儿童视觉发育、提高人类视觉质量,且其符合医学伦理学的有利原则及行善原则;从实践结果上看,新生儿视网膜疾病筛具有良好的社会效益,成本效益分析也是其可行性分析的重要环节之一。

成本效益分析指的是结合项目的效益和全部成本来评估价值,属于一种较为典型的经济决策方法。将成本效益分析法应用到政府部门计划决策中,以最小的成本投资,来获得最大化的经济收益;在评估公共事业项目的社会效益中,也可以进行量化评估。同时,在非公共项目管理中,也可以对无形收益进行评估。也就是说,这种方法可以对项目决策获得的收益和支出进行量化。成本效益分析的方法主要包括三种,分别是报酬率法、现值指数法、净现值法,可以有效分析医疗设备、人员投入效率,以及经济和非经济效益、科室经营绩效等。总而言之,这是一种对医疗活动的经济效益和社会效益进行评价和量化的有效方法。

(一) 筛查的效率 / 成本效益

现在有很多测量筛查过程效率的方法,最根本和最重要的就是对筛查项目效率的衡量,它能表明筛查项目是否降低了发病率、残疾比例或者在特定环境下的死亡率。在现今讲究成本的卫生经济中,我们需要用筛查的成本来证明目标是否达到。

(二) 成本 / 效益比率分析

可使临床医生和公共卫生部门更加明智和科学地制定兼顾成本和效益的决策,从而更加有效地使用有限的医疗资源。

新生儿视网膜疾病筛查不仅是新生儿眼病筛查中至关重要的内容,也是典型的"三高"项目,即筛查条件要求高、干预治疗成本高、经济社会效益高的项目。

我国对已开展新生儿疾病筛查工作的成本效益分析显示:新生儿疾病筛查有着良好的经济效益,即可以在早期支付一定额度的筛查治疗费用,避免后期在智能障碍、身体功能缺陷儿童的治疗及康复、抚养和特殊教育上的大量经费。这在很大程度上减轻了患儿家庭的治疗负担,提高了患儿及患儿家庭的生活质量,也会节省巨大的卫生和民政资源。新生儿视网膜疾病筛查从理论上分析也应有相似的结果。

毋庸置疑,新生儿早期的视网膜疾病筛查和干预对预后很有帮助,但普遍筛查的实施也遭到一些质疑,原因包括:①会筛查出自限性眼底异常,不需要治疗;②可能筛查出目前仍然无法治疗的一些先天遗传的和一些不可避免失明的视网膜疾病,给家长带来不必要的心理和经济负担;③基于主观上对新生儿视网膜疾病筛查重要性的认识不足,加之对筛查内容、流程、结果了解不多所导致的健康教育不足,不愿配合;④客观上普遍意义的新生儿视网膜疾病筛查在国家层面规范性指南尚未出台;⑤成本效益分析正在调查研究中等。因此有人建议只进行高危儿童的筛查而不主张进行新生儿眼底病及眼病的普查。

20 世纪末,美国、英国等相继开展 ROP、婴幼儿视力筛查。美国儿科协会、眼科协会、小儿眼科和斜视协会共同发文规定,医疗机构要进行早期的婴幼儿和儿童视力筛查和眼部检查。在俄罗斯,早产儿救治和 ROP 的筛查则由政府全部出资,其他新生儿在出生 7 天内也要进行常规的新生儿眼病筛查。正常新生儿眼病筛查,特别是新生儿视网膜疾病筛查在我国还没有广泛开展。在我国,新生儿听力筛查已被列为新生儿疾病筛查项目,并且已有相应的筛查规范。从近几年的工作开展和前期的研究情况上看,新生儿眼病、视网膜疾病筛查正经历与新生儿听力筛查相似的发展过程。

从新生儿听力筛查的成本效益情况来看,有报道显示,听力障碍发病率为 4.10%,普检中每检出 1 例听力障碍的平均费用为 17 684.14 元,高危儿中每检出 1 例听力障碍的平均费用为 8 981.52 元。如果听力筛查只对高危儿进行,将会漏掉 50%~70% 先天性听力障碍新生儿。

同样的,目前已有的前期研究报道显示,正常新生儿眼病筛查异常率达 24.4%,如果只做高危儿的眼病筛查,我们将漏掉许多眼病异常的新生儿。

实施新生儿视网膜疾病筛查,意味着需要分析从新生儿期起所挽救的"视力看得见"患者的年份数量值,以及降低多少因没有防止失明而付出的社会成本。为了完成这一目标,运用成本效益评价方法,需要建立一个特殊而复杂的模型,这个模型能表明获得的效益和成本之间的关系。在高经济收入国家,类似的模型已经被成功应用到筛查糖尿病视网膜病变的项目中,英国现在已经根据这些模型来采取行动,制定了糖尿病视网膜病变筛查的国家战略。我们可以借鉴这些经验,尝试开展具有中国特色的新生儿视网膜疾病筛查成本效益研究。

这需要与卫生经济学专家强强联手,从分析设计的对象、分析的角度、研究的目的意义,以及统计学方法出发,制订科学可行的实施方案,共同获取详细的新生儿视网膜疾病流行病学资料,包括疾病的流行程度及其情况、影响范围的信息,以及关于疾病的起源数据和治疗的有效性数据,运用卫生经济学分析与评价方法,进行新生儿视网膜疾病发病情况综合分析,获取成本效益分析的要素。

首先,测算筛查成本,包括筛查费用、确诊费用、随访费用、特殊治疗费用等数据;还有交通、住宿、误工等直接非医疗成本与间接成本等。

其次,评估直接经济效益与间接经济效益。直接效益包括节省的直接医疗费用和直接非医疗费用,计算方法与直接成本相同;间接效益包括视力障碍患儿家属的误工费、患儿特殊教育费用,甚至早亡损失,进而得出以投入产出分析为主导的成本效益分析结论。

关于成本的计算,其支付方式的选取对成本效益分析结果会有不小的影响,采取不同的保障措施,即多样性的支付机制的探索实施,应是减少成本的有利因素。

在考虑经济效益的同时,更应重视社会效益,这一无形的、不易评估的效益对家庭和社会产生的明显或潜在的影响不容忽视。实践证明,改善婴幼儿及儿童视力健康应从源头抓起。新生儿视网膜疾病筛查成本效益研究,从相对量化的角度审视,特别是新生儿视网膜筛查重要性和必要性的论证,能为卫生部门决策提供最为可靠的参考数据,制定切实可行的惠民政策。

(李　娜　李丽红)

第三篇

新生儿视网膜疾病各论

第一章

早产儿视网膜病变

第一节 概　　述

早产儿视网膜病变（ROP）是一种发生于早产、低出生体重儿的视网膜血管增生性疾病。1942 年由 Terry 首次报道，并根据临床发现误认为是早产儿玻璃体系统的增殖性病变，命名为"晶状体后纤维增生症"，推测这种纤维增生组织为先天性晶状体血管膜的残迹。1949 年 Owens 通过检查出生后死亡的早产儿玻璃体未发现异常，因此认为该病是在早产儿出生以后发生的。1951 年 Heath 研究"晶状体后纤维增生症"并首次提出了"早产儿视网膜病变"的概念。1984 年，在美国眼科年会上，来自 11 个国家的 23 位专家共同正式将该病命名为"retinopathy of prematurity"，即早产儿视网膜病变。

早产儿出生体重和胎龄与 ROP 的发生密切相关。氧疗是抢救早产儿生命的重要措施，1951 年 Campbell 发现该病的发生与滥用氧气有密切关系，提出应避免预防性用氧及严格限制用氧。早产儿经控制用氧后，ROP 的发病率从 20 世纪 50 年代的 50% 下降到 20 世纪 60 年代中期的 4%，然而随着早产儿用氧的控制，早产儿的死亡率及神经系统远期严重并发症的发病率却明显上升。

20 世纪 60 年代后期，研究者们提出：组织相对缺氧和血氧波动是诱发 ROP 形成的重要因素，修正了既往认为吸氧是形成 ROP 主要原因的观点。Gaynon 则提出适当给氧可延缓 ROP 的进展，并且可延缓阈值前病变向阈值病变进展。早产儿视网膜病变被定义为一个专门名称，单指发生在未成熟视网膜组织的病理变化过程，可能会发展成牵拉性视网膜脱离。

第二节 筛　　查

实践证明，目前早产儿视网膜病变防治最行之有效的方法就是建立规范、合理的筛查机制，通过早期筛查和正确、合理、规范地干预"需治疗的 ROP"病例，以达到阻止病变进展的目的。在各个国家和地区，ROP 筛查标准的制定和实施是根据其对新生儿的救治水平及 ROP 流行病学特点提出来的。

一、筛查指南

2004 年，卫生部颁布了《早产儿治疗用氧和视网膜病变防治指南》，对我国早产儿氧疗及 ROP 的防治起到了很好的规范和指引作用。2005 年 ROP 国际分类（ICROP）进行了首次修订；美国儿科学会（AAP）联合其他相关学会分别于 2006 年、2013 年对美国 ROP 筛查指南进行了修订；《欧洲早产儿呼吸窘迫综合征管理指南》亦先后发布了 2007 年、2010 年、2013 年版本，在早产儿氧疗方式及其目标值、呼吸支持、肺表面活性物质应用等方面均有较多进展。中国 10 多年的 ROP 医疗实践以及国际上的新进展，使中国相关指南的修订势在必行。2013 年，国家卫生和计划生育委员会组织围产、新生儿、眼科等相关领域专家对 2004 年版《早产儿治疗用氧和视网膜病变防治指南》进行了相应的修订。

二、世界各国筛查标准

各国 ROP 筛查标准目前差异较大，由于高经济收入国家的围产医学水平较高，筛查标准的范围普遍较窄，但绝大多数国家的主要筛查标准同时考虑到出生胎龄和出生体重，如英国、新西兰、挪威的筛查标准范围为出生胎龄 <32 周或出生体重 <1 500g，美国筛查标准的范围为出生胎龄 <30 周或出生体重 <1 500g，芬兰筛查标准的范围为出生胎龄 <30 周或出生体重 <1 250g。同时，筛查标准范围较窄的国家多数设立了次要筛查标准，对有临床高危因素的早产儿筛查指征适当扩大，如新西兰将吸入 40% 以上氧浓度且吸氧 3 天以上的早产儿均纳入筛查范围。

设立 ROP 筛查标准，既要考虑卫生、经济效益，避免资源浪费和减少不必要筛查带来的伤害，同时又要考虑到国内现状，避免漏筛。中国目前在 ROP 防控方面，各地区间发展水平不均衡。在北京、上海、深圳、广州等一线城市，ROP 发病率较低，但在偏远地区，ROP 发病率仍较高，大胎龄、高出生体重早产儿 ROP 亦不鲜见。如西安地区 2009 年报道筛查的 572 例 37 周以下早产儿中，ROP 发病率高达 41.9%。从国内报道的 ROP 阈值病变分布情况看，大胎龄、高出生体重早产儿仍有发生，故我国目前 ROP 筛查标准的范围仍不宜过窄。2004 年《早产儿治疗用氧和视网膜病变防治指南》中仅以出生体重 <2 000g 的早产儿为筛查对象而未考虑胎龄因素，对更低胎龄或大胎龄早产儿容易导致漏筛。2013 年《早产儿治疗用氧和视网膜病变防治指南》（修订版）参照国外标准，将筛查标准修改为"出生胎龄≤34 周的早产儿和出生体重 <2 000g 的新生儿"，对于患有严重全身疾病，或有吸氧史的早产儿，筛查标准的范围可适当扩大，由新生儿科医生提出筛查。结合国内实际情况，在一段时间内，这一筛查标准的范围仍不宜缩小。对部分围产医学水平较高的 NICU，可根据该中心实际情况，在确保不漏筛的前提下酌情缩小本单位筛查标准的范围。

三、初次筛查时间

初次筛查时间的设定对于 ROP 的筛查意义重大，设置不当很容易导致过度筛查或漏筛。2004 年中国《早产儿治疗用氧和视网膜病变防治指南》中规定首次筛查时间在婴儿出生后 4~6 周或矫正胎龄 32 周，但究竟按照前者还是后者执行不够明确，给实际操作带来困难。如出生胎龄 25 周早产儿，如按前者应在 29~31 周筛查，如从 32 周开始筛查，就有可能导致病变超过阈值而失去最佳治疗时机。而出生胎龄 34 周的早产儿如果在 40 周筛查，同样可能导致错过最佳治疗时机。《早产儿治疗用氧和视网膜病变防治指南》(修订版)中,参照《美国儿科学会早产儿视网膜病变指南》(AAP-ROP),对初次筛查时间按照不同出生胎龄进行了更明确的界定(表3-1-1)。鉴于国内已有部分医疗单位具备使用广角数码小儿视网膜成像系统进行筛查的条件,指南中明确新生儿科医生可使用该系统进行筛查,但必须由具备资质的眼科医生共同出具报告。表3-1-1列出了《早产儿治疗用氧和视网膜病变防治指南》(修订版)中初次检查时间的标准。

表 3-1-1　早产儿视网膜病变出生后初次检查时间　　　　　　　　单位:周

出生胎龄	初次检查胎龄	出生胎龄	初次检查胎龄
22~27	31	31	35
28	32	32	36
29	33	33	36
30	34	34	36

四、筛查间隔时间

我国《早产儿治疗用氧和视网膜病变防治指南》中未对筛查间隔时间进行具体说明,导致随访工作缺乏统一的指导。而《早产儿治疗用氧和视网膜病变防治指南》(修订版)中参照 AAP-ROP 及加拿大相关指南,对此予以了详细说明,指出筛查间隔时间应根据第 1 次检查结果而定。如双眼无病变,可间隔 1 周复查 1 次,直至矫正胎龄 42 周;如仅有 1、2 期病变,可每周复查 1 次,直到 ROP 退行,视网膜血管长到锯齿缘为止;随访过程中若 ROP 严重程度下降,可每 2 周检查 1 次,直至病变完全退行;若出现 3 期或 Ⅱ 型阈值前病变,应每周复查 1~2 次,如达到 Ⅰ 型阈值前病变或阈值病变,应尽快(72 小时内)进行激光光凝或冷凝治疗。对考虑为 AP-ROP 的患儿复查间隔时间不能超过 3 天,如有进展应尽早(24~48 小时)治疗。归属观察的病例,如持续观察期间病变一直未消退,至少应筛查至矫正胎龄 50 周,且确认无阈值前病变、无进展趋势,并除外 Ⅱ、Ⅲ 区存在可能收缩或进展的异常血管组织,才可终止筛查。无论 ROP 治疗与否,后期均应注意可能出现的弱视、斜视、屈光不正、白内障等并发症,并建议定期眼科随访。

第三节　分区、分期及临床诊断

一、视网膜血管生理发育概况

正常视网膜血管系统的发育是从视乳头向周边部延伸的,在胚胎 4 个月以前,视网膜血管未发育,妊娠后半期视网膜血管逐渐向周边发育,其鼻侧约在妊娠 36 周时发育至锯齿缘,而颞侧在妊娠 40 周时方能完全发育至锯齿缘。间质细胞在妊娠第 4~5 个月从视乳头边界开始,从视网膜表面向外生长,这些间质细胞发育成视网膜毛细血管的内皮细胞,与周细胞等进一步形成毛细血管系统。部分毛细血管扩大形成小动脉和小静脉,部分毛细血管在血管重建时发生退行。正常视网膜血管系统未发育成熟时,如暴露于高氧环境下或有血氧水平急剧波动,可导致血管闭塞并抑制血管的进一步形成,在眼底中周、周边部遗留下不同范围的无视网膜血供及无内层血供的神经感觉层视网膜,可能导致视网膜病变(图 3-1-1)。

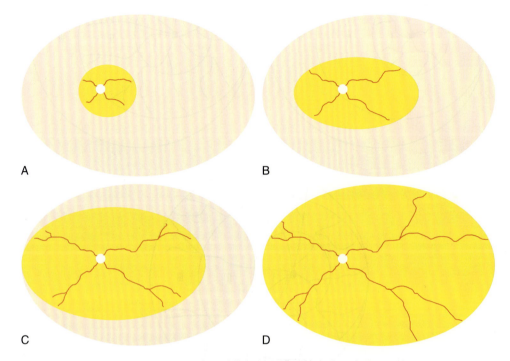

图 3-1-1　人胚胎期间视网膜血管发育示意图
A. 胚胎 16 周时后极部视网膜血管化;B. 胚胎 26 周时视网膜血管化接近Ⅱ区;C. 胚胎 36 周时鼻侧视网膜全部血管化;D. 胚胎 40 时周视网膜全血管化。

二、国际分类法——早产儿视网膜病变的临床分区

ROP 根据眼底的部位划分为 3 个区,具体如下(图 3-1-2)。

Ⅰ区:以视乳头中央为中心,视乳头到黄斑中心凹距离的 2 倍为半径画圆所包括的区域。

Ⅱ区:以视乳头中央为中心,视乳头到鼻侧锯齿缘为半径画圆的Ⅰ区以外环形区域,鼻侧到锯齿缘,颞侧大约在赤道部。第三版国际分类法提出"后部Ⅱ区"这一概念,指的是Ⅰ区外部 2 个视盘直径的区域,该部位病变较周边部的Ⅱ区病变的潜在危险性更高。

Ⅲ区:Ⅱ区以外剩余的部分。

需要注意的是,以上国际 ROP 的眼底临床分区,是依据标准眼底图像划分,难免有主观人为因素。目前,双目间接检眼镜联合 +20D(或 +28D)非球面镜配合周边部巩膜顶压,散大瞳孔观察眼底,仍然是诊断 ROP 的"金标准",实际操作时对Ⅰ区的边界准确判定有一定困难,但可以通过以下方法建议判断Ⅰ、Ⅱ区范围,即双目间接检眼镜下,将视乳头置于观察视野中央时的眼底可见范围为Ⅰ区范围;将视乳头放到鼻侧视野边缘颞侧时的眼底可见范围为Ⅱ区边缘。ROP 病变所在的"区"对于判断其眼组织结构发生预后不良的风险高低尤其重要。

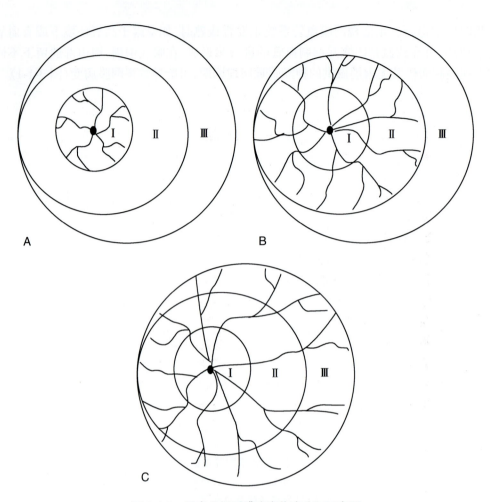

图 3-1-2　早产儿视网膜病变临床分区示意图

A. Ⅰ区视网膜血管形成,Ⅱ区、Ⅲ区视网膜未血管化;B. Ⅱ区视网膜血管化,Ⅲ区视网膜未血管化;C. Ⅲ区视网膜血管化,视网膜血管发育完全。

三、国际分类法——早产儿视网膜病变临床范围的划分

为了便于表达早产儿视网膜病变眼底累及范围,临床中常按钟点数、顺时针方向计算,右眼鼻侧3点钟位相当于左眼鼻侧9点钟位,其余类推,如病变由12点钟位扩展至1点钟位,其扩展范围为30°（图3-1-3）。第三版国际分类法提出,距ROP病变中水平子午线方向1~2个钟点的,相较其他部位病变向后极部突入的病灶,称之为"切迹"。

在临床实际工作中,需注意:①Ⅰ区占1个钟点位的病变通常认为等同于Ⅱ区病变;②Ⅰ区病变大于1个钟点范围时,其临床风险意义高于病变在Ⅱ区、Ⅲ区时。

四、国际分类法——早产儿视网膜病变的临床分期

（一）早产儿视网膜病变（急性期）

通常分为5期。

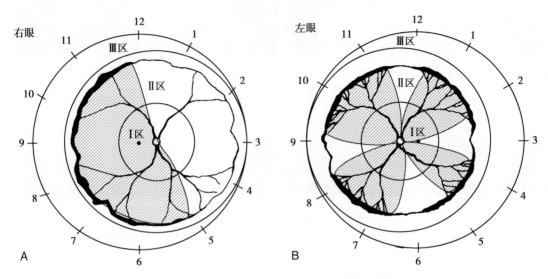

图 3-1-3　早产儿视网膜病变临床范围示意图
A. 右眼Ⅱ区 3 期病变连续累计 5 个钟点;B. 左眼Ⅱ区 3 期病变间断累计 8 个钟点。

1 期:视网膜血管发育停滞,末梢出现分界线样改变。

2 期:视网膜血管末梢分界线样病变继续发展,增宽、增高呈"嵴"样改变。

3 期:视网膜病变"嵴"上血管出现迂曲、扩张,血管交通支及新生血管网形成,并伴有视网膜内纤维组织增生。

4 期:视网膜病变"嵴"继续发展并被向后极部牵引、视网膜脱离,根据视网膜脱离范围是否累及黄斑中心凹而分为 4a、4b 期。

5 期:4b 期病情继续发展加重而发生全视网膜脱离。5a 期为开漏斗状视网膜脱离,眼底镜下视乳头可见;5b 期为晶体后纤维增殖或闭漏斗状视网膜脱离,眼底镜下视乳头不可见;5c 期是在 5b 期表现的基础上伴有眼前节异常,如晶状体向前异位、显著的浅前房、虹膜晶状体粘连和 / 或晶状体角膜内皮粘连伴有中央角膜混浊。

(二) 各期具体表现

1 期:约发生在平均矫正胎龄 34 周(30~37 周),病变表现为"分界线",即在视网膜周边部的血管化与无血管化区之间出现基本与锯齿缘平行的灰白色分界线。分界线常常在颞侧出现,其特征为细小、低平、分界清楚,色灰白或略带奶黄色,位于视网膜内界膜平面内。分界线后视网膜血管末梢常常伴有异常分支或吻合血管形成,故呈"毛刷状""羽翼状"改变。虽然在视网膜分界线出现之前常表现为视网膜小血管的形态异常,但是诊断 1 期病变必须有明确的"分界线"形成(图 3-1-4)。

2 期:约发生在平均矫正胎龄 35 周(32~40 周),病变呈"嵴"样改变。即视网膜血管化区与未血管化区之间的"分界线"进一步发展,其形态加宽、突向玻璃体,体积增大呈"嵴"样,组织增生仍在视网膜内发生,"嵴"呈白色到奶油色。在"嵴"后缘,视网膜血管高于视网膜平面进入"嵴",其视网膜丛状血管位于视网膜表面,不是视网膜外的增生组织。隆起的"嵴"有时与局部浆液性视网膜脱离相似,需注意鉴别(图 3-1-5)。

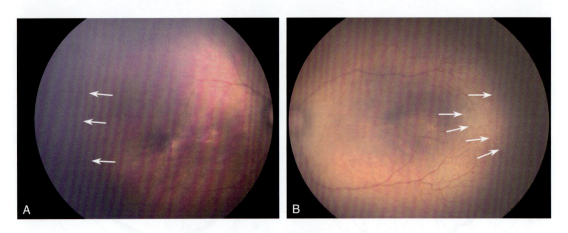

图 3-1-4　早产儿视网膜病变 1 期

A. 颞侧周边部灰白色分界线（白箭头）；B. 颞侧周边部灰白色"V"形分界线（白箭头连续标示病变位置）。

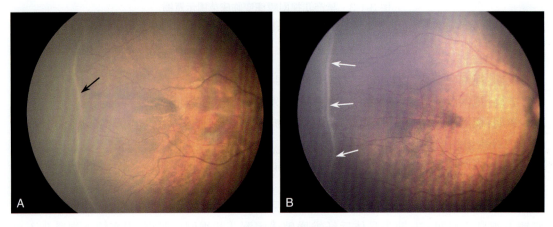

图 3-1-5　早产儿视网膜病变 2 期

A. 颞侧病变"嵴"呈白色（黑箭头）；B 病变"嵴"呈奶白色，末梢视网膜血管呈"丛状血管"（白箭头）位于视网膜表面。

　　3 期：约发生在平均矫正胎龄 36 周（32~43 周），即病变"嵴"上视网膜血管扩张增殖、纤维组织形成。2 期病变"嵴"上的视网膜血管出现迂曲、扩张、交通支或新生血管网形成，伴纤维组织增生，突破视网膜内界膜进入到玻璃体腔，呈绒毛状，粗糙、参差不齐。新生血管形成可来自"嵴"的后缘处或"嵴"的突出处的小血管丛。纤维组织继续增生发展，丛状小血管相互吻合、牵拉，呈不规则状，血管紧邻"嵴"的后缘，通常与"嵴"不相连接。相互吻合的血管呈"腊肠"状，平行于"嵴"走行。进入"嵴"内的视网膜血管扩张、迂曲、充血。"嵴"上或周边常常伴有视网膜出血（图 3-1-6）。

　　4 期：部分视网膜脱离。"嵴"后出现纤维性血管组织继续增生，黄斑区、血管弓被牵拉，血管分支之间夹角变小，走行僵直，视网膜被牵拉发生脱离，脱离范围逐渐向后极部进展；视网膜脱离范围未累及黄斑区者为 4a 期，黄斑区脱离者为 4b 期。"嵴"后发生视网膜脱离，可因视网膜外纤维增生组织瘢痕化引起牵引性视网膜脱离，或因来自纤维血管性增生组织形成的"嵴"内不成熟的血管浆液性渗漏引起渗出性视网膜脱离，二者可以共存。视网膜脱离可以呈环形达 360°或呈象限性脱离（图 3-1-7）。

5 期：视网膜全脱离（大约在出生后 10 周）。4 期病变进一步发展，视网膜 360°脱离，可伴有前房变浅、继发性青光眼、角膜变性、晶状体后纤维组织严重增生而失明，甚至眼球萎缩（图 3-1-8）。

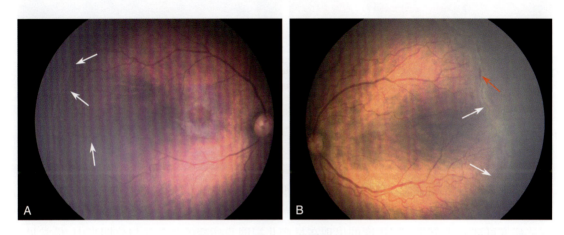

图 3-1-6　早产儿视网膜病变 3 期

A. 鼻侧中周部宽、隆起"嵴"表面绒毛状，粗糙、参差不齐，"嵴"呈浅棕红色，新生血管形成，静脉呈"腊肠"状，动脉迂曲，形成动静脉吻合支（白箭头）；B. 颞侧宽、隆起"嵴"后缘参差不齐（白箭头），"嵴"上见片状出血（红箭头）提示新生血管形成；视网膜动脉迂曲、静脉扩张，"嵴"后缘区大量"丛状"小血管。

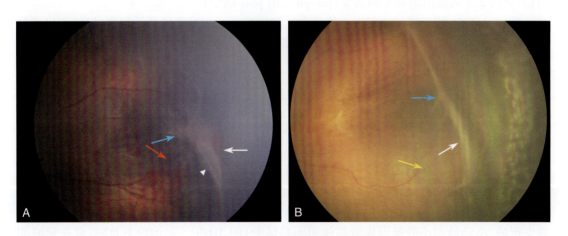

图 3-1-7　早产儿视网膜病变 4 期

A. 4a 期，更宽、更高的"嵴"后出现纤维性血管组织继续增生（白三角），血管弓下支被牵拉，走行僵直；末梢血管分支之间夹角变小（红箭头）。"嵴"上出血灶（白箭头）。"嵴"后区局部视网膜脱离（未累及黄斑区）（蓝箭头）。B. 4b 期，"嵴"呈粗大牵拉纤维组织条索（白箭头）。视网膜皱襞形成（蓝箭头）。视网膜血管扭曲、扩张（黄箭头）。牵引性视网膜脱离（累及黄斑区）。

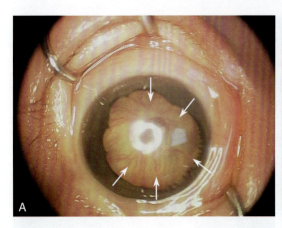 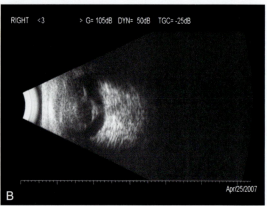

图 3-1-8 早产儿视网膜病变 5 期

A. 前房浅,虹膜后粘连,瞳孔难散大,视网膜全脱离,隆起高(白箭头);B. B 超扫描声像图,显示漏斗状视网膜脱离。

五、附加病变

附加病变(plus disease)是指:①后部视网膜静脉扩张和小动脉迂曲、变形;②虹膜血管怒张,瞳孔强直不易散大;③玻璃体混浊、出血,随着病程的进展可加重;④视网膜前出血。这些病变可部分或全部不同程度的出现在早产儿视网膜病变的各分区与分期当中,最常见、最主要的附加病变是视网膜血管扩张、迂曲,常用(+)~(+++)表示。视网膜血管扩张、迂曲轻度诊断为 plus(+),中度诊断为 plus(++),重度诊断为 plus(+++)。

2005 年,ROP 临床多中心眼科专家进一步提出,轻度的附加病变需要眼科专家会诊及按照标准化眼底图来辨认:①眼底有至少 2 个象限的少量视网膜血管扩张、迂曲,才可诊断附加病变;②正式提出附加前期病变(pre-plus,前 plus 病变)。

前 plus 病变:指后极部视网膜血管尚未达附加病变血管异常的严重程度,但已有异常的血管扩张和迂曲,随时间推移病变进展有可能达到附加病变程度,此情况可在 ROP 分期后加注"前 plus",如"ROP 2 期,前 plus"。

六、急进型后极部早产儿视网膜病变

急进型后极部早产儿视网膜病变(AP-ROP)少见,常发生在超早产、极低出生体重儿。病情重、发展快、且病程不按常规过程由 ROP 1 期向 2 期和 3 期逐步发展,多呈"越期、跳跃式"进展。AP-ROP 最常见于 I 区,但也可见于 II 区后部。在血管化区与未血管化区分界处可有不同程度出血;有显著的附加病变,早期后极部 4 个象限内血管扩张、迂曲、出血;"嵴"不明显,可有一定程度增生性视网膜病变。病变进展迅速,在视网膜动静血管之间可发生交通支形成,小动脉与小静脉因血管扩张而不易区分(图 3-1-9)。如治疗不及时,常在短时间内发生广泛的牵引性视网膜脱离而进展至 ROP 5 期,传统视网膜光凝治疗效果差,玻璃体腔注射抗 VEGF 药物为一线治疗,其治疗后复发率高、预后欠佳。近期研究中该病变被发现也出现在早产儿中,且病变不局限于后极部视网膜,第三版国际分类法中有建议修改成急进型早产儿视网膜病变(aggressive ROP,A-ROP)。

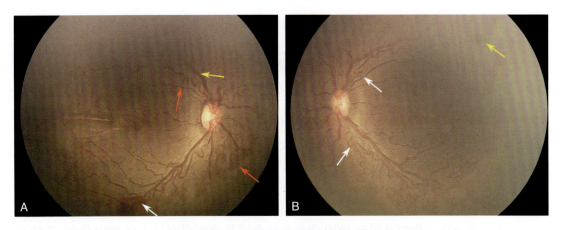

图 3-1-9　急进型后极部早产儿视网膜病变

A. 视网膜血管发育至Ⅰ区,血管迂曲(红箭头)、扩张明显(黄箭头),多处伴有视网膜点、片状出血(白箭头);
B. 视网膜血管发育至Ⅰ区及Ⅱ区后部(黄箭头),4个象限血管迂曲、扩张明显(白箭头)。

七、瘢痕性(退行性)病变

瘢痕性(退行性)病变(regressed disease)可包含 ROP 病变静止和退行性变化,也可包含牵拉性瘢痕。约有 85% 的 ROP 患儿随着年龄的增长病变可自行退化,可称之为"自然性消退"或"自行性消退"。FFA 可见动静脉短路的前沿有芽状毛细血管向前伸展,周边视网膜变得透明,不遗留后遗症。急性 ROP 的消退首先表现为静止型,视网膜病变不再进一步发展,病变范围可由Ⅰ区减退至Ⅱ区或Ⅱ区减退至Ⅲ区。大部分退行性改变发生在分界线部位,主要病变指标有 2 项:周边部和后极部病变;血管性和视网膜病变。

1. **周边部血管性病变**　①视网膜血管化停止,无视网膜血管分支发育及小分支形成异常;②血管弓在周边部环形相连接;③形同毛细血管扩张的血管改变。

2. **后极部血管性病变**　①血管迂曲,颞侧血管变直;②颞侧血管弓的血管分支夹角变小。

3. **视网膜病变(周边部,后极部)**　①色素性变化;②视网膜变薄;③玻璃体视网膜内界面变化。3 期 ROP 自然静止,可能还有视网膜皱褶;玻璃体增殖膜形成,与视网膜粘连或无粘连,形同格子样变性改变;视网膜裂孔形成;牵引性和/或孔源性视网膜脱离。

八、阈值病变

阈值病变(threshold disease)是指:①Ⅰ区和Ⅱ区的 3 期病变,范围达到 5 个连续钟点位,合并附加病变;②Ⅰ区和Ⅱ区的 3 期病变,间断范围累计达到 8 个钟点位,合并附加病变。Ⅰ区或大于Ⅰ区边界,到达Ⅱ区的病变,需注意辨认该区域是否存在"嵴"平坦型的 3 期早产儿视网膜病变。

需要注意,Ⅰ区阈值病变 3 期病变的表达,在"早产儿视网膜病变冷凝治疗协作组"和"辅助氧疗预防阈值前早产儿视网膜病变研究"中,有些差异。

1. 在"辅助氧疗预防阈值前早产儿视网膜病变研究"中,其附加病变为眼底后极部 2 个象限范围的视网膜血管扩张、迂曲。

2. 在"早产儿视网膜病变冷凝治疗协作组"中,其附加病变为眼底后极部 4 个象限范围的视网膜血管扩张、迂曲。

3. 在"辅助氧疗预防阈值前早产儿视网膜病变研究"中,对Ⅰ区阈值病变的界定,包括各期早产儿视网膜病变伴附加病变,以及不论钟点范围的 3 期早产儿视网膜病变伴或不伴附加病变。

4. 依照"早产儿视网膜病变冷凝治疗协作组"研究中的标准图像资料,1 期、2 期早产儿视网膜病变的附加病变范围要达到 2 个象限区才能被认可,这与"辅助氧疗预防阈值前早产儿视网膜病变研究"中的标准相同。

九、阈值前病变

美国 3 个治疗协作组及国际 ROP 命名委员会成员观察研究了大量 ROP 病例,连续有 5 年、10 年及更长时间的研究报告。随着人们对该病变认识的加深,近年来研究重点转向更加注意筛查和治疗更早期的高危性 ROP。学者们进一步引入 ROP 阈值前病变的概念。

阈值前病变(pre-threshold disease)指:①发生在Ⅰ区和Ⅱ区的任何分期的 ROP;②Ⅱ区的 2 期病变合并附加病变;③Ⅱ区的尚未达到阈值的 3 期病变。

阈值前病变分为Ⅰ型和Ⅱ型。

Ⅰ型:Ⅰ区,伴有附加病变的各期 ROP,或不伴有附加病变的 3 期 ROP;Ⅱ区,伴有附加病变的 2 期或 3 期 ROP。也称为高危阈值前病变,其不良预后结局的比例≥15%。

Ⅱ型:Ⅰ区,不伴有附加病变的 1 期或 2 期 ROP;Ⅱ区,不伴有附加病变的 3 期 ROP。称低危阈值前病变。

由于高危早产儿成活率的提高,使视网膜病变位于Ⅰ区和Ⅱ区的婴儿数量增加。阈值病变和Ⅰ型阈值前病变,必须及时按规定施行规范治疗。阈值前病变Ⅱ型按规定时间随访。

十、早产儿视网膜病变诊断

ROP 的临床诊断标准遵循的是 2005 年修订的 ICROP 指南。目前,双目间接检眼镜配合周边巩膜顶压技术检查眼底仍是 ROP 诊断的"金标准",有必要强调其在临床检查中的重要性。ROP 诊断报告的书写应包含以下内容。

ROP_____区,_____期 +/++/+++,其他(   )。

附加病变标注,表明病变的严重性与危险性高于无附加病变者。阈值前Ⅰ型与Ⅱ型分类法的引用,使附加病变的诊断意义也上升到更重要的位置。其是否伴随出现成为决定早期治疗的一个重要指征。其他,如视网膜出血、玻璃体积血、先天性白内障等。书写格式:如Ⅱ区 2 期 ROP 合并附加病变,记录为"ROP Ⅱ区 2 期 +,其他(−)"。在得出上述诊断内容后,需进一步标出是否为"阈值病变"或"阈值前病变"(Ⅰ型/Ⅱ型)。

第四节   治   疗

随着医学的发展和对早产儿视网膜病变认识的逐渐加深,其临床治疗方法不断推陈出新,主要包括:视网膜冷凝、视网膜激光光凝、玻璃体腔药物注射、微创玻璃体手术以及巩膜外加压术等。早产儿视网膜病变 90% 以上不会发展到阈值病变,可自然消退,仅约 6% 的早产儿(多为出生体重 <1 250g)会发展到阈值或阈值前病变,如果不及时治疗将有 50% 的患眼出现预后不良;"需治疗 ROP"(也有文献称"重症 ROP")需根据具体病情选择不同的治疗方法,甚至先后或同时联合手术治疗。

一、早产儿视网膜病变手术前麻醉及准备

早产儿视网膜病变术前一般需要新生儿科医护人员协助,没有新生儿科的眼科专科医院,最好让患儿入住外院新生儿科,由麻醉科、新生儿科和眼科医生共同会诊,做好术前评估和麻醉前准备。根据病情制订手术及麻醉方案、急救预案,解释手术预后,消除患儿家长的思想顾虑以求充分配合。

早产儿视网膜病变冷凝和激光治疗一般需全身麻醉,在手术室进行;在监护、抢救设备齐全,手术条件成熟的 NICU,可采用表面麻醉联合镇静下由小儿视网膜病专家在床边完成激光治疗的方法;玻璃体腔抗 VEGF 药物注射简便易行,通常在监护状态下使用表面麻醉进行手术。手术当日患眼用 0.5% 复方托吡卡胺滴眼液充分散瞳,1 次 /15min,共 4 次,瞳孔难以散大的患儿术前 3 天开始每天涂 1% 硫酸阿托品眼膏散瞳。

二、早产儿视网膜病变冷凝治疗

(一) 临床适应证

主要适用于无激光光凝设备的单位治疗阈值、I 型阈值前病变及部分 4 期 ROP 患儿。偶尔用于补充激光光凝治疗不足的患儿。多数学者认为,对于周边病变,冷凝和激光光凝治疗效果相同;但对于病变部位治疗的精准性,冷凝逊色于激光光凝治疗;术中、术后对患儿的刺激和并发症的发生率,光凝治疗也优于冷凝治疗。

(二) 冷凝方法

双目间接检眼镜直视下冷凝无血管区,避免冷凝"嵴"、纤维血管组织及血管,以防出血。冷凝强度以视网膜出现淡白色反应为宜,避免过度冷凝。术后使用复方托吡卡胺滴眼液、妥布霉素地塞米松眼膏、普拉洛芬滴眼液局部消炎 2~4 周,晚上涂 1% 硫酸阿托品眼膏、妥布霉素地塞米松眼膏包眼 1 周。

病例(图 3-1-10):患儿,男,出生胎龄 26 周,出生体重 800g,自然分娩。生后 10 周(矫正胎龄 36 周)诊断为双眼 Ⅱ 区 3 期 +,ROP 阈值病变(图 3-1-10A、B),给予双眼视网膜冷凝治疗(图 3-1-10C、D)。

(三) 手术并发症与疗效评价

1. 并发症　冷凝手术最常见、最严重的并发症是玻璃体积血,主要因冷凝血管所致。此外,角膜、结膜水肿,冷凝遗漏等也较常见。其远期并发症主要是周边冷凝斑或瘢痕牵拉引起的后极部血管弓变直、黄斑移位、较重的屈光不正等。

2. 疗效评价　评价指标主要包括近期和远期观察指标。

(1) 近期观察指标:主要指术后 3 个月以内,观察病变消退情况,冷凝效果反应良好者表现为附加病变消退,组织增生"嵴"消失,冷凝斑形成。

(2) 远期观察指标:主要指术后 3 个月以后,根据美国多中心 ROP 冷凝研究小组(Cryo-ROP)标准,ROP 术后远期主要观察视网膜不良结构后果,包括后极部视网膜脱离、晶状体后

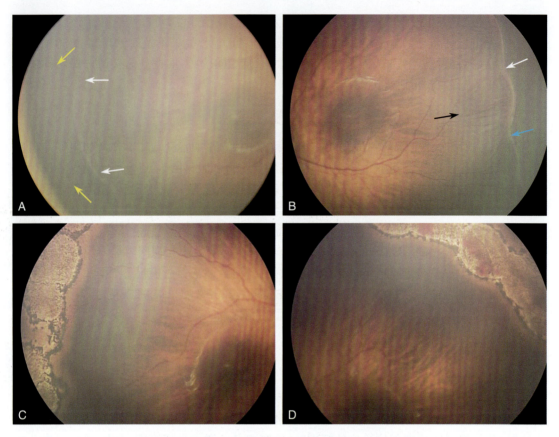

图 3-1-10 早产儿视网膜病变（双眼）冷凝治疗前、后图例

A、B. 双眼早产儿视网膜病变阈值治疗前视网膜增生"嵴"在Ⅲ区（白箭头），视网膜末梢异常小血管"丛状""毛刷状"（黑箭头），动静脉吻合支（蓝箭头），周边部大片视网膜无灌注区（黄箭头）；C、D. 双眼冷凝治疗后冷凝斑融合及色素形成良好，视网膜病变"嵴"完全消退，视网膜基本正常，无牵拉皱襞。

纤维血管膜和后极部视网膜皱褶（常常累及黄斑）。

冷凝效果：Cryo-ROP 在 15 年随访研究中发现，冷凝治疗组出现远期不良视力的比例为 44%，而对照组为 62%，冷凝治疗组出现后极部视网膜皱褶和视网膜脱离等不良结构改变的比例为 27%，而对照组为 48%。深圳市眼科医院早期开展冷凝治疗 50 只眼，经随访观察，病变控制并且视网膜结构正常者 44 只眼（占 88%），出现视网膜脱离或后极部视网膜皱褶者 6 只眼（占 12%），效果相对较好，这可能与手术适应证的选择及手术时间较早有关。

三、早产儿视网膜病变激光光凝治疗

（一）适应证

目前视网膜激光光凝治疗仍是 ROP 治疗的主要选择，已基本替代冷凝治疗。既往认为 ROP 一旦发展到阈值病变，应在 72 小时内进行视网膜激光光凝治疗。ETROP 提出阈值病变不再是 ROP 激光光凝治疗的唯一最佳时机，Ⅰ型阈值前病变也需要进行激光光凝治疗。

（二）激光设备

使用双目间接检眼镜激光输出系统（图 3-1-11），激光波长可以选择 810nm（红外）激光

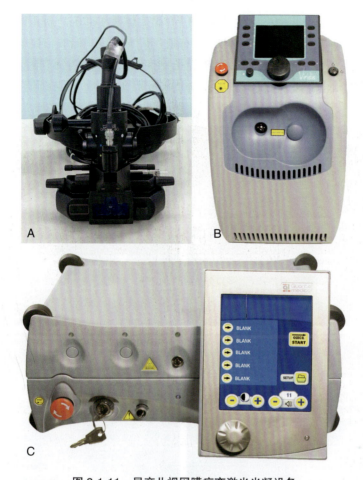

图 3-1-11　早产儿视网膜病变激光光凝设备

A. 双目间接检眼镜激光输出系统；B. 532nm 波长激光机；C.810nm 波长激光机。

或 532nm 激光。临床使用 810nm 波长激光较多，其优点是穿透力强、不容易引起晶状体损伤，并且视网膜局部少量出血者不影响激光光凝效果。

（三）激光光凝方法

用双目间接检眼镜激光输出系统，在患儿瞳孔完全散大后进行。激光初始能量需根据激光波长和眼底色素情况从低能量开始并逐渐升高能量以达到 3 级光斑为宜，曝光时间 0.15~0.2 秒，间隔时间需根据手术者熟练程度以及患儿镇静程度设置，通常为 0.2~0.3 秒，光斑间距以半个光斑距离达到半融合光凝效果为宜（即每一光斑之间相隔半个光斑距离）。中周部无血管区一般可直接光凝，而周边部视网膜需通过巩膜顶压配合进行光凝。激光光凝范围为病变"嵴"至锯齿缘之间的全部无血管区，但病变"嵴"除外。若病变进展较快、接近 4 期病变或"嵴"后有"爆米花"样改变，"嵴"后也可适度激光光凝。手术结束后需要检查有无"遗漏区（skip area）"，若有发现当即补充激光光凝治疗。术后局部应用糖皮质激素类滴眼液和睫状肌麻痹剂滴眼。术后 1 周复诊，若附加病变持续存在或纤维血管增殖继续发展，表明可能有"遗漏区"，或光凝不足，需补充光凝。为减少光凝遗漏，术中可配合使用广角数码小儿视网膜成像系统拍照检查，以有效减少"遗漏区"的存在。

　　病例1(图3-1-12):患儿,女,出生胎龄33周,出生体重1 470g。矫正胎龄44^{+5}周时双眼视网膜依然可见2期病变,附加病变不明显,右眼"嵴"后可见"棉绒"样病变(图3-1-12A,红箭头示);FFA示:双眼视网膜颞侧血管末梢呈毛刷样改变,可见病变"嵴","嵴"后见"爆米花"样强荧光(图3-1-12B、D,白箭头示);故给予双眼视网膜"嵴"前无血管区激光光凝治疗。

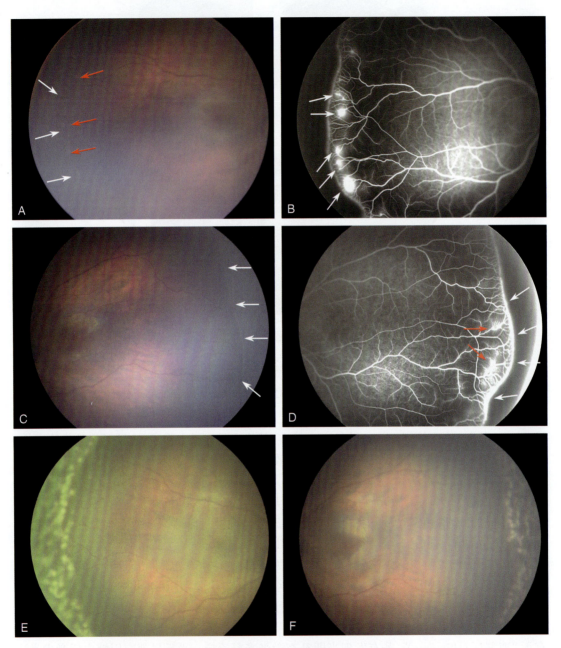

图3-1-12　荧光素眼底血管造影(FFA)引导早产儿视网膜病变激光治疗

A. 右眼淡白色"嵴"(白箭头),其后缘区可见"棉绒"样病变(红箭头);B. FFA显示视网膜病变"嵴",颞侧末梢小血管呈"毛刷"状改变,可见"爆米花"样强荧光灶(白箭头);C. 左眼淡白色"嵴"(白箭头);D. FFA显示视网膜颞侧末梢小血管"团"强荧光(白箭头)/渗漏(红箭头);E、F. 双眼眼底彩图(激光光凝后)。

病例2(图3-1-13):患儿,男,单胎,出生胎龄29周,出生体重1 270g。出生后7周(矫正胎龄36周)筛查见左眼Ⅱ区3期+,阈值病变。故给予视网膜激光光凝无血管区,激光后1个月复查见附加病变消失,病变"嵴"消退,"嵴"前激光斑融合、色素形成良好,病情控制。

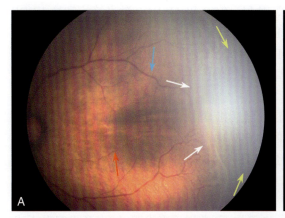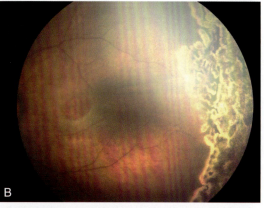

图3-1-13　早产儿视网膜阈值病变激光治疗图例

A. 左眼Ⅱ区3期+,阈值病变,视网膜"嵴"(白箭头),附加病变血管(红箭头指示动脉,蓝箭头指示静脉),视网膜血管无灌注区(黄箭头);B. 左眼视网膜激光光凝无血管灌注区后1个月,附加病变消失,病变"嵴"消退,光凝斑融合、色素形成。

(四) 并发症与疗效评价

1. 并发症　早产儿视网膜病变激光光凝较少出现并发症,急性前节并发症包括角膜、虹膜或晶状体囊膜烧伤。激光能量过高可能导致Bruch膜破裂,引起急性局部脉络膜出血,或迟发性渗出性脉络膜脱离。临床明显的眼前段出血极少发生。中度的眼前节炎症较常见,会引起瞳孔后粘连。白内障是最常见的迟发并发症,约1‰。眼前段缺血可引起虹膜萎缩、白内障、低眼内压和眼球萎缩,但非常罕见。远期并发症主要为眼底组织结构不良、视功能不良,屈光不正等。

2. 疗效评价

(1) 评价指标同冷凝。

(2) 激光光凝效果:深圳市眼科医院自2005年8月—2006年8月对30例58只诊断为需治疗ROP的患儿眼进行视网膜激光光凝治疗,54只眼(93.1%)一次激光手术成功,4只眼(6.9%)因Ⅰ区ROP进行了两次激光光凝,随访终末视网膜不良结构发病率仅为3.4%。Foroozan等通过观察激光光凝治疗120只ROP阈值病变眼,发现视网膜不良结构发病率为9.0%。ETROP通过两年研究得出结果,ROP阈值病变治疗组的术后视网膜不良结构发病率为15.4%,而ROP阈值前病变治疗组的术后视网膜不良结构发病率为9.1%,两组差异有统计学意义($P=0.002$)。

四、早产儿视网膜病变抗VEGF治疗

多数学者认为ROP的发病与VEGF释放浓度水平升高有关,故为ROP抗VEGF治疗

提供了可行、有效的理论依据。目前国内外学者使用贝伐单抗、雷珠单抗(Lucentis),以及融合蛋白等药物进行玻璃体腔注射,在治疗 AP-ROP、I 区急性 ROP 上取得良好效果。

（一）适应证

对于 AP-ROP、I 区及 II 区偏后并伴有附加病变以及部分 4 期 ROP,因行激光光凝破坏范围大或无法完成激光光凝时可考虑进行玻璃体腔抗 VEGF 药物注射治疗,以控制病情、度过危险期并使视网膜血管继续发育。张国明等对 I 区 ROP 和 AP-ROP 激光治疗和抗 VEGF 治疗的疗效和安全性进行荟萃分析显示,抗 VEGF 治疗与激光治疗一样有效,两种方法在复发和再治疗方面表现相似,在 I 区 ROP 和 AP-ROP 中抗 VEGF 治疗更安全,激光治疗与高度近视和更多并发症有关,AP-ROP 的近视程度高于 I 区 ROP。

（二）临床常用药物

贝伐单抗为临床治疗 ROP 最早使用的药物;随后出现眼科专用药物雷珠单抗,该药是由基因工程合成的人源化单克隆抗 VEGF 抗体的 Fab 片段,能非特异性地抑制所有活化形式的 VEGF-A 而发挥作用;随之又出现了融合蛋白类药物(康柏西普、阿柏西普)等。

（三）玻璃体腔注药方法

玻璃体腔药物注射在眼科内眼标准手术室表面麻醉下完成,并由新生儿医生监护,特殊不能转运的患儿可以考虑在 NICU 床边完成。步骤如下:常规消毒术眼、铺巾及术眼贴手术薄膜,0.5% 盐酸丙美卡因滴眼液表面麻醉,小儿开睑器开睑,0.1% 碘伏溶液冲洗结膜囊,固定患儿头部,于颞下方角膜缘后 1.0~1.5mm 处平行于眼轴进针,玻璃体腔注药 0.03ml,注射完毕后拔出注射针头,结膜囊涂氧氟沙星眼膏,眼垫包眼。

病例(图 3-1-14):患儿,女,双胎中的大女,出生胎龄 27 周,出生体重 960g。出生后 6 周(矫正胎龄 33 周)筛查时见虹膜血管扩张,瞳孔难以完全散大(图 3-1-14A,白箭头所示);双眼眼底视网膜血管发育局限于 I 区范围,血管迂曲、扩张明显,血管交通支形成,视网膜伴点、片状出血(图 3-1-14B、G),诊断为"双眼 AP-ROP";故给予双眼玻璃体腔注射抗 VEGF 药物治疗,治疗 2 周后复查见虹膜扩张血管完全消退。双眼视网膜血管迂曲、扩张情况明显改善,点、片状出血部分吸收,血管交通支消失,视网膜血管继续向周边发育(图 3-1-14C、H);再密切随访 2 周,视网膜血管发育仍未到达 II 区,视网膜病变复发,血管扩张、迂曲,见病变"嵴"及其后缘大量"丛状""毛刷状"样毛细血管及小血管眼底彩照(图 3-2-14D、I)、FFA 确认之(图 3-1-14E、J)。对双眼周边部视网膜无血管区激光光凝治疗,视网膜血管逐渐恢复正常,仍然见残存病变"嵴";矫正胎龄 40 周时激光光凝斑色素形成好(图 3-1-14F、K)。门诊随访。

（四）并发症

玻璃体腔药物注射较少发生并发症,最常见并发症为进针方向错误引起,如白内障、脉络膜脱离、玻璃体积血,以及视网膜裂孔或脱离等;此外最为严重而且危害最大的并发症为感染性眼内炎,一旦发生将有失明的危险。

需要注意的是,玻璃体腔药物注射治疗后复发率较高,并且对视网膜形态结构、视力、屈光状态,以及全身神经系统、血管系统发育的远期影响如何仍不明确。

（五）疗效评价

1. **评价指标**　抗 VEGF 治疗评价指标主要包括附加病变消退程度、病变"嵴"消退程度、视网膜血管继续向无血管区生长趋势,此外还包括病变复发情况和远期对视神经发育、视网膜血管发育、视力、屈光状态和全身血管系统发育、神经系统发育等影响情况。

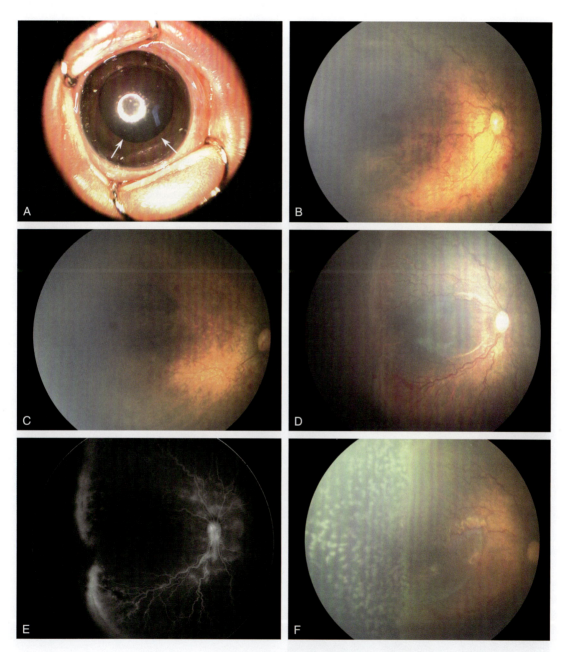

图 3-1-14　急进型后极部早产儿视网膜病变病例治疗图

A~K. 抗血管内皮生长因子＋激光光凝治疗连续观察效果图例（同一例患儿双眼）。

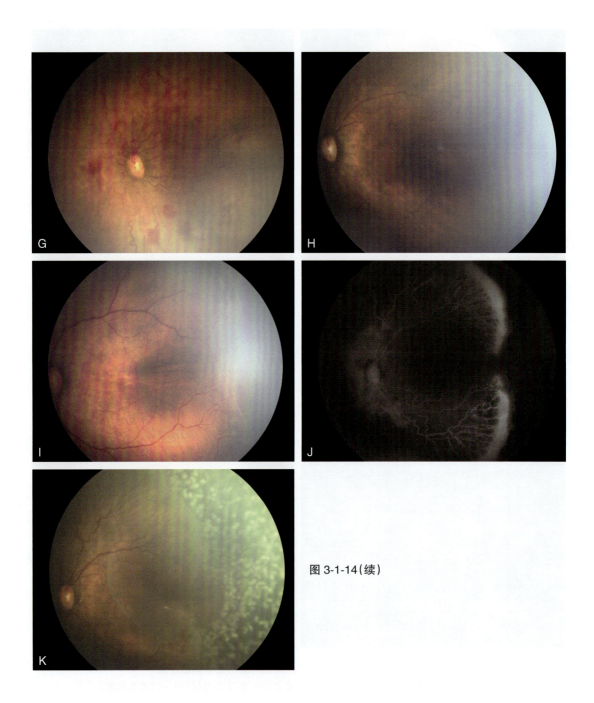

图 3-1-14(续)

2. 抗 VEGF 效果 BEAT-ROP 临床试验多中心研究组对 150 例（300 只眼）Ⅰ区或Ⅱ区（后部）3 期伴附加病变，ROP 玻璃体腔注射贝伐单抗（0.625mg/0.025ml）的患儿随访观察 54 周，失访 7 例（14 眼）。结果显示：贝伐单抗组复发 4 例（140 只眼中 6 只眼）复发率为 4%；激光光凝对照组复发 19 例（146 只眼中 32 只眼）复发率为 22%，两组之间差异有统计学意义（$P=0.002$）。因此认为，贝伐单抗对Ⅰ区 3 期病变治疗效果远远好于 2 区病变。

深圳市眼科医院自 2014 年 1 月—2014 年 12 月对 50 例（100 只眼）Ⅱ区 2 期或 3 期病变伴有附加病变的患儿进行玻璃体腔雷珠单抗注射，24 周的随访观察发现，雷珠单抗组复发 13 例（26 只眼），复发率为 26%；而激光光凝对照组复发 1 例（2 只眼），复发率为 2%，两组差异有统计学意义（$P=0.001$），因此不建议单一抗 VEGF 治疗方法用于需要治疗的Ⅱ区 ROP。

五、早产儿视网膜病变玻璃体视网膜手术

玻璃体视网膜手术兴起于 20 世纪 70 年代，是眼科手术治疗史上的突破性进展，已成为眼科在重要性上仅次于白内障手术的主要手术。手术显微镜是手术必需设备，联合免缝环广角系统的使用，让玻璃体视网膜显微手术更便捷、损伤更小、手术时间更短，以及提高了手术效率，尤其为 ROP 手术提供了优良的手术条件，熟练掌握相应操作技术也能顺利完成其他高难度婴幼儿玻璃体视网膜手术。

（一）适应证

1. 玻璃体牵拉明显，特别是后极部受累患者，巩膜扣带术难以见效时，应选择玻璃体视网膜手术。

2. 5 期 ROP 或伴有明显后极部牵拉的 4b 期 ROP。

3. ROP 激光光凝或抗 VEGF 治疗术后，病变"嵴"不能消退、玻璃体继续增殖、视网膜牵拉加重的患儿。

（二）术前准备

1. 手术器械 微创玻璃体视网膜手术的主要器械包括玻璃体切割机、手术显微镜、免缝环非接触广角系统。

2. 眼部和全身情况 ROP 玻璃体视网膜手术前检查与常见的其他小儿内眼手术要求基本相同。首先要对患儿的视功能进行评估，如有眼附属器官或眼表炎症，需控制稳定后再手术。

瞳孔检查主要注意瞳孔对光反射及瞳孔能否充分散大；瞳孔直接对光反射灵敏及能追光，提示视网膜及视神经的功能良好，预后效果相对较好，反之术后效果不佳。

散瞳后检查晶状体是否透明，晶状体后是否有纤维增殖条索黏附、牵拉；玻璃体与视网膜的关系：是否有粘连、增殖，以及新生血管情况等。视网膜的情况还需使用双目间接检眼镜进一步检查有无增殖、牵拉、裂孔、脱离，以及脱离的范围、形态等，为手术方案的制订提供重要依据。当玻璃体混浊明显时，只有根据眼部 B 超和 UBM 检查来了解玻璃体与视网膜的病变。另一种特殊检查为眼电生理检查，ERG 波形的熄灭常常提示视网膜功能丧失，手术预后甚差；VEP 波峰潜时的延长及波幅的降低，提示视神经传导通路障碍。术后即使屈光间质恢复透明，视网膜复位，视功能也难以改善。

术前除了眼部检查重要外，全身情况检查也同等重要，患儿术前需由新生儿科或儿科医生给予全身评估，对于全身情况较差的患儿，手术中需由儿科及麻醉师相互配合、协作来

完成。

（三）手术方式

保留晶状体的玻璃体切割术（LSV）、玻璃体切割联合晶状体切除术（vitrectomy with lensectomy）、开放式玻璃体切割术（open sky vitrectomy）。

1. 保留晶状体玻璃体切割术　当晶状体和晶状体后玻璃体未受病变累及时可以选择该手术方式，是治疗4期ROP的最佳选择，该手术方式于1992年由Maguire和Trese报道首次用于治疗累及黄斑的后极部次全视网膜脱离。

2. 玻璃体切割联合晶状体切除术　适合晚期ROP巩膜扣带术不能成功或已行巩膜扣带术而失败的病例。本手术可完全清除病变、松解牵引，常需要切除晶状体，该术式多适用于4b期、更多是5期ROP导致的视网膜脱离。现在多推荐25G/27G微创玻璃体视网膜手术。

3. 开放式玻璃体切割术　适用于瘢痕期ROP或迟发性视网膜脱离的病例，或因闭漏斗状视网膜脱离严重，闭合式玻璃体切割不能进行者。该技术首先移除角膜并保存，应用冷凝头于囊内摘除晶状体，然后直视下采用双手法分离清除玻璃体内增殖膜，松解视网膜，注入黏弹剂，最后缝回角膜片。该技术的优点是视野好，允许双手操作，缺点是术中持续低眼内压、手术时间长、后极部病变操作受限、手术创伤重，以及术后出现散光、低眼内压等。

（四）手术操作

1. 术前准备　术前1小时开始用0.5%复方托吡卡胺滴眼液散瞳，每15分钟一次，共4~6次，瞳孔难以散大的患儿术前2天开始涂1%硫酸阿托品眼膏散瞳，直至瞳孔散大；术前30分钟给予硫酸阿托品肌内注射。

2. 麻醉　采用气管插管全身麻醉。

3. 切口　婴幼儿眼睛解剖结构与成人有所不同，婴幼儿眼球较小，眼轴为15.00~18.00mm，角膜直径8.50~10.00mm，睫状体平坦部发育尚不成熟，足月儿睫状体平坦部距角膜缘的距离约为0.87mm，足月出生后3个月约为3.00mm，所以多数婴幼儿在行玻璃体切割术时，要从睫状体冠部入口进行。目前婴幼儿玻璃体切割术多使用25G、27G玻璃体切割头，结膜常常无须剪开，巩膜穿刺口依常规闭合式玻璃体手术三切口位置，可适当前移0.50mm，联合晶状体切除者也可做角巩膜缘穿刺口，放置灌注管及导光纤维管和玻切头。婴幼儿角膜、眼球较小，操作空间有限，目前多采用免缝环非接触广角系统下进行手术，其特点是方便、快捷，不但减少了对眼球组织的手术损伤，而且还提高了手术效率。漏斗状视网膜脱离较严重时，需根据UBM检查结果在脱离较宽的位置做巩膜穿刺口。

4. 晶状体切割　对于ROP伴有白内障的患儿，可在穿刺通道完成后使用玻璃体切割头在晶状体后部进行咬切，采用高吸引力低切割速率的晶状体切割模式将白内障去除，然后切除玻璃体；周边晶状体囊膜是否需要保留则需根据手术设计而定，保留囊膜日后方便后房型人工晶状体植入，去除囊膜日后可行前房型人工晶状体植入。联合晶状体切除的玻璃体切割手术，其穿刺口也可选择角巩膜缘穿刺口，按由前向后顺序完成手术。

5. 玻璃体切割　玻璃体切割应遵循由点到面、由浅入深的方法逐步切割，直到玻璃体后皮质。不宜在中央挖出一条"隧道"，而周边仍残留过多玻璃体，这样操作时周边玻璃体常常会牵拉视网膜，更不利于伴有视网膜脱离病例的处理。该术式还应注意原位切割，不可将远处的玻璃体强吸、牵拉切除。切割近视网膜表面的玻璃体时需注意使用低吸力、高切割速率方法完成，避免视网膜被吸引误切。当大部分玻璃体切除完成后再切除后皮质。

6. 剥膜、分离及切割　ROP 的增生性玻璃体视网膜病变（proliferative vitreoretinopathy，PVR）常在多处纤维血管组织开始，从视网膜表面长到玻璃体后皮质上形成视网膜前膜，它们的收缩对视网膜造成切线方向的牵引，易发生牵拉性视网膜脱离。故在切除玻璃体后解除了前后方向的牵拉力，随后去除视网膜前膜。手术中禁忌强行剥膜，一旦病变眼的视网膜出现裂孔，且其难以闭合，将导致手术失败；可使用垂直剪在粘连区外剪断牵引组织，孤立粘连区，膜组织牵拉力一旦解除，则不影响视网膜复位效果。去除视网膜前膜最为多见的并发症为出血，处理方法可采取升高灌注压以升高眼内压而达到止血的效果；如能看到出血点、血管，也可以直接使用电凝方法止血。另一并发症为视网膜裂孔，如有发生首先要清除裂孔周边的残余牵拉性膜组织，使裂孔处视网膜完全松解，达到能与色素上皮相贴伏的状态，再行气 - 液交换，使视网膜复位，气体下激光光凝封闭裂孔。

7. 气 - 液交换及内引流　将灌注管改为气体灌注，向玻璃体腔持续注气，同时使用笛针，首选放置在视网膜裂孔边缘，经过内引流将视网膜下液吸引出来，待视网膜贴伏后再吸除视乳头前灌注液，完成气 - 液交换，玻璃体腔内的液体全部被置换成气体。ROP 病例的视网膜脱离多为牵拉性视网膜脱离，不同于成人的孔源性视网膜脱离或糖尿病视网膜病变导致的视网膜脱离，极少出现裂孔，玻璃体增殖、牵拉一旦解除，视网膜便可复位，因此气 - 液交换较少使用。

8. 缝合穿刺口　目前玻璃体手术多采用 25G、27G 微创玻璃体手术器械，并且穿刺口有套管保护，手术结束时拔出套管，穿刺口多可自行闭合，无须缝合，对于穿刺口不能自闭者可使用 7-0 可吸收缝线呈"∞"缝合。

病例（图 3-1-15）：患儿，女，单胎，出生胎龄 30 周，出生体重 1 200g。因双眼 ROP Ⅱ区 3 期 +，伴玻璃体增殖，给予双眼视网膜激光光凝治疗，光凝后玻璃体增殖仍在继续加重，并引起牵拉性视网膜脱离（图 3-1-15A）；行玻璃体切除联合抗 VEGF 治疗，治疗后 1 个月复查见视网膜复位，玻璃体增殖解除，视网膜表面依然可见与锯齿缘平行的增殖玻璃体残迹，周边见陈旧性激光斑（图 3-1-15B）。

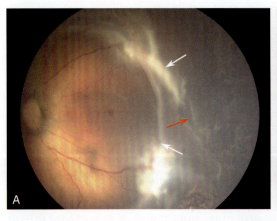
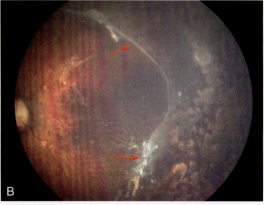

图 3-1-15　早产儿视网膜病变激光、玻璃体切除、抗血管内皮生长因子联合治疗效果图例
A. 激光光凝后视网膜病变"嵴"（红箭头）复发，玻璃体视网膜增殖加重（白箭头）及引起后极部牵拉性视网膜脱离；B. 玻璃体切除联合抗 VEGF 治疗后 1 个月复查，玻璃体增殖条带去除，视网膜复位，视网膜表面增殖残迹（红箭头）。

（五）手术并发症

ROP 玻璃体手术操作难度大，手术并发症较多，且性质严重，如处理不善，可导致永久性失明，甚至眼球萎缩。

1. 术中并发症

（1）角膜上皮水肿：角膜上皮水肿发生会影响眼后节的观察，干扰手术的顺利进行，多数发生在手术时间长、眼内灌注压过高等情况，一般给予表面滴高渗糖或刮除角膜上皮对症处理后完成手术操作。

（2）瞳孔缩小：缩小的瞳孔常常影响术者更全面地观察眼底情况，影响手术继续进行。术前充分散瞳是预防的根本方法，如瞳孔难以散大者，术前一晚可给予硫酸阿托品眼膏涂眼；如因手术时间过长瞳孔有缩小趋势，可在灌注液中加入肾上腺素预防；对于有虹膜后粘连，瞳孔不能散大者，如系无晶状体眼或拟行晶状体切除的，可使用瞳孔拉钩将瞳孔拉开，手术结束时取出，使瞳孔恢复原形。目前由于免缝环非接触广角系统的使用，对瞳孔大小的要求较之前降低了一些。

（3）脉络膜脱离：为严重并发症，如发现和处理不及时，可能导致严重后果。产生的主要原因是灌注头插入脉络膜上腔而未进入玻璃体腔，注入的液体积聚于脉络膜上腔导致脉络膜脱离；与灌注头过短、球壁增厚以及脉络膜脱离等有关。因此，术前 B 超及 UBM 提示有脉络膜脱离的患儿应避开在脱离区内做切口，或先做巩膜切开，放出脉络膜上腔液体后再切口。在插入灌注头时，应通过散大的瞳孔观察，确保灌注头完全进入玻璃体腔内时再开放灌注。

（4）晶状体损伤：保留晶状体术式者应避免晶状体的损伤。

1）术中晶状体损伤，绝大多数是由器械直接引起损伤。晶状体的机械性损伤，可发生在任何眼内器械进入眼内时。强调一切器械进入眼内时都应保持向内、向后，即朝向视乳头的方向。

2）晶状体的损伤有时也发生在切割前段玻璃体时。玻璃体切割时先切割中央部玻璃体，然后逐渐向前切除前部玻璃体，如非十分必要，可保留紧贴晶状体后囊的薄层玻璃体，以免器械直接损伤晶状体。前部、中部玻璃体切除后，最后切除后部玻璃体。这样的切除步骤可增加术者的适应过程，熟悉晶状体的位置，防止器械骤然向前伤及晶状体。

3）切除周边部玻璃体也容易伤及晶状体。不管是切割头伸向对侧或对侧的导光纤维伸过来照明，器械的杆部都可能触及晶状体后囊而对其产生损伤。避免的方法：①切割头只切除同侧周边的玻璃体，如果要切除对侧，则交换手中器械；②改变导光纤维的投射方向，改变从对侧直接照射法为后映法，即让导光纤维朝向后照亮视网膜，再利用眼底的反光来照明周边手术区。

晶状体一旦被损伤，即在显微镜下见到一圆形损伤区，常于术后 2 周内发展成明显的白内障。如果术者一时难以决定晶状体的去留，并且后段尚可见时，也可继续完成玻璃体手术，混浊的晶状体留待以后再处理。

（5）玻璃体积血：多发生在切除玻璃体内增殖组织时，切断了血管或在剥膜的过程中损伤了新生血管。处理时，对凡能见到出血的血管、出血点，即给予电凝封闭；未见到出血点的弥漫性渗血，用升高灌注压提高眼内压的方法来达到止血的目的。

（6）视网膜裂孔、脱离、嵌顿

视网膜裂孔可位于周边部或后极部,周边部裂孔最好发于锯齿缘,并且较大,可达 2 个钟点范围,甚至半圆周。周边裂孔也有发生于锯齿缘后方的,这些裂孔较小,与手术时的牵拉玻璃体有关或为剥膜时发生的医源性裂孔。因其位置较前,难以发现,故需要借助于周边巩膜顶压检查。后极部裂孔多数与膜脱离、分离等操作有关,产生后常能及时发现,其处理包括进一步去除裂孔周边的牵引膜,充分游离视网膜,然后进行气 - 液交换及眼内光凝封闭裂孔。

手术中应当去除那些必须去除而且能够去除的视网膜前增殖膜,但不要冒险去除一些没必要或无法去除的增殖膜。

视网膜嵌顿多见于玻璃体增殖严重的患者,多种器械反复进出穿刺口,玻璃体或陈旧出血黏稠牵拉视网膜,灌注压的冲刷,容易使周边部视网膜嵌顿于穿刺口,25G、27G 灌注套管的使用,使得视网膜嵌顿发病率大大减少。

特别注意:ROP 玻璃体手术应竭力避免医源性视网膜裂孔产生,否则往往会导致手术失败。

2. 术后并发症

（1）角膜上皮修复延迟:术后局部加压包扎可有效促进角膜上皮的修复,防止反复剥脱,术中尽量不刮除角膜上皮。

（2）白内障:除外手术中器械性损伤,术后白内障分为早期与晚期发生两大类。

1）早期:在术后次日即可出现,早期混浊是可逆的,其发生与气 - 液交换、气体填充有关。

2）晚期:晶状体混浊出现在术后半年或 1 年后,硅油填充者也为该类型,未行硅油填充者亦会出现后囊下混浊,可能与术后长期失去玻璃体对晶状体的正常保护与营养有关。

（3）玻璃体积血:预防的方法是术中尽可能去除玻璃体对视网膜的牵引。出现玻璃体积血时在明确出血部位后行视网膜光凝或电凝完善止血。术后的再出血,容易弥散吸收,不急于再次手术,可观察 1~2 个月,始终不见吸收迹象时再考虑行玻璃体腔灌洗术。

（4）视网膜并发症:主要有视网膜脱离及增生性玻璃体视网膜病变。

视网膜脱离在术后短期出现,多数是术中已发生了视网膜裂孔,而术毕时未被发现。裂孔多位于周边部或锯齿缘截离。术后 2~3 个月出现的视网膜脱离,多数与玻璃体切割不彻底有关,周边残留了较多的玻璃体,其收缩可引起视网膜牵拉或裂孔;少数则由后部视网膜上的瘢痕牵拉萎缩视网膜产生后极部小裂孔;玻璃体嵌顿于穿刺口牵拉也能导致周边裂孔。

ROP 术后的视网膜脱离可迅速发展成漏斗状脱离,术后一旦发现应立即查找裂孔并手术治疗,否则增生性玻璃体视网膜病变随之发生,且此时视网膜不能再通过普通的环扎术或玻璃体视网膜手术复位,预后差。

（5）青光眼:玻璃体视网膜手术后的青光眼主要包括以下几类。

1）暂时性高眼内压:手术过程中灌注液、器械可对角膜内皮及房角产生损害,术后组织的水肿反应、炎性细胞及碎屑沉积,也可加重房角的损伤,影响房水流出而导致眼内压增高。该种高眼内压通过术后抗炎及降眼内压药物治疗,常可在 2~3 周内降为正常,极少数患者需行手术治疗。

2）血影细胞性青光眼（高眼内压）:玻璃体手术后,变性血细胞可进入前房,却不能通过小梁网而积聚在房角,引起眼内压增高。临床表现除有眼内压增高外,裂隙灯下可见前房中悬浮着无数棕色细小颗粒,量多时积聚于房角底部,类似前房积脓。该症状应与术后的葡萄膜炎或眼内炎相鉴别,本症角膜后无灰白色角膜后沉着物,也无虹膜后粘连;治疗先用降眼内压药物,顽固者需行玻璃体与前房灌洗,清除血影细胞,疏通房水通道。

3)新生血管性青光眼:术前有虹膜红变者,玻璃体切割术后容易形成新生血管性青光眼。裂隙灯下虹膜表面大量新生血管,眼内压持续增高,后期常并发前房及玻璃体积血。处理极为棘手,可行抗 VEGF、前房引流物植入,以及睫状体破坏性手术。

(6)眼内炎及交感性眼内炎:较少见,前者主要与器械消毒不严格、手术操作过多、无菌观念不强等因素有关。

(7)眼球萎缩:玻璃体切割手术如不出现严重并发症,术后很少出现眼球萎缩。严重 ROP 增殖性玻璃体视网膜病变,手术后视网膜如不能复位,病情无法控制者,最终眼球将会萎缩。

(六)手术预后

1. 视网膜复位　晚期 ROP 玻璃体视网膜手术后的视网膜解剖复位率取决于病变的严重程度及漏斗状视网膜脱离的类型和术毕是否完善复位。Hiros 报道应用开放玻璃体切割术治疗 338 例 524 只眼,其中 205 只眼(39.2%)获得视网膜复位;Tress 报道 5 期 ROP 的解剖复位率是 48%;Zilis 等报道 4 期 ROP 14 只眼中 9 只眼(64%)获得部分视网膜复位;Charles 报道 580 例手术患儿视网膜复位率为 46%。张国明等对 14 只眼早期干预治疗失败的病例进行 27G 玻璃体手术治疗,12 只眼病变进展得到控制,占 85.71%,其中 8 只眼黄斑区复位良好,占 57.14%;4 只眼伴有黄斑移位;另外 2 只眼病变未得到控制,其中 1 只眼合并虹膜后粘连和白内障。

2. 视功能恢复　玻璃体视网膜手术治疗 ROP 的解剖复位率较低,视力预后不容乐观。Hiros 等报道 82 例解剖复位的 ROP 患眼中,视力达 20/200 的有 3 只眼,视力达 20/400 的有 4 只眼,视力达 20/800 的有 9 只眼,视力达 20/1 600 的有 11 只眼,视力达 20/3 200 的有 24 只眼,光感达 26 只眼;Trese 报道 85 只眼中,26 只眼(31%)视力达到运动觉(包括光反应、追物、分辨形状);Zilis 等报道 43% 的 4 期 ROP 病例和 11% 的 5 期 ROP 病例最终视力好于追光;Charles 报道 5 例 5 期 ROP 患眼视网膜复位后仍记录不到 ERG。这些结果均提示,早期激光光凝治疗是防止视网膜脱离发生和发展并保存良好视力的关键所在。

六、巩膜扣带术

巩膜扣带术适用于刚刚开始影响到Ⅰ区的 ROP 牵拉性视网膜脱离(4b 期和 5 期)及合并裂孔的牵拉性视网膜脱离。4a 期 ROP 的治疗可先予观察。

(一)手术适应证

早产儿视网膜病变 4b 期和 5 期开放漏斗状视网膜脱离,玻璃体牵引较轻者可选择巩膜扣带术。巩膜扣带术的时机和方式目前尚无定论,但其优于玻璃体手术之处是可以保留晶状体、手术时间较短、眼内干扰少。但随着保留晶状体的玻璃体手术的应用,单纯应用巩膜扣带术治疗 ROP 的病例已越来越少,与玻璃体手术联合应用较多。同时婴幼儿施行巩膜扣带术与成人行巩膜扣带术的并发症等相似。该术的重点:①眼科、麻醉科、新生儿科协同施行手术,以及手术后的护理;②手术中婴幼儿眼球解剖、组织结构参见本节"五、早产儿视网膜病变玻璃体视网膜手术"内容。

（二）术后评估

1. 视网膜复位率 手术成功多指视网膜解剖复位后维持至少 6 个月。少数患儿不能获得视网膜解剖复位。Greven 和 Tasman 报道 4b 期 ROP 22 只眼经巩膜环扎术和冷凝术后 13 只眼（59%）获得复位。Noorily 等单纯应用巩膜扣带术治疗 15 只眼，10 只眼（67%）获得视网膜解剖复位。Trese 报道 17 只眼 4a 期 ROP 术后，12 只眼（70%）视网膜解剖复位；43 只眼 4b 期 ROP 术后，29 只眼（67%）视网膜解剖复位；10 只眼 5 期 ROP 眼术后，4 只（40%）视网膜解剖复位。

2. 视功能恢复 目前，视网膜手术解剖复位率较高，但 ROP 患儿的视功能恢复仍多不理想。一般术后 2 个月内视力逐渐恢复，恢复到最佳的时间多在术后 6 个月内，有些患儿随后仍然可缓慢逐渐提高。视功能的恢复与脱离的范围、黄斑累及情况、脱离时间等有明确的关系。Greven 和 Tasman 报道获得视网膜解剖复位的 10 例患儿在随访 18 个月后仅有 4 例（10%）获得 20/400 以上视力；Noorily 等报道 10 例患儿中仅有 2 例（20%）获得追光视力。

到目前为止，巩膜扣带术的确切疗效仍有争议，因为 4 期 ROP 和极少一部分 5 期 ROP 视网膜脱离可以自发复位，所以巩膜扣带术治疗晚期 ROP 的作用还需要进行前瞻性、随机对照研究验证。

（田汝银　张国明　曾　键　陈妙虹　郭金莲　何红辉　谭文静）

第二章

新生儿视网膜出血

新生儿视网膜出血（neonatal retinal hemorrhage）为新生儿视网膜疾病筛查中最常见的异常表现，是指新生儿在出生后 1 个月内发生的视网膜出血（retinal hemorrhage，RH）。

正常新生儿视网膜出血发病率国内外均有报道，因为筛查对象、筛查方法和筛查时间的不同，结果不一，国外为 2.6%~50.0%，国内为 17.45%~37.30%。总体上玻璃体积血发病率比视网膜出血要低。

新生儿视网膜出血是一种常见病，而且大多数出血在无特殊治疗的随访中可自行吸收；相比之下合并黄斑部、视乳头出血，以及一些出血量大的新生儿应定期密切随访，必要时及时给予干预，避免发生严重的视力损害，导致弱视或者眼球震颤。对于新生儿视网膜出血的转归，有文献报道，新生儿视网膜出血可影响双眼融像功能发育，引起外斜视（隐斜）的发生；宫内窘迫、分娩方式、出生体重等因素可能与新生儿视网膜出血有关。但这些报道较少涉及正常新生儿，也缺少客观记录眼底图像，且没有深入地研究视网膜出血的形态、治疗和转归。

第一节　分类及分级

一、分类

视网膜出血根据视网膜层间结构由内向外可有以下几种类型。

1. 视网膜前出血（preretinal hemorrhage）　视网膜前出血可细分为 2 类。

（1）玻璃体下出血（subhyaloid hemorrhage）：指内界膜和玻璃体后界膜间的出血，也是真正意义上的视网膜前出血。

（2）内界膜下出血（submembranous hemorrhage）：指内界膜和神经纤维层间的大量出血。无论是内界膜下出血还是玻璃体下出血，出血量一般较大，呈圆顶或舟状，新鲜时因血液流动及重力作用在患者坐位时形成液平面，液平面上部为淡棕黄色的血浆成分，下部为鲜红色的红细胞成分，从而遮蔽了下方的视网膜，可能并发局部玻璃体脱离。

2. 视网膜内出血（intraretinal hemorrhage）　又称点状/印迹样出血,视网膜内出血可分为2类。

（1）视网膜浅层出血（superficial retinal hemorrhage）:指视网膜浅层毛细血管的出血;出血沿神经纤维的间隙扩散,呈鲜红色线状、条状及火焰状。

（2）视网膜深层出血（deep retinal hemorrhage）:指视网膜深层毛细血管网的出血;多位于内核层或外丛状层,由于神经视网膜结构的紧密约束,多局限而呈暗红色圆点状,小斑片状;也可沿神经走行纵向扩散。

3. 视网膜下出血（subretinal hemorrhage）　视网膜下出血呈深红色、无定形,出血源于视网膜深层血管,位于视网膜神经感觉层与视网膜色素上皮（retinal pigment epithelium,RPE）之间。

4. 神经纤维层出血（nerve fiber layer hemorrhage）　又称火焰状出血（flame shaped hemorrhage）。很常见且易于观察,出血沿着神经纤维呈线性分布,形似裂片,因此又叫裂片样出血（splinter hemorrhage）;若出血位于视乳头,则称为视乳头出血。

5. 色素上皮层下出血（subpigment epithelia hemorrhage）　出血位于RPE和Bruch膜内面之间,该出血常来源于脉络膜新生血管（choroidal neovascularization,CNV）或脉络膜本身血管的破裂。由于RPE与Bruch膜结合紧密,使RPE向上隆起形成局限性的小血肿,呈边缘光滑隆起的圆形或椭圆形外观,颜色为青紫或黑褐色,亦称为出血性色素上皮脱离（pigment epithelial detachment,PED）。

6. 脉络膜出血（choroidal hemorrhage）　出血位于脉络膜上腔,临床可观察到上方视网膜血管和神经纤维,呈红黑色,需与脉络膜色素痣鉴别。

7. 玻璃体积血（vitreous hemorrhage）　玻璃体积血不仅使屈光介质混浊,妨碍光线到达视网膜,而且能对眼部组织产生严重破坏作用。

描述新生儿视网膜出血可以从以下2方面进行。

视网膜的出血形态:点状、片状、火焰状（裂片状）,以及中央白点出血等。

把视网膜所在区域分为四个象限:鼻侧、上方、颞侧、下方;或者分为后极部、周边部、全视网膜。若累及视乳头、黄斑区等重要部位的出血需专门分类,因为新生儿这类型出血需要更多的关注。严重者应尽快转新生儿科、眼科以进一步治疗。

二、新生儿视网膜出血形态及分级

(一) 新生儿视网膜出血形态研究

有报道显示,新生儿视网膜出血可归纳为以下3种主要形态:浅层火焰状,深层点状,以及深、浅层并存的混合型,其中以混合型最为多见。也有报道显示:出血以双眼为多,常位于后极部,以浅层出血为主,有点状、片状、火焰状等不同的形态,大小多在0.5~2.0个视乳头直径,出血量多少不等。在笔者团队的研究中发现,出血形态可谓"千姿百态",可见羽毛状、片状、火焰状、圆形、球形、圆顶、舟状、不规则形状等（图3-2-1~图3-2-11）,严重视网膜出血常累及黄斑、视乳头,甚至产生玻璃体积血,导致玻璃体混浊,大量的玻璃体积血在长时间的吸收过程中可发生玻璃体机化、纤维组织增生。

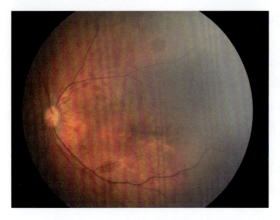

图 3-2-1　火焰状浅层视网膜出血

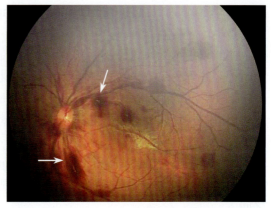

图 3-2-2　深层视网膜出血

团状深层(深红色,略隆起;在视网膜血管下)视网膜出血(白箭头)。

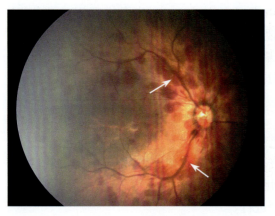

图 3-2-3　浅层视网膜出血

圆片状浅层视网膜出血(白箭头)。

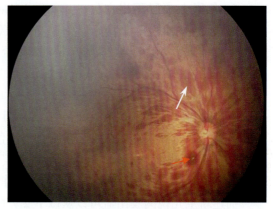

图 3-2-4　视网膜出血

浅(白箭头)、深层(红箭头)视网膜出血。

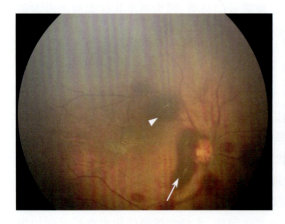

图 3-2-5　视网膜前出血

团状(白三角)、条状(白箭头)视网膜前出血(出血遮挡血管)。

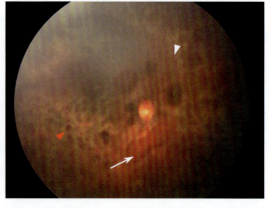

图 3-2-6　多种视网膜出血

视网膜浅层(白三角)、深层(红三角)和视网膜前(白箭头)出血(混合型,全视网膜出血)。

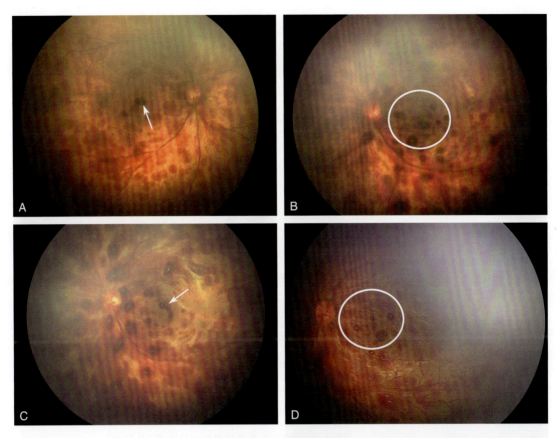

图 3-2-7　全视网膜出血

A. 全视网膜出血累及黄斑中心凹（白箭头）；B. 全视网膜出血累及黄斑部（白圈内为累及的黄斑部）；C. 全视网膜出血累及黄斑中心凹颞侧（白箭头）；D. 全视网膜出血累及黄斑部（白圈内为累及的黄斑部）。

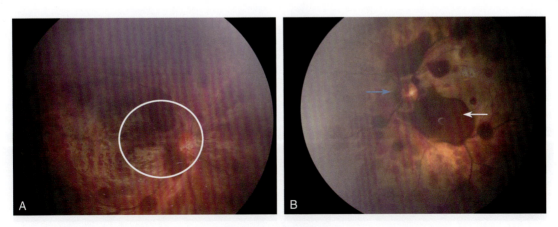

图 3-2-8　全视网膜出血

A. 全视网膜出血累及视乳头和黄斑部（黄斑部浓厚视网膜前出血，见白圈）；B. 全视网膜出血累及视乳头、黄斑部（黄斑部浓厚视网膜前出血突入玻璃体，见白箭头；视乳头舟团状出血，见蓝箭头）。

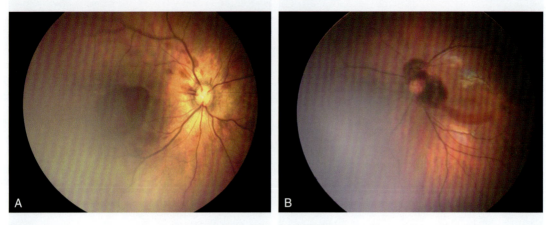

图 3-2-9　视网膜前出血
A.黄斑部云团状视网膜前出血;B.视乳头舟团状出血。

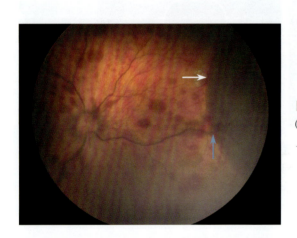

图 3-2-10　视网膜下出血
(鼻侧 100°范围,出血灶边界清楚,呈弧形(白箭头),
表面见视网膜静脉血管(蓝箭头)。

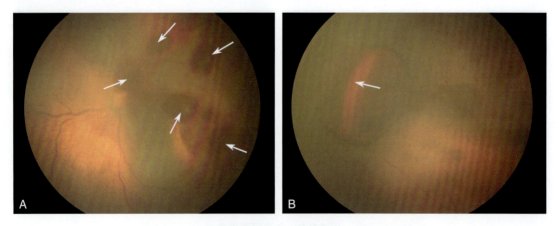

图 3-2-11　视网膜前出血、玻璃体积血/玻璃体混浊
A.多处视网膜前出血(白箭头);B.玻璃体积血(白箭头)。

（二）新生儿视网膜出血分级研究

新生儿视网膜出血分级情况，以往大多采用的分级法是基于直接、间接检眼镜观察的结果，主要有以下方法。

1. Von Barsewisch 分级法（按出血点多少分）　Ⅰ级：3 个出血点以下；Ⅱ级：3~10 个出血点；Ⅲ级：10 个以上出血点。

2. Egge 分类法，将视网膜出血分为三级（图 3-2-12~ 图 3-2-14）　Ⅰ级：出血范围小、量少，局限在视乳头周围的小点状、线状出血；Ⅱ级：出血量稍多，呈斑片状、火焰状，面积不超过 1 个视乳头面积；Ⅲ级：出血面积超过 1 个视乳头面积，及沿着血管走行的火焰状出血及黄斑出血，目前临床上较多采用此分级诊断。

3. Berkus 研究团队提出的分级标准，其仅将视网膜出血分级为"轻度"和"重度"，且划分"重度"的内容标准并不明确；这种不确切的分级标准或许可以解释为何他们的研究结果中到达"重度"程度的视网膜出血患儿比例较高。

另外，有 2 个实验团队的研究结果是基于直接检眼镜检查。Emerson 研究团队报道，32% 的视网膜出血会累及眼底周边部，4% 的视网膜出血完全发生在眼底周边部。直接检眼镜不能够完全观察到眼底周边部的情况，诊断结果可能会低估视网膜出血的严重程度。

4. Watts 等对 1970—2011 年 10 个数据库中 1 777 个新生儿的视网膜出血研究结果进行荟萃分析后，提出了他们自己的新生儿视网膜出血分类及分级标准。他们认为可以从以下几个角度描述。

（1）按严重程度分为轻、中、重度三度：①轻度为出血量少，记录 1、1+、2+ 级出血，出血点数量为 1~10 个及面积小于 1 个视乳头面积；②中度为出血量较多，记录 2、3+ 级出血，出血点数为 11~30 个；③重度为出血量大，记录 3、4、4+ 级出血，出血点数量在 31 个出血点及以上。

（2）提及采用 ROP 分区部位，即Ⅰ、Ⅱ、Ⅲ区，都分别都有的出血情况。其中，后极部包括黄斑区及 ROP Ⅰ区；周边部包括 ROP Ⅱ、Ⅲ区，按出血区域分为后极部和周边部出血。

（3）按出血层次分为视网膜前出血、视网膜内出血、视网膜下出血、多发性出血。但此种分类较复杂，层次欠清晰，能否客观地反映新生儿视网膜出血的严重程度及其临床意义，仍需要大量研究来证实。

Watts 的文献提到了 ROP 的分区部位中，Ⅰ区、Ⅱ区、Ⅲ区都有的出血情况，但是没有提及如何结合分级。

三、新生儿视网膜出血分级标准探讨

目前大多采用的分级法是基于直接、间接检眼镜观察的结果，通过广角数码小儿视网膜成像系统检查，常用的为 1979 年 Von Barsewisch 分级法（按出血点多少分）和 Egge 分级法（按出血点面积分），两者都有一定的缺陷。首先，按出血点多少划分，临床上所见，往往有很多视网膜出血是超过 10 个点的，少于 3 个出血点的很少；也有的尽管只有少量出血点，但有的出血已突破入玻璃体；Ⅲ级出血数量较多面积也较广，虽然有些后极部出血点少，但周边部视网膜出血较多。其次，按出血点面积来分，也有很多不足，如周边部出血范围超过 1PD 的出血点，但后极部出血范围较小而被定义为Ⅲ级出血；部分病例虽然全视网膜范围内有大量出血点，但没有一个出血范围超过 1PD 的，只能定为Ⅱ级出血。

另外,与视力发育密切相关的重要解剖部位出血,如视乳头、黄斑,甚至黄斑中心凹的出血没有单独提出来,如图 3-2-12,无论从出血点的大小和数量来看都只能算 I 级出血。这些显然和出血带来的严重后果程度,或者对日后视力的影响程度不符。

如上所述,根据 Berkus 研究团队的分级标准,仅仅将视网膜出血分为"轻度"和"重度",其他实验团队的研究结果是基于直接检眼镜的检查,但其缺点是不能够完全观察到新生儿眼底周边部的情况,因此诊断结果可能会低估视网膜出血的严重程度。Watts 文献提到了用 ROP 分区的 I 区、II 区、III 区来区分出血情况,但是没有详细提及按该部位如何分级。

由此可见,因检查手段的局限,及以往的新生儿视网膜出血分级概念较为模糊,涵盖内容不够全面、精确,缺乏准确的标准界限,所以不能对视网膜出血进行较准确的定性、定量分析,既往研究团队的分级标准用于现代儿童眼保健后显现出很多不足的地方,不利于指导临床治疗。轻度的出血不需要治疗,短期内就能够完全吸收,随访观察即可;但严重的出血或者一些重要解剖部位的出血(即使出血量少)可能会对患儿的视觉发育造成很大的,甚至是不可逆损伤。对于临床医生来说,在如何把握这个"度 / 级",并对新生儿视网膜出血给予及时治疗和干预方面,一个科学、易推广应用的分级标准是十分必要的。

在大样本、多中心新生儿眼底病筛查的实践工作中,需要针对新生儿视网膜出血探讨出一个更新、更贴近临床实际情况的分级方法。

通过多年新生儿视网膜疾病筛查的临床实践,借鉴 ROP 筛查的分区方法并结合国内外文献,李丽红研究团队建议在新生儿视网膜疾病筛查中,使用以广角数码小儿视网膜成像系统进行眼底病筛查的图片为客观依据,按出血的部位(参照 ROP I 区、II 区、III 区划分)以及出血量的严重程度,并兼顾眼底重要解剖部位来进行判断的分级法。

普通新生儿视网膜出血情况仍然按照 Egge 分级法进行记录,分 I 级、II 级、III 级,同时要注明出血区域相匹配,如"I 区 1 级、III 区 2 级、I+II 区 2 级出血"等。视乳头出血、黄斑出血、全视网膜出血、视网膜前出血、视网膜浅、深层出血分别为主的出血和玻璃体积血,分别给予单独诊断 / 标示。

按出血的严重程度分级见图 3-2-12~ 图 3-2-14;按出血的部位加出血量的严重程度见图 3-2-15~ 图 3-2-26。

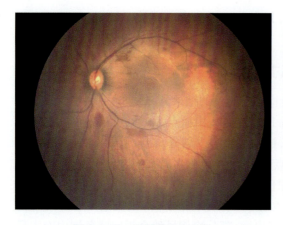

图 3-2-12　视网膜出血 I 级

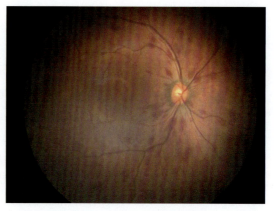

图 3-2-13　视网膜出血 II 级

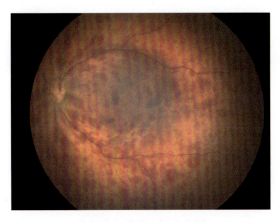

图 3-2-14　视网膜出血Ⅲ级

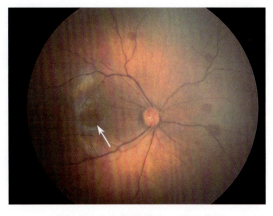

图 3-2-15　视网膜出血Ⅰ区Ⅰ级

黄斑部视网膜出血（白箭头）。

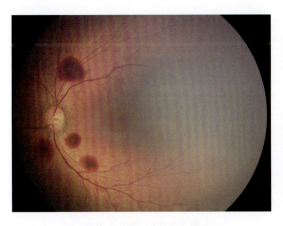

图 3-2-16　视网膜出血Ⅰ区Ⅱ级

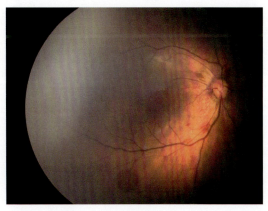

图 3-2-17　视网膜出血Ⅱ区Ⅰ级

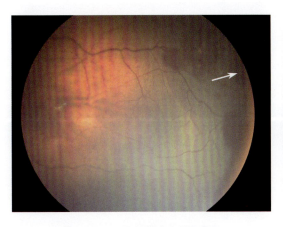

图 3-2-18　视网膜出血Ⅲ区Ⅲ级

伴周边部视网膜下出血（白箭头）。

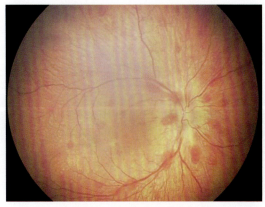

图 3-2-19　全视网膜浅层出血

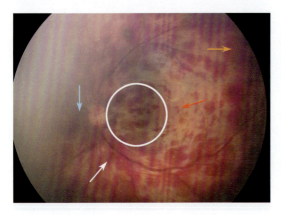

图 3-2-20 全视网膜出血（混合性）

黄斑部出血（白圈内）、浅层出血（白箭头）、视网膜前出血（蓝箭头）、圆点状深层出血（红箭头）、视网膜下出血（棕箭头）。

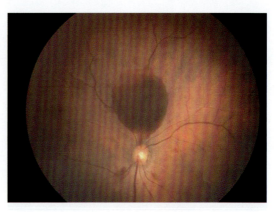

图 3-2-21 视网膜前出血

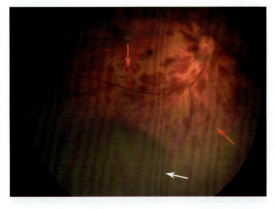

图 3-2-22 视网膜深层出血（伴视网膜下出血）

典型深层出血 - 多处小圆点状（红箭头），大片视网膜下出血（白箭头）。

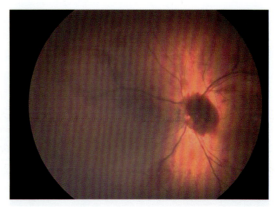

图 3-2-23 视乳头出血

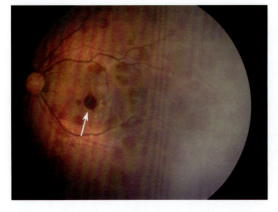

图 3-2-24 黄斑中心凹出血

黄斑中心凹出血（白箭头）（伴全视网膜出血）。

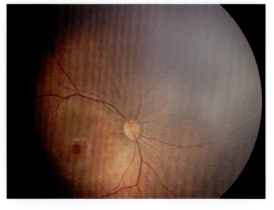

图 3-2-25 黄斑中心凹出血

黄斑中心凹出血，眼底其他区域无出血。

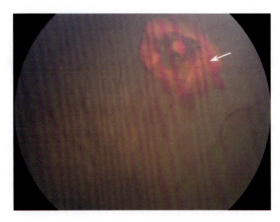

图 3-2-26 玻璃体积血

玻璃体积血(白箭头),附近无视网膜出血。

Ⅰ级、Ⅱ级出血,不需要治疗,多在 1~2 周内完全吸收。3 级出血建议用维生素 K₁、维生素 C 治疗 3 天,必要时使用脱水剂(甘露醇)一次,一般 20 天左右吸收完全。全视网膜出血、视乳头、黄斑等重要部位的出血者,转新生儿科或专业的小儿眼底病科医生处给予相应的干预处理。

第二节　筛查与诊断

一、筛查

(一) 筛查方法

视网膜出血(RH)作为人们所熟知的常见眼科病症之一,治疗不及时往往会引起不可逆的视力损害。成人视网膜出血的原因与新生儿往往不一样,成人多由眼底脉络膜新生血管、视网膜血管性疾病等引起,在裂隙灯下配合前置镜可直接观察。新生儿视网膜出血主要与ROP 等眼底病变、全身情况,以及产伤等多种因素有关,而新生儿无法主观表达症状,且无法很好地配合医务人员进行检查,以致视网膜出血无法及早被发现。

在以往的大多数临床研究中,对新生儿视网膜的检查多通过直接、间接检眼镜进行。

直接检眼镜检查虽然操作简单,但因其观察范围受限、立体感差、亮度不强,以及新生儿的不配合性等限制因素,检查结果难以令人满意。据 Emerson 研究团队的报道,32% 的视网膜出血会累及眼底周边部,4% 的视网膜出血完全发生在眼底周边部。由于直接检眼镜不能够完全观察到眼底周边部的情况,结果可能会降低视网膜出血诊断率且低估其严重程度,提高漏诊率。

而双目间接检眼镜对受检者的眼位要求较高,新生儿配合程度差,检查费时,检查结果也容易受检查者主观因素影响,且无法保存影像档案。加之间接检眼镜的检查技术较难掌握,需要的培训周期长,故难以在新生儿人群中进行广泛筛查,不少新生儿因此未及时发现眼底病变,导致视力严重受损。

使用直接、间接检眼镜进行观察新生儿眼底,两者均存在检查结果无法以图像形式存储的缺陷,只能凭检查者的记忆进行记录,检查结果及判读均与检查者的水平和经验有很大关联;且不能获得客观可视的图像进行储存及远程传输、会诊、长期随访和对比观察。

随着筛查技术和条件的不断改善,广角数码小儿视网膜成像系统这项新技术出现,新生儿视网膜疾病已能被方便、快捷地检出。广角数码小儿视网膜成像系统成为眼科诊断小儿眼底疾病的有效设备,人们对新生儿"眼底世界"终于"拨云见日",实现了"有图有真相""人人眼见为实"的愿望,并逐渐在世界范围内使用。其具有操作简便、检查范围广、资料保存便捷,以及能远程传输、会诊、长期随访和对比观察等特点。广角数码小儿视网膜成像系统内置数字影像,可用以进行全帧或实时视频,能保证图像全真性,能清晰地观察到视网膜全部病变,真实客观地体现出血范围、量、形态,以及所在区域和眼底部位等,检查的实时图像直观且能保留,并可存储和显示多重图像来进行图像比较。广角数码小儿视网膜成像系统检查更有助于患儿随访医疗结果记录和统计,为建立大数据库和进行相关研究提供了便捷的途径和较为客观的医学证据;同时支持远程医疗服务,可以实现与其他诊断中心互联、共享信息、远程诊断。

(二) 筛查时间和筛查对象的选择

新生儿,尤其是具有眼底病高危因素的新生儿,有条件者建议在出生后 1~7 天尽早进行眼底筛查;若无条件或有特殊情况,如当地无筛查设备及人员,或者新生儿全身疾病较重不能耐受筛查等情况,建议在 28 天内尽早完成筛查。

(三) 筛查情况与结果分析

以昆明市妇幼保健院新生儿眼病筛查研究结果为例,研究对象为 2010 年 3 月—2015 年 2 月院内出生足月活产新生儿 23 879 人。其中出生后 1~7 天接受筛查的有 19 032 人,8~28 天接受筛查的有 445 人,共计 19 477 人,其中男性 10 031 人,女性 9 446 人,筛查受检率为 81.57%(19 477/23 879 人)。

1. **方法**　所有受筛查研究对象均接受广角数码小儿视网膜成像系统眼底检查。新生儿视网膜出血情况按照 Egge 分级法进行记录,分 I 级、II 级、III 级,单独的视乳头出血、黄斑出血、全视网膜出血、视网膜前出血、视网膜深层出血和玻璃体积血(参见本篇"第二章第一节　三、新生儿视网膜出血分级标准探讨"内容)均纳入 III 级出血统计。依照出血严重程度,给予 1 周、2 周、3 周、4 周,甚至更长时间的复查和随访,直至视网膜出血完全吸收。III 级出血和全视网膜出血、视乳头 / 黄斑出血等重要部位的出血转新生儿科给予相应的干预处理。

2. **结果**

(1) 足月新生儿视网膜出血的观察研究:共计 19 477 人,视网膜出血有 3 398 人,总体发病率为 17.45%(3 398/19 477 人),其中 1~7 天筛查的 19 032 人中有 3 359 人,占 17.25%(3 359/19 477),8~28 天筛查的 445 人中只有 39 人有出血,占 0.20%(39/19 477)。参照 Egge 分类法分级,视网膜出血的发生情况见表 3-2-1(黄斑和视乳头出血数据归在 III 级内)。

正常新生儿视网膜出血发病率国内外均有报道,因为筛查对象、筛查方法和筛查时间的不同,结果不一,国外为 2.6%~50.0%,国内为 17.45%~37.30%。Callaway 等报道的为期一年的新生儿眼部筛检(newborn eye screening test,NEST)研究结果显示足月新生儿视网膜出血的发病率为 20.3%(41/202),其中 95% 累及周边,83% 累及黄斑,71% 累及视网膜多层,15% 累及中心凹(出生发生率为 3%)。未发现双侧中心凹出血病例。眼底出血在左眼比右眼更常见。眼底出血以视神经火焰状出血(48%)和中央白点视网膜出血(30%)最常见。视网膜

表 3-2-1　新生儿视网膜出血发生情况

检查时间 /d	阳性人数 / 例	I/II级出血 人数 / 例	III级出血 人数 / 例	黄斑出血 人数 / 例	视乳头出血 人数 / 例
1~7	3 359	1 957(3 043)	1 402(2 101)	464(660)	11(12)
8~28	39	29(40)	10(13)	5(7)	0
1~28	3 398	1 986(3 083)	1 412(2 114)	469(667)	11(12)

注:括号内数据为眼数。

出血最常见于 4 个象限(35%),且多发于单眼,黄斑部出血多为视网膜内出血(40%)。Kim 等报道韩国出生 24 小时新生儿视网膜出血发病率为 19.1%。昆明市妇幼保健院大样本研究显示正常新生儿视网膜出血发病率为 17.45%~20.50%(按年份统计差别)。总体上玻璃体积血比视网膜出血的发病率要低。

(2) 新生儿视网膜出血消退的观察研究情况:绝大多数新生儿视网膜出血能够短时间内不留痕迹地自行吸收。一些研究认为,一度(Ⅰ级)视网膜出血完全吸收约需 3.5 天,二度(Ⅱ级)视网膜出血自行吸收则需要一周以上的时间,三度(Ⅲ级)视网膜出血吸收往往需 2 周以上,而少部分黄斑出血的新生儿,其出血需长达 3 个月或更长时间才能吸收。

2013 年,Watts 对 1970—2011 年的文献进行回顾性研究发现,接近 97% 的视网膜出血在 42 天内才能完全吸收。Emerson 及其团队发现 85% 的视网膜出血在 2 周内消退,只有单一的视网膜下出血持续时间超过 4 周,在 42 天消退。Schoenfeld 及其团队报告了 50 组数据里面有 10 个视网膜出血患儿,9 个在 23 天消退,只有一个持续到 42 天消退。在 Hughes 及其团队里,14 组数据里有 9 个视网膜出血患儿在 10 天内消退,而密集的黄斑中心凹出血有 2 例分别持续到出生后 22 天和 31 天消退;视网膜内出血的患儿持续到 58 天消退。综合这些报告,接近 97% 的新生儿视网膜出血在 42 天内能完全吸收。

昆明市妇幼保健院的研究结果表明视网膜出血Ⅰ/Ⅱ级者中 87.93% 在 7 天内完全消退,超过 97% 的视网膜出血在 42 天内就能消退。Ⅰ/Ⅱ级出血者:第 7 天首次复查的 116 人中,有 102 人出血完全消退,完全消退率为 87.93%(102/116),剩余 14 人于第 14 天复查出血完全吸收;第 14 天首次复查(81 人)和大于 14 天首次复查(280 人),复查结果出血均全部吸收,完全消退达 100%;Ⅲ级出血者:分别于第 7 天和第 14 天首次复查者均未有吸收完全者;第 21~42 天复查的 225 人中,出血完全吸收的有 204 人,完全消退率为 90.67%(204/225),其余的 21 人随访至出生后 2 个月,仍然有 7 人出血没完全吸收,分别为 2 例视网膜前出血,3 例黄斑中心凹出血和 2 例视乳头出血;其中 1 例单眼黄斑中心凹出血和 1 例视乳头出血者在 3 个月后复查还没有完全消退。本研究结果与上述相关文献报道基本相符。

依照昆明市妇幼保健院建议的新生儿视网膜出血分级临床研究结果,进一步显示:全视网膜出血、视网膜前出血、视网膜深层出血、玻璃体积血、黄斑中心凹出血、视乳头出血持续时间都超过 42 天,甚至更长时间。近期的另一组研究中,1 例黄斑区云团状出血(图 3-2-9)患儿,在观察至 3 个月后视网膜出血才基本吸收;另 1 例患儿单眼视网膜出血(图 3-2-11A、B),在 1~2 周内持续进行性加重,玻璃体积血、混浊严重至红光反射消失,随即转诊行手术治疗。初步资料表明该新生儿视网膜出血分级方法可与临床变化相匹配。

（3）新生儿视网膜出血的原因分析：从生理学上看，胎儿娩出不仅是人生必须经历的第一阶段，在生理上更是一个十分脆弱的应急过程。胎儿到新生儿的过渡从出生开始直到生理平稳期，时间大多为 8~12 小时，90% 以上的新生儿都能顺利度过，少数可能发生各种各样的病症，在眼科方面最常见的就是视网膜出血。因此应正确理解胎儿到新生儿的正常过渡过程、及时处理各种病症、重视妊娠期及分娩过程、合理控制产程、避免胎儿窘迫及新生儿窒息的发生，避免不必要的操作是关键。

近年来国内外针对新生儿视网膜出血的原因进行了很多的探讨，包括：初次筛查的年龄、性别、出生体重、出生胎龄、身长、头围、产妇年龄、分娩方式、孕次、产次及产程、有无胎儿窘迫、孕妇全身情况（妊娠高血压综合征、妊娠糖尿病、贫血、前置胎盘等）、新生儿全身情况（凝血机制异常、高胆红血素等）或其他疾病状况等相关因素进行分析研究。

分析发现，不同分娩方式产下的新生儿，其视网膜出血发病率也不相同。通过阴道自然分娩出生的新生儿视网膜出血发病率远高于剖宫产手术出生的新生儿，表明视网膜出血与产道的直接机械性挤压有关，且产程短者出血发病率高于产程长者。有学者认为新生儿视网膜出血与顺产时胎头在产道受压有关，母子头盆不称或器械助产时胎头受压变形，致使胎儿颅内静脉压升高，从而出现末梢血管淤血、扩张，甚至破裂出血。但 1993 年美国的一项研究结果表明，选择性剖宫产与第一产程紧急剖宫产相比，产程紧急剖宫产的患儿视网膜出血发病率接近顺产。分析其原因，可能是因为这部分患儿多是由于助产失败才改行紧急剖宫产的，推测发生视网膜出血的真正危险因素可能是助产，而非顺产。由此，有学者提出，胎头受压本身并不是视网膜出血发生中的一个重要机制，胎头急速下降才是。

在孕产妇全身情况方面，有一些报道显示妊娠高血压综合征与新生儿视网膜出血关系密切，并且随着其病情的严重程度增加而增加。

在婴儿方面，亦有报道宫内窘迫新生儿的视网膜出血发病率相当高，胎儿窘迫、新生儿缺氧缺血性脑病为主要相关因素。合并有新生儿窒息或缺氧缺血性脑病的患儿视网膜出血发病率显著高于对照组，可能与脑组织缺氧缺血后颅内压升高，引起视网膜静脉回流障碍，继而出现毛细血管破裂出血有关；值得注意的是，缺氧程度与视网膜出血严重程度并无明显相关性。

其他危险因素有产妇静脉注射或口服地诺前列酮催产，推测可能与药物引起胎儿血液循环中前列腺素水平升高有关。伴有前置胎盘、胎盘早剥的新生儿视网膜出血发病率与对照组相比并无显著差别。研究结果还表明，黄疸、高胆红素血症及既往最高的血胆红素浓度、蓝光照射治疗天数、氧疗天数、住院时间长短等因素与新生儿视网膜出血无明显关联；但因出现这些情况的病例数量少，尚缺乏大数据前瞻性研究，很难对这些阴性结果加以解释。已有报告显示巨大儿视网膜出血发病率低于低出生体重儿及正常出生体重儿，但体重不是视网膜出血发病率的独立影响因素。其他因素的影响还有待进一步研究。

另外，初次筛查的年龄也是重要因素，按出生年龄分组可分为出生后 1~3 天与出生后 4~5 天组；出生后 1~7 天与出生后 8~28 天组。两个分组内的视网膜出血情况均有差异，且有统计学意义，提示视网膜出血发病率与初次检查距离新生儿的出生时间（新生儿年龄）密切相关，说明对新生儿进行早期视网膜检查能提高视网膜出血的检出率。

在我国，新生儿视网膜出血主要与分娩过程相关；而在美、英等国家，新生儿视网膜出血发生的另一个主要原因是摇晃婴儿综合征（shaken baby syndrome，SBS），SBS 通常发生于

1 岁以下的婴儿,发病高峰为出生后 10~16 周,较分娩相关的新生儿视网膜出血发病年龄大。由于婴儿脑部发育仍未完善,当受到外力强烈摇晃时,脑部组织易受撞击而出现脑震荡。80%~90% 的 SBS 患儿可出现视网膜出血。由于地域及文化等不同方面的差异,虐待儿童所引起的外伤、SBS 等在我国仅有少量报道,对于其与视网膜出血之间的相关性及发病率目前还不清楚。

2011 年 8 月,昆明市妇幼保健院与温州医科大学联合进行了新生儿视网膜出血发生情况及其影响因素的研究。对 3 646 例新生儿眼病筛查结果的研究显示,新生儿视网膜出血总体发病率为 20.5%(747/3 646),单眼发病率为 6.8%(248/3 646),双眼发病率为 13.7%(499/3 646);其中经阴道自然分娩的新生儿视网膜出血发病率为 36.7%(672/1 833),高于剖宫产的发病率为 4.2%(75/1 813)(χ^2=591.8,$P<0.001$)。经阴道分娩的新生儿中,产程短(<6 小时)的视网膜出血发病率为 39.0%(337/864),产程长(≥6 小时)的视网膜出血发病率为 34.5%(335/969)(χ^2=4.055,P=0.044)。胎儿窘迫新生儿视网膜出血发病率为 60.0%(100/164),高于非胎儿窘迫新生儿。视网膜出血发病率在新生儿性别、体重、产妇年龄、孕周方面的差异无统计学差异($P>0.05$)。将此项研究结果向该院产科反馈,取得可喜的成效,在积极促进自然分娩,降低剖宫产率的情况下,新生儿视网膜出血的发病率明显下降,与 2011 年 6 月前的同等统计数据比较,视网膜出血的发病率从 22.25%(814/3 659)下降到 16.34%(2 584/15 818)(χ^2=71.672 9,P=0.000),差异有统计学意义。

Watts 等的报道显示,阴道自然分娩新生儿视网膜出血的发病率为 25.6%,阴道自然分娩中产钳助产跟未用产钳助产的视网膜出血发病率分别为 24.7% 和 28.6%,与自然阴道分娩相比,产钳的使用并没有增加视网膜出血的可能性。通过胎头吸引助产的婴儿的视网膜出血发病率为 42.6%,通过双器械分娩的婴儿(产钳和抬头吸引)视网膜发病率为 52%。另外小胎儿的第二产程时间常常较短,视网膜出血的严重程度也往往比较高。

Callaway 等的研究显示,在包括分娩方式、自我认定的种族、低出生体重、胎次和母亲年龄的危险因素中,阴道分娩与剖宫产相比(OR 9.34;95% CI 2.57~33.97),阴道分娩与视网膜出血的相关性最高。一个特别的发现是自我认定为西班牙裔或拉丁裔族群在视网膜出血发生中显示出保护作用(OR 0.43;95% CI 0.20~0.94),而其他研究因素均不显著。

临床上有必要特别注意:在解剖组织学上视网膜血管与脑血管关系非常密切,颅内压升高可引起视网膜血管压力的改变,新生儿颅内出血往往合并了不同程度的视网膜出血,相对应的患儿更容易合并视网膜出血。新生儿颅内出血与新生儿视网膜出血的危险因素基本相同,都是由产伤及围生期缺氧引起,临床上颅内出血与新生儿视网膜出血常常合并存在。因为视网膜血管在解剖组织学上与脑血管关系密切,所以通过视网膜出血情况可推知颅内出血可能性。如果给危重新生儿检查时发现有颅内压高、颅内出血的临床体征表现,又有眼底及视乳头周围大片出血的体征,应高度怀疑并发颅内出血或其他隐匿性疾病,需及时与新生儿科、神经科联系多学科共同处置。

二、诊断

(一)诊断依据
1. 依据直接或间接检眼镜检查及广角数码小儿视网膜成像系统图像检查结果。
2. 辅助检查 FFA、B 超、MRI 等。

(二) 诊断内容

依据：①受累象限(颞侧、鼻侧、上方、下方、后极部、全视网膜)、受累重要部位(黄斑、中心凹、视乳头)；②出血所在视网膜组织层次(视网膜前、视网膜神经纤维层、视网膜内、视网膜下、玻璃体腔)；③出血形态(点状、片状、火焰状、出血灶中央白点、圆斑状)。我们建议采用参照 ROP 分区加出血程度(分级)等诊断标准(参见本篇"第二章第一节　三、新生儿视网膜出血分级标准探讨"内容)，作出新生儿视网膜出血分级或出血诊断，并给出复诊或治疗意见。

需要注意的是，新生儿有其他疾病需要进行高压氧治疗之前，必须先行眼底筛查，排除视网膜出血。有报道显示，如果新生儿视网膜出血而行高压氧治疗，可能会推迟宫内窘迫新生儿进行脑神经康复治疗的时间。

第三节　治　疗

一、新生儿眼底出血的治疗和干预

Egge Ⅰ、Ⅱ级视网膜浅层出血不需要治疗，7 天内基本可完全吸收；Ⅲ级出血、全视网膜出血、视乳头、黄斑出血等重要部位的出血转新生儿科治疗，有条件应及时请眼科视网膜专科介入。

加强护理，保持安静，减少搬动，严重者建议进一步检查，包括血常规、凝血功能及头部 B 超、MRI 等，排除颅内出血情况以及是否存在感染、代谢性疾病等病因，以指导治疗和干预。

控制出血，可选维生素 K_1，1~5mg/d，连续 3 天。

维生素 C，改善血管通透性，有利于止血。

严重者适量运用脱水剂，减轻眼内压，改善视网膜血循环，减少对视网膜神经纤维的损害。

单眼视乳头、黄斑部、中心凹出血，除了上述治疗以外，建议每天在孩子清醒状态下遮盖好眼 2~3 小时，直至出血完全吸收，预防弱视发生。

大面积厚重出血灶遮挡黄斑区以及严重玻璃体积血，2~3 个月无明显改善者(建议每 2 周复查)，必要时及时行玻璃体切割术，解除"遮挡"，避免弱视发生以及血液吸收过程中代谢产物对视网膜造成的损害。

二、视力发育评估

新生儿视网膜出血对儿童视觉发育的影响到底有多大，目前还缺乏长期的随访大数据研究报告。

2008 年，杨君等根据 Egge 分级对 61 例母亲患有妊娠高血压综合征的视网膜出血患儿进行分类，同时将玻璃体积血或黄斑出血单独划分为Ⅳ级。对患儿进行随访后发现，Ⅰ、Ⅱ级新生儿视网膜出血在短期内均能被完全吸收，有 2 例高度近视、1 例高度远视合并散光的新生儿(是否先天性因素，未见分析)，认为对视功能影响不大；3 例Ⅲ级出血患儿，尽管视网膜出血能被吸收，眼底无明显痕迹，但发生弱视；2 例Ⅳ级视网膜出血患儿，出现明显视力障碍，1 岁时即出现明显眼球震颤，5 岁时视力右眼、左眼分别为 0.08、0.20，眼底检查均可见黄斑反光消失,有陈旧黄白色渗出。1997 年,Zwaan 等对出生时发现黄斑出血的 9 例儿童在 10 岁时进行随访,结果显示,这些患儿中仅有 1 例患儿视力较正常人差,其余患儿视力均正常。视力较差的原因考虑可能与黄斑出血吸收缓慢引起的剥夺性弱视有关。

因此,仍需要长期大样本的研究、观察随访。新生儿视网膜出血的患儿应进入儿童眼保健综合管理系统,定期随访,较好地综合评估视网膜出血对视功能发育的影响,这将有利于更高成效、更好地推进新生儿视网膜出血筛查与防治工作。

(李丽红　李　娜　卢　军　毛剑波　李晓芹)

第三章

家族性渗出性玻璃体视网膜病变

第一节 概　述

家族性渗出性玻璃体视网膜病变(familial exudative vitreoretinopathy,FEVR)是一种先天性遗传性玻璃体视网膜血管发育异常疾病,由 Criswick 和 Schepens 于 1969 年首先报道。该病变通常发生于足月儿,也可发生于早产儿,是一种较少见的遗传性玻璃体视网膜疾病;主要的遗传方式表现为常染色体显性遗传,少数表现为性连锁遗传或常染色体隐性遗传,FEVR 遗传机制尚不明确。

FEVR 具有较高的遗传异质性,外显率高(75%~100%),临床表现多样且差异很大。不同患者之间、同一家系不同患者之间,甚至同一患儿双眼之间病变的临床表现、病变严重程度都可存在着非常大的差异。总的来说,该眼底病变表现主要包括:视网膜周边无血管区、新生血管形成、视网膜下渗出、玻璃体增殖、视网膜脱离等。

多数 FEVR 患者,无早产史和氧疗史,因此在未开展新生儿眼病筛查工作之前,FEVR病例主要见于青少年人群。由于诊断时间相对后延而导致眼底病变情况复杂,甚至于初诊时视力已严重受损,极容易致残、致盲。婴幼儿时期发病者主要以斜视或白瞳征就诊。仅有周边视网膜血管化不完全的患者则无任何眼部症状,可能在眼底检查时被发现,或因并发近视眼进行眼底检查时被发现。FEVR 是除早产儿视网膜病变和儿童眼外伤之外,导致儿童视网膜脱离最常见、最重要的病因之一。随着近年来新生儿眼病筛查逐步广泛开展与广角数码小儿视网膜成像系统的普及应用,越来越多的新生儿 FEVR 病例被发现并围绕其开展了临床研究,从而为改善 FEVR 患者预后、临床资料积累和流行病学调查创造了良好的条件。

第二节 筛　查

一、国内外筛查现状

自 20 世纪 90 年代初美国一部分医院与医疗中心尝试在新生儿期进行眼病筛查,经过一段时间的实践,新生儿眼病筛查项目得到了众多小儿眼底病科专家的认可和支持。美国小儿眼科和斜视协会(American Association for Pediatric Ophthalmology and Strabismus, AAPOS)以及美国眼科学会(American Academy of Ophthalmology,AAO)分别于1991—2001年批准和修订了婴幼儿和儿童的视力检查,以及眼部早期检查的工作指南,此后在美国越来越多的医疗机构开展了新生儿眼底病筛查,并逐渐扩展为新生儿眼病普遍筛查,自此以后新生儿眼病普遍筛查项目逐渐在众多国家得到行业专家认可并逐步得到开展。

我国自2004年4月27日发布《早产儿治疗用氧和视网膜病变防治指南》以来,ROP首先引起了全国各级医疗机构的重视,ROP筛查技术得到广泛应用和发展,同时大大促进了ROP防治技术的发展与成熟,ROP的严重危害得到控制;随着ROP筛查的广泛开展,在ROP防治技术提升的同时,发生于早产儿及其他新生儿的视网膜疾病也逐渐得以发现并得到再认识。

自2010年来,随着新生儿广角数码小儿视网膜成像系统技术的发展和成熟,大大促进了新生儿眼底病筛查技术的推广与普及,提升了新生儿视网膜疾病的检出率,对新生儿期FEVR的认识进一步深入。

新生儿期、婴幼儿期发生FEVR,主要因眼科就诊行眼底检查时发现。目前我国尚无新生儿视网膜疾病筛查、防控的统一文件及指南。从我国目前的实际情况来看,在一定时期内推行新生儿视网膜疾病普及筛查、防控仍然存在经济、人力资源、社会认知、专家共识等一系列困难。按照我国ROP筛查、防控工作成功范例和经验,还有我国一些先进地区早期开展新生儿视网膜疾病筛查的医疗单位已获得的成效,结合国外文献资料来看,新生儿、婴幼儿FEVR并不少见。近年我国儿童视网膜疾病专家针对FEVR的大数量组病例临床报告也相继发表。

在我国新生儿视网膜疾病筛查临床实践中,云南省昆明市于2010—2014年筛查15 284例足月新生儿,检出FEVR患者48例,检出率为0.31%;于出生4天内进行眼底病筛查即可发现有病变严重程度不等的FEVR病例,最早确诊为FEVR的病例年龄仅为出生后第2天(图3-3-1)。

山东省济南市于2015—2017年对19 927例新生儿进行了眼病筛查,检出眼病30种,眼病检出率为29.83%,其中FEVR 126例、检出率为0.63%。广东省珠海市筛查16 446例新生儿中发现FEVR 103例,检出率为0.63%,其中有3例(2.91%)FEVR患者是早产或低出生体重儿;103例169眼中,FEVR 1期156眼(92.31%),2期9眼(5.33%),4期4眼(2.36%),3期及5期未见(0%)。广东省惠州市筛查772例足月新生儿,FEVR检出率为0.97%,检出各期FEVR 8例15眼,包括:1期2例2眼,2期3例5眼(含1期1例的另1眼),3期2例4眼,4期1例2眼,5期1例2眼。FEVR在新生儿眼病筛查中发现的病例并不少见,地域间差异非常大,国内足月新生儿FEVR检出率为0.36%~0.97%。

印度筛查1 021例足月新生儿,类ROP病变检出率高达18.8%;新西兰筛查346名新生儿则未检出FEVR病例。因此,新生儿期FEVR检出率有着非常明显的地域性差异。虽然新生儿期眼病筛查,尤其是视网膜疾病筛查所检出的疾病谱不尽相同,但是应早期发现或检出可治性致盲性眼病的结论是一致的。

一项基于原发性视网膜脱离,又称孔源性视网膜脱离(rhegmatogenous retinal detachment,RRD)与FEVR相关性的研究很有启发意义。中山大学中山眼科中心一个研究小组于2013年10月—2014年7月接诊的RRD患者共109例110眼,其中FEVR相关的RRD占同期同年龄组RRD患者总数的20.18%(22/109),且与年龄密切相关;10~20岁患者中FEVR相关的RRD占总人数的43.24%。

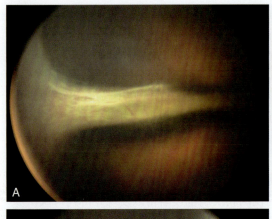

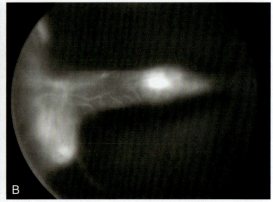

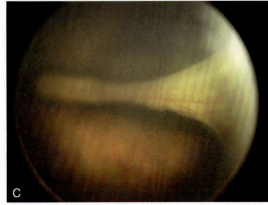

图 3-3-1　新生儿出生后 2 天临床诊断家族性渗出性玻璃体视网膜病变（双眼）

A. 右眼自视乳头颞侧至视网膜周边部粗大视网膜皱襞，见皱襞内血管；B. 显示视网膜皱襞内血管，周边部异常血管荧光素渗漏，下端强荧光团提示新生血管（图中央亮团为反光）；C. 左眼视网膜皱襞遮盖视乳头，延伸到视网膜周边部，黄斑区被覆盖。

　　目前多数儿童眼病研究者认为开展新生儿期眼底病筛查有非常重要的价值，对防治儿童期可避免盲有着非常积极的意义。

二、早期筛查

　　FEVR 是导致儿童及青少年视网膜脱离及视力损害的重要原因之一。临床表现多样化造成诊断困难，很多儿童、青少年患者就诊时就已经发生了严重的视网膜病变，甚至发生了全视网膜脱离。由于多数 FEVR 患者在婴幼儿时期就已经发病，患者常无早产和吸氧史、容易被忽视，就诊原因以斜视、早发近视、白瞳征等多见。且因 FEVR 病程并不是按照从轻到重逐渐发展，有些患者在就诊时就已出现严重眼部症状；有的处于 FEVR 静止期的患者仍有可能突然进入活动期，并迅速进展，最终导致视力损害；已有报道称出生后短时间内即检出为数不少的 4 期、5 期新生儿 FEVR 病例，证实部分 FEVR 患者可在胎儿期（宫内）就发生非常严重的 FEVR 病变，故新生儿期内进行视网膜疾病筛查（包括眼病筛查）是非常重要且有必要的。新生儿期和婴儿期是 FEVR 筛查的关键时间点，早期筛查、及时治疗是改善 FEVR 预后、减少 FEVR 致残致盲的有效措施。

　　按照我国 ROP 筛查、防控工作在三级医疗单位广泛开展的成功经验，我们应该逐步开展新生儿、婴幼儿 FEVR 的筛查、防控工作。鉴于我国目前现状，建议可以先行对高危人群开展筛查：①家族成员有 FEVR 或怀疑 FEVR 病史的新生儿、婴幼儿；②父、母有"视网膜脱离"病史的新生儿、婴幼儿；③3 岁内疑有"学步困难、视力不好、注视不良、斜视"的婴幼儿；

④有医疗条件,自愿接受新生儿眼底筛查的新生儿等。在 3 岁内尽早发现 FEVR,对病情较重患儿进行干预治疗能有效防止视网膜脱离等严重后果。

FEVR 筛查可以参照 ROP 筛查,采用散大瞳孔、双目间接检眼镜联合巩膜顶压检查视网膜周边部。有条件的医疗单位应用广角数码小儿视网膜成像系统采集眼底视网膜图像来分析、判读,以及图像储存、远程会诊。该系统还可以完成荧光素眼底血管造影(FFA),它对于判断视网膜血管异常、视网膜病变是否为 FEVR 有重要临床意义。

遗传学筛查也是筛查中诊断 FEVR 的重要方法,随着基因检测手段的逐渐应用,FEVR 的检出率也将进一步提高。

实验室基因检测对 FEVR 有确认诊断意义。约 50% 患者无明确家族史。已证实与 FEVR 相关的基因突变型有 6 种:常染色体显性或隐性遗传基因 *FZD4*、*TSPAN12*、*ZNF408*;常染色体隐性遗传或散在遗传基因 *LRP5*;X 性连锁隐性遗传基因 *NDP*;与小头畸形 - 淋巴水肿 - 脉络膜视网膜发育异常(microcephaly-lymphedema-chorioretinal dysplasia,MLCRD)相关的基因 *KIF11*。目前仅 50%~55% FEVR 病例可检测到上述 6 种基因突变型的其中之一;另有约 50% 的 FEVR 病例未能证实与上述基因突变有关,可能存在未知变异基因型,具体有待于进一步研究。实验室基因检测阴性也不能否定有较典型临床表现及阳性家族史患儿 FEVR 的诊断。

第三节 临床分期

一、1971 年 Gow 等将 FEVR 分为 3 期

1 期:患者无症状,颞侧周边部视网膜苍白无血管长入,无血管区后方的血管被拉成"刷状",并有毛细血管扩张、微血管瘤、动静脉短路等。

2 期:颞侧视网膜自赤道部至锯齿缘出现新生血管,视网膜内及其下方有黄白色渗出灶,局限性视网膜脱离,颞侧纤维血管膜牵拉视网膜血管,形成黄斑移位。

3 期:发生牵拉性视网膜全脱离,视力可全部丧失,视网膜及视网膜下大量渗出;可并发白内障、新生血管性青光眼、角膜带状变性等眼部继发性病变,最后可导致眼球萎缩。

二、1998 年 Pendergast 和 Trese 将 FEVR 分为 5 期

其对 FEVR 病变的严重程度进行了分级,并对黄斑受累与否以及视网膜脱离的严重程度进行了详细的描述,使 FEVR 的诊治有了更为精确、详细的临床分级依据,对指导 FEVR 诊疗以及预后评估有重要的现实意义。

1 期:周边部视网膜无血管区,不伴视网膜外新生血管。

2 期:周边部视网膜无血管区伴新生血管形成(2 期 A 不伴渗出,2 期 B 伴有渗出)。

3 期:次全视网膜脱离,未累及黄斑(3 期 A 渗出为主,3 期 B 牵引为主)。

4 期:次全视网膜脱离,累及黄斑中心凹(4 期 A 渗出为主,4 期 B 牵引为主)。

5 期:视网膜全脱离(5 期 A 开漏斗状,5 期 B 闭漏斗状)。

三、2014 年新的 5 期分期法

2014 年 Kashani 等在上述 1998 年分期后,又进一步提出新的 5 期分期法(图 3-3-2~ 图 3-3-6)。

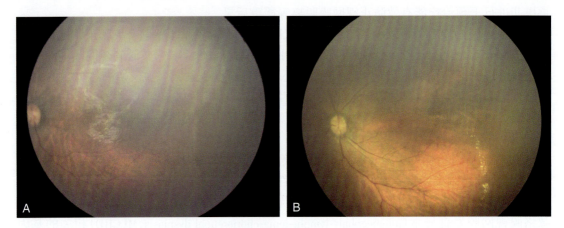

图 3-3-2　家族性渗出性玻璃体视网膜病变(FEVR)1 期眼底临床表现

A. FEVR 1 期 A,视网膜血管正常,颞侧赤道部视网膜血管无灌注区,见"嵴"样浅灰白带(不隆起,后缘无异常小血管);B. FEVR 1 期 B,视网膜血管正常,颞下侧赤道部黄白色点状"渗出",赤道部视网膜血管无灌注区。

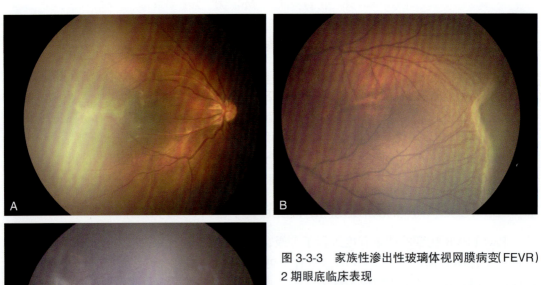

图 3-3-3　家族性渗出性玻璃体视网膜病变(FEVR)2 期眼底临床表现

A. FEVR 2 期 A,右眼颞下视网膜动脉较直,颞下静脉迂曲,赤道部"嵴"样浅灰白带比 1 期宽,周边部视网膜血管无灌注区;B. FEVR 2 期 A,左眼"嵴样病变"明显,其后缘末梢小血管分支多;C. FEVR 2 期 B,右眼与 FEVR 2 期 A 的区别在于"嵴样病变"附近视网膜有渗出(灰白色或黄白色)。

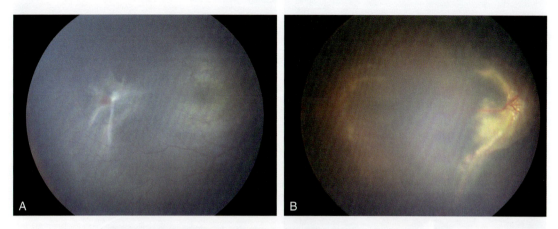

图 3-3-4 家族性渗出性玻璃体视网膜病变（FEVR）3 期眼底临床表现

A. FEVR 3 期 A，右眼视网膜纤维组织增生形成牵拉条索，其周围视网膜浅脱离，见视网膜出血斑，"嵴样病变"的后缘视网膜末梢小血管分支多，黄斑区清晰，无视网膜渗出；B. 左眼视网膜纤维组织增生形成牵拉条索，致周边部视网膜脱离，颞下视网膜血管走行变直，脱离区视网膜血管粗大，视网膜渗出多。

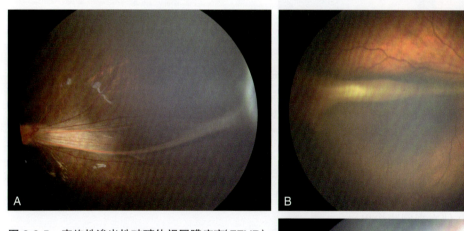

图 3-3-5 家族性渗出性玻璃体视网膜病变（FEVR）4 期眼底临床表现

A. 视乳头颞侧至周边部视网膜皱襞形成，视网膜血管走行变直，黄斑部受累的部分视网膜脱离及黄斑移位；B. FEVR 4 期 B，粗大视网膜皱襞，其上下缘区视网膜脱离累及黄斑区，黄斑移位及受视网膜皱襞遮挡，视网膜皱襞颞侧区视网膜出血和视网膜渗出；C. FEVR 4 期 B，视网膜脱离累及后极部，视网膜皱襞颞侧区视网膜出血和视网膜渗出，颞下区视网膜渗出呈棕色。

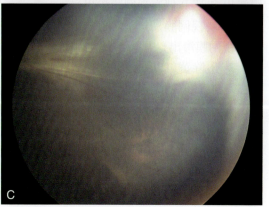

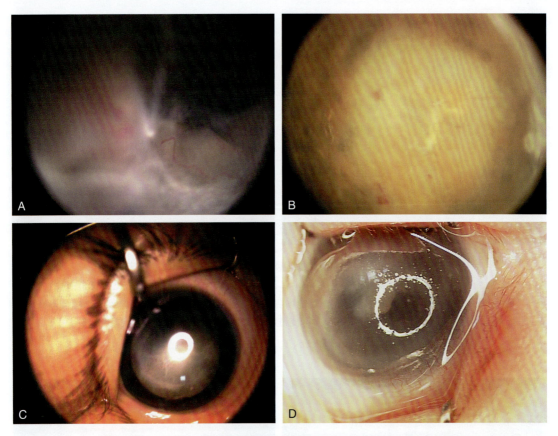

图 3-3-6　家族性渗出性玻璃体视网膜病变(FEVR)5 期眼底临床表现

A. FEVR 5 期 A,右眼视网膜全脱离,2/3 视网膜脱离区高隆起,新旧脱离并存伴视网膜出血,无视网膜渗出;
B. FEVR 5 期 B,左眼视网膜全脱离,见颞侧粗大视网膜纤维组织增生"嵴样病变",大量黄白色视网膜渗出;
C. FEVR 5 期 B(晚期之一)患眼瞳孔可散大,肉眼下可见隆起近晶状体后囊的视网膜脱离;D. FEVR 5 期 B
(晚期之二)患眼瞳孔后粘连,难散大,晶状体混浊。

　　1 期:视网膜周边存在无血管灌注区,或伴有视网膜内的异常新生血管(1 期 A 不伴视网膜渗出,1 期 B 伴有视网膜渗出)。

　　2 期:视网膜周边无灌注区,伴有视网膜外的新生血管(2 期 A 不伴视网膜渗出,2 期 B 伴有视网膜渗出)。

　　3 期:除黄斑以外的部分视网膜脱离(3 期 A 不伴视网膜渗出,3 期 B 伴有视网膜渗出)。

　　4 期:黄斑部受累的部分视网膜脱离(4 期 A 不伴视网膜渗出,4 期 B 伴有视网膜渗出)。

　　5 期:全视网膜脱离(5 期 A 开漏斗状,5 期 B 闭漏斗状)。

　　经过近半个世纪的临床实践,3 期 FEVR 分类法近十年来已极少有学者采用,多数学者趋向于使用 2014 年 Kashani 等提出的 5 期分期法进行疾病描述与分期,但 1998 年 Pendergast 和 Trese 提出来的 FEVR 5 期分期法仍有部分学者在采用。

　　2014 年 Kashani 等的分期法与 1998 年 Pendergast 等作者提出的分期法同样是 5 个期,区别在于前者的前 4 个期均以有无视网膜渗出细分 A、B 型,这表明作者重视视网膜渗出,它是增生血管活动性和急性病变活动的标志。目前仍然没有国际统一的 FEVR 诊断分期标准,本章采用 2014 年的分期法。对于玻璃体视网膜病变无血管分界处增生组织(形同灰白线),为描述方便、形象,在此移用 ROP 中"嵴样改变(增生)"名称用语。

2014 年 Kashani 等的分期法中 1 期、2 期内"视网膜内/外的新生血管"在临床眼底观察不易掌握,FFA 检查不易常规实施,临床实践中相对困难。在查阅国内外近年的文献资料,特别是我国报告的大数量组 FEVR 文献,并结合国内数家医院、妇幼保健院近 10 年新生儿眼底筛查大数据资料分析后,建议应用 2014 年的分期法,其 FEVR 1 期、2 期临床诊断时强调:①足月新生儿,有 FEVR 家族史;②眼底检查周边部视网膜,确认存在无血管灌注区;③视网膜血管分支多、走行直,到周边部血管中断;④周边部末梢小血管、毛细血管分布形态呈"毛刷/扇形"样,末梢血管端膨大。视网膜渗出可有可无。在 1 期、2 期基础上,3 期以上的临床诊断较易掌握。

第四节　临床诊断与鉴别诊断

一、发生机制

FEVR 遗传机制尚不明确,基因突变导致病变的发生机制尚未完全清楚。当前学者认为多与 Wnt 及 Norrin 信号通路受体异常有关,两者通过激活 β 联蛋白(β-catenin),启动包括 *c-Myc*、*Cyclin D1*、*VEGF* 在内的靶基因的表达,从而调控细胞在特定组织中的增殖分化。*FZD4*、*NDP*、*LRP5*、*TSPAN12* 基因参与激活 Wnt/Norrin-β-catenin 信号通路,促进视网膜脉管系统的正常发育。

FZD4 基因参与调节视网膜内皮细胞的迁移分化,在实验室进行 *FZD4* 基因敲除的小鼠,视网膜内毛细血管出现生成障碍,视网膜树枝状血管网消失,玻璃体血管退化延迟。

在纯合突变体实验室进行 *LRP5* 基因敲除的小鼠,视网膜血管渗透性增高,提示视网膜内、外丛状层中毛细血管的发育与管腔形成需要该基因的参与。

模拟 Norrie 病小鼠研究中,*NDP* 基因缺陷导致视网膜浅层毛细血管生长延迟,从而导致视网膜深层毛细血管无法形成。该结果显示来源于毛细血管内皮细胞的 Norrin 蛋白具有调节视网膜正常发育的功能。

TSPAN12 基因编码的四次跨膜蛋白、四旋蛋白是 Norrie 蛋白受体复合物的重要组成成分,共同参与 Norrin/β-catenin 信号传导通路的活化。

斑马鱼 *ZNF408* 基因表达下调模型出现了视网膜脉管系统异常,主要表现为视网膜主干血管发育障碍。

KIF11 基因编码的有丝分裂驱动蛋白,与恶性肿瘤及血管形成相关,该蛋白缺失将影响血管内皮细胞的分化、迁移,也可能导致视网膜疾病发生。

FEVR 基因组学与遗传表型的多样性、复杂性,可以部分解释我们日常临床工作中见到 FEVR 多种眼底临床表现的事实。近 50% FEVR 患者无阳性家族史,实验室研究也有约 50% 的 FEVR 病例与上述已知的 6 个基因突变无关,其显示出 FEVR 发病机制研究的未知性、艰巨性和长期性。还有从这些已掌握的认识和 FEVR 基因组学方面发现的基因,与 ROP、Norrie 病、Coats 病、黄斑毛细血管扩张Ⅱ型基础研究发现的基因组学有重叠、交叉,这或许可以解释 FEVR 与这些疾病在新生儿、婴幼儿、儿童期临床诊断和鉴别诊断的困难及困惑。

二、临床表现

(一) 眼底检查与表现

FEVR 的临床表现多样化,目前 FEVR 诊断主要依据典型的临床表现来进行。轻者通常无症状,重者可因视网膜脱离严重影响视功能,预后差。一般来说,FEVR 患者通常为足月儿,无早产及吸氧史;FEVR 可于任何年龄段发病,婴儿期发病者病变进展迅速,预后差。临床上有发现新生儿出生后病变很重的病例(图 3-3-7)。本病多数为双眼受累,且双眼表现往往具有不对称性,可能有一侧眼处于疾病初期或不发病,但对侧眼已发生全视网膜脱离,甚至伴有严重并发症。

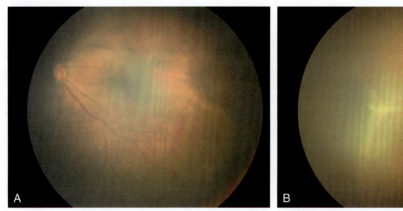
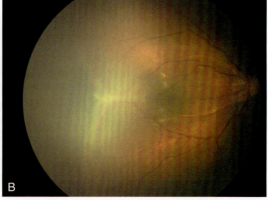

图 3-3-7　新生儿出生后 2 天双眼家族性渗出性玻璃体视网膜病变(FEVR)的临床表现

A. 左眼眼底筛查发现颞侧周边部视网膜无血管灌注区,"嵴样病变",视网膜末梢小血管分支多,无视网膜渗出,临床诊断为 FEVR 2 期 A,拟择期视网膜激光光凝;B. 右眼颞下视网膜动脉较直,颞下静脉迂曲,赤道部"嵴"样浅灰白带,周边部视网膜血管无灌注区。

也有早产儿被发现单独发生 FEVR 的报道,发生于早产儿的 FEVR 可因为吸氧促使病变进展迅速;这种少见的 FEVR 类型增加了临床辨认 FEVR 与 ROP 的难度(图 3-3-8)。

FEVR 病程并非完全遵循由轻至重的循序进展过程:有些患者可无任何眼部症状,偶然在眼底检查或眼底荧光造影时才发现周边部视网膜血管发育异常、新生血管形成;有些患者在出生时或就诊时就已发生了严重的视网膜病变;处于 FEVR 静止期的患者也有可能突然进入活动期,病变也可能进展迅速,最终导致患者视力严重受损。FEVR 患者合并眼部以外表现者较为少见。

1. 眼底特征性表现　①视网膜血管异常:血管分支多、走行直;周边部末梢小血管及毛细血管丛"毛刷/扇形"样,可见小动静脉吻合支。②周边视网膜无灌注区和新生血管形成,无灌注区后缘表现出"V"形或"W"形或不规则的"灰白线段",无血管区与血管化的视网膜交界处有新生血管生长。③视网膜下渗出。④双眼可见从视乳头延续至颞侧周边部的视网膜皱襞;皱襞亦可到达睫状体、晶状体后囊膜赤道部。⑤严重的患者可出现牵拉性、渗出性、孔源性视网膜脱离,甚至并发白内障、角膜带状变性、新生血管性青光眼等。⑥多数病例双眼同时发病,少数可为单眼发病,临床表现双眼常常不对称。病情严重的患者其临床表现与

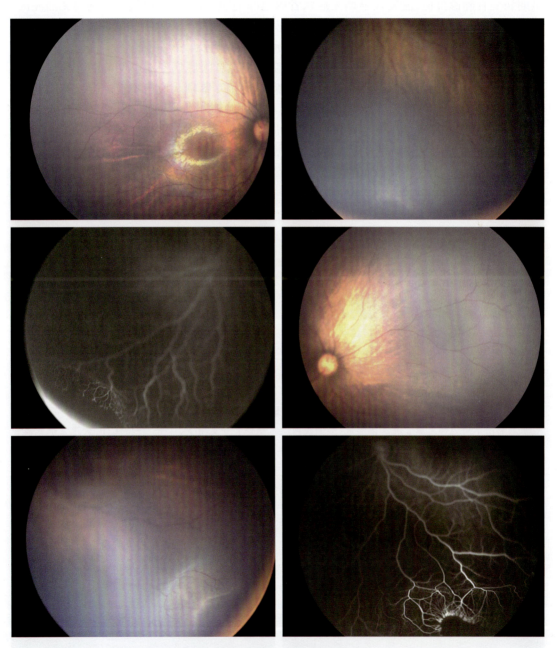

图 3-3-8　早产儿双眼疑似家族性渗出性玻璃体视网膜病变（或"类早产儿视网膜病变"）

该例患儿胎龄 34 周，矫正胎龄 44^{+6} 周，眼底筛查发现颞下视网膜赤道区前部局部末梢小血管异常。荧光素眼底血管造影显示上述局部视网膜末梢小血管分支增加，末端呈"小血管瘤"样膨大，无荧光素渗漏。

许多增生性玻璃体视网膜病变相似,不具有特征性;需注意鉴别诊断。

2. 荧光素眼底血管造影(FFA)表现　FFA 能为 FEVR 诊断提供重要依据,对于 FEVR 早期病变有确诊价值,能发现早期无症状者周边部毛细血管异常、周边部视网膜无灌注区,减少漏诊率。还可明确眼底检查发现的视网膜病变、病变范围和预示病情发展,指导后续治疗。FFA 呈现视网膜血管荧光渗漏时常常提示病变处于活动期。

FFA 对于可疑 FEVR 患者或在 FEVR 病变早期患者眼底病变不够明确时有确诊价值。FFA 也主要用于 FEVR 与其他玻璃体视网膜病变的相互鉴别。对于不能配合检查的儿童,造影可在全身麻醉下进行,婴幼儿患者 FFA 可在广角数码小儿视网膜成像系统下进行采集。

FEVR 病变 FFA 主要表现为视网膜及其周边部血管异常(图 3-3-9~ 图 3-3-13):①周边部无血管灌注区形成;②血管分支增多、分布密集、走行直,以及血管分支间角度变窄;③周

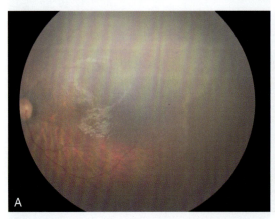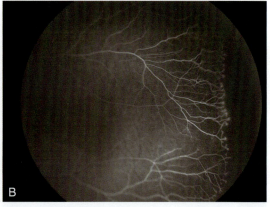

图 3-3-9　家族性渗出性玻璃体视网膜病变 1 期 A

A. 眼底彩图示周边部无血管灌注区形成,颞侧视网膜末梢血管分支增多,"嵴"样增生;B. 荧光素眼底血管造影示颞侧视网膜末梢血管分支增多,分布密集,小血管终端呈"微血管瘤"样(与彩图的"嵴样病变"对应)。

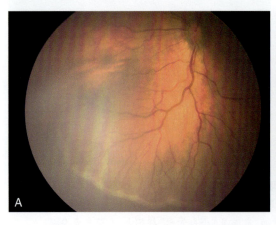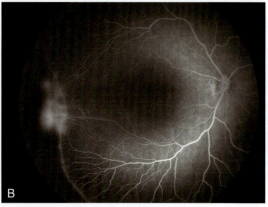

图 3-3-10　家族性渗出性玻璃体视网膜病变 2 期 A

A. 视网膜血管迂曲,静脉稍粗,末梢血管分支多,"嵴样病变"较 1 期的宽,无视网膜渗出;B. 荧光素眼底血管造影清晰显示视网膜病变,颞侧 9 点钟位出现局灶荧光渗漏呈视网膜外的新生血管。

边部末梢血管在赤道区附近突然中断,毛细血管呈"毛刷/扇形"样及末梢膨大;④出现周边部视网膜小动静脉血管的异常吻合支;⑤病变进展时,视网膜周边部无血管交界处新生血管形成;⑥视网膜内/视网膜下异常渗出,大片渗出区处视网膜动脉荧光充盈较早;⑦FFA中、晚期可发现病变处异常血管、新生血管荧光渗漏,视网膜下腔荧光染料着染;⑧随着病情进一步发展,因玻璃体视网膜增殖形成视网膜皱襞,视网膜受到增殖纤维组织牵引,表现为视乳头、黄斑区向颞侧或下方移位;⑨周边部玻璃体视网膜增殖膜强荧光;⑩视网膜脱离。晚期患眼表现为视网膜全脱离。需要特别注意的是,FFA是一种创伤性检查,对于新生儿、婴幼儿存在较大风险;同时它并不是诊断FEVR所必须的诊断标准。

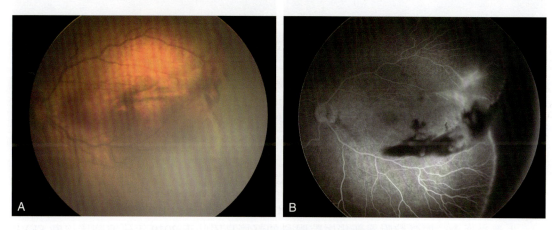

图 3-3-11　家族性渗出性玻璃体视网膜病变 3 期 B

A.视网膜周边部"嵴样病变"出血灶的周围局部视网膜浅脱离,伴少量渗出,黄斑未受累,出血来自周边部无血管交界处新生血管;B.视网膜出血部分吸收后行荧光素眼底血管造影,视网膜周边部"嵴样病变"强荧光;出血灶遮蔽荧光,其周围局部视网膜浅脱离的视网膜下腔荧光染料着染;末梢小血管分支多及迂曲,颞上血管末端血管壁荧光渗漏,3点钟位出血灶强荧光斑点,考虑为新生血管。

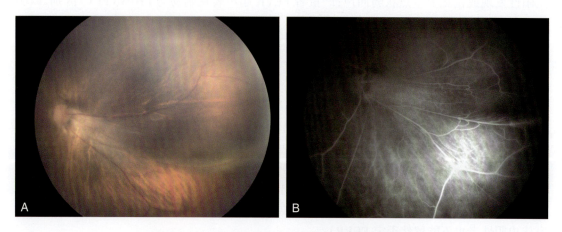

图 3-3-12　家族性渗出性玻璃体视网膜病变 4 期 A

A.视网膜血管分支增多、分布密集、走行直,血管分支间角度变窄,视网膜皱襞形成,牵引视乳头、黄斑区向颞侧移位,无视网膜渗出;B.荧光素眼底血管造影清晰显示视网膜动静脉走行直,分支异常,颞下区可见部不规则脉络膜血管,无视网膜渗出。

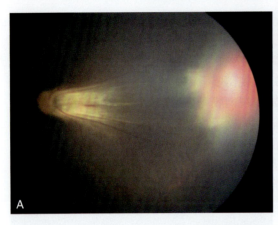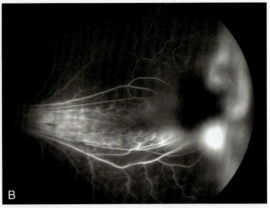

图 3-3-13　家族性渗出性玻璃体视网膜病变 4 期 B 视乳头、黄斑区被牵拉向颞侧移位

A. 视网膜血管分支增多、分布密集、走行直，血管分支间角度变窄，视网膜皱襞形成，牵引视乳头、黄斑区向颞侧移位，视乳头颞侧及周边部视网膜大片渗出和视网膜出血，视网膜脱离累及黄斑区；B. 荧光素眼底血管造影清晰显示如图 A 表现的视网膜病变，视网膜血管分支增多且血管壁荧光素渗漏，周边部数处片状强荧光灶提示新生血管及渗漏，后极部弥散中强都荧光区提示脱离的视网膜下腔荧光染料着染。

（二）实验室基因检测

基因检测阳性对 FEVR 诊断有充分的确认证据；在阴性家族史者临床诊断 FEVR，以及筛查 FEVR 患者家族其他成员是否存在 FEVR 风险时，基因检测也很有帮助。

上海交通大学医学院附属新华医院眼科的赵培泉团队于 2019 年研究临床诊断 FEVR 患者 621 例，对其中 516 例进行基因检测；阳性患者中 284 例为双眼 FEVR，20 例为单眼 FEVR。研究者强调：单眼 FEVR 同时具有阳性家族史，FEVR 阳性眼底表现和已知 FEVR 相关 6 个基因检测其中一个基因变异阳性结果相关。

其他辅助检查还有 B 超检查，FEVR 患者的 B 超检查体征无特异性，轻症者超声检查可无阳性发现或仅见少量点状弱回声；严重者 FEVR 超声表现则易与 PHPV（PFV）区别，以明确诊断。

三、临床诊断

（一）诊断依据

1. 足月产新生儿、婴幼儿。

2. 上文"二、临床表现"的"眼底特征性表现"中，①~③必须具有，伴其他体征至少 1 个。

3. 上文"二、临床表现"的"FFA 表现"中，①~③必须具有，可伴其他 FFA 异常影像改变（诊断 FEVR 时 FFA 的结果为非必需条件）。

4. 无早产、低出生体重及吸氧史的患儿出现类似 ROP 时高度怀疑 FEVR。

5. FEVR 阳性家族史可以帮助诊断（不要忽视约 50% 患者无明确家族史的重要事实，家族史阴性者也不能贸然否定 FEVR）。

6. 基因检测，六个目前已知相关的基因测序对 FEVR 诊断有帮助。

7. 排除 Norrie 病、ROP、永存原始玻璃体增生症等。

（二）实际临床诊断

依照上文的临床依据可以对 FEVR（分期，眼别）进行诊断。

临床诊断 FEVR 后，建议依 2014 年 Kashani 等的分期法（5 期）进行分期；方便设计临床干预、治疗方案。

目前，临床诊断为 FEVR 的新生儿、婴幼儿，实验室基因检测有近 50% 仍然未能发现与已知基因突变的阳性表现，需更多的新一代基因检测技术结合这部分临床病例进一步研究；有的学者对这一组类别的病变称为"类 ROP 病变"，也需要结合实验室基础研究进一步鉴别。国际上目前尚无 FEVR 统一的诊断、分期等指南；从更严格的定义来讲，FEVR 确诊应包括阳性家族史、实验室基因检测阳性、典型的临床表现为 FFA 阳性表现。

FEVR 患者合并眼外表现者很少见，除了 *KIF11* 基因突变相关的 DiGeorge 综合征和先天性头小畸形之外，尚有 *LRP5* 基因突变引起患者骨密度降低的报道，该症状称为骨质疏松 - 假性神经胶质瘤综合征。

四、鉴别诊断

FEVR 病变与多种增生性玻璃体视网膜疾病、玻璃体视网膜血管先天性异常疾病，如 ROP、PHPV、眼弓蛔虫病、Coats 病和 Norrie 病等有相似表现，需要相互鉴别。

1. **早产儿视网膜病变（ROP）**　是发生于早产儿和低出生体重婴儿的致盲性增殖性视网膜病变之一。几十年来已有了国际统一的筛查、临床诊断标准和分期分类方法，以及干预和治疗标准、方法。鉴别点：①低胎龄及低出生体重早产儿，有吸氧或缺氧史；②NICU 住院，有多种 ROP 发生因素伴同；③无 FEVR 阳性家族史；④依眼底 ROP 各分区、分期眼底病变特征可作出诊断。辅助检查：超声检查可判断患者是否发生视网膜脱离以及视网膜脱离的类型与程度，视网膜 FFA 检查有助于明确诊断与鉴别诊断。

2. **永存原始玻璃体增生症（PHPV）**　现建议统称"永存胚胎血管"，为胚胎期原始玻璃体未退化所致的先天性眼病。见于足月儿，常单眼发病，散发，患眼较对侧小，可伴有小角膜、小眼球、浅前房、小晶状体、斜视、眼球震颤等异常。在永存胚胎血管（PFV）有残存血管的患儿，与 *FZD4* 基因突变的 FEVR 患者发生牵引睫状体病变时有相似的临床表现。结合双眼底检查、FEVR 眼底特征性临床表现，必要时可借助 B 超等辅助检查的情况下，不难鉴别。实在难以分辨时可求助实验室基因检测。

3. **Norrie 病**　为先天性视网膜发育异常，少见。临床表现及进程与 ROP 类似。无早产史；白瞳征出现早于 ROP，出生后 4~6 周即可出现；周边视网膜类似"玫瑰花"结节样灶；视网膜出血；是性连锁隐性遗传病，可伴有耳聋及智力迟钝，检测 Norrie 基因，可与 ROP 和 FEVR 相鉴别。

4. **Coats 病**　主要发生于男性儿童或男性青年，多单眼发病，无早产史。病变常为进行性，病程进展较为缓慢，病变范围逐渐扩展，较为广泛。眼底特征：①视网膜血管，尤其是静脉扩张、扭转、迂曲，伴有众多微血管瘤及毛细血管扩张和黄白色脂质渗出，新旧渗出物可交替出现；②灰白、灰黄色渗出物分布在视网膜血管下和视网膜下，还可见视网膜出血斑、出血小片和特征性胆固醇结晶体沉着的闪光亮点；③病程较长时可形成视网膜下白色的纤维化病灶，不发生视网膜前膜；④如果视网膜出血进入玻璃体，可形成增殖性玻璃体视网膜病变，甚至导致视网膜脱离；⑤FFA 检查可清楚显示上述异常血管性改变。易与 FEVR 鉴别。

5. **眼弓蛔虫病**　多发于 4~8 岁儿童,多有养狗、养猫或接触史。单眼发病,常有显著的炎症改变和增殖性玻璃体改变,后极部或周边部有白色隆起病变,易出现增殖性玻璃体视网膜病变和牵引性视网膜脱离;后极部陈旧性视膜脉络膜病变周围可出现活动性病灶,亦可引起神经视网膜炎、中间葡萄膜炎等。增殖性玻璃体视网膜病变发生牵引性视网膜条索时,注意与 FEVR 所见的从视乳头延伸至颞侧周边部的视网膜皱襞和视网膜血管被牵引走向变直的病变鉴别,FEVR 双眼可有程度不等的病变。

6. **色素失调症(incontinentia pigmenti,IP)**　为 *NEMO* 基因突变引起的 X 染色体(性连锁)显性遗传病,多见于女性。除眼部病变外,其特征性的皮肤病变(典型者分 4 期:红斑大疱期、疣状皮损期、色素沉着期和萎缩期)、牙齿和指甲畸形、神经系统异常可与 FEVR 鉴别。

原则上,以白瞳征为特征的儿童眼底疾病在诊断 FEVR 时都要认真分辨,如视网膜母细胞瘤。常见而又较易发生差错的主要是上述几种,需要在日常临床工作中多加留意(参阅各疾病相应章节内容)。

第五节　治疗与预后

一、治疗

FEVR 病情进展者预后较差,早期诊断和及时治疗非常重要。早期治疗可避免视网膜渗出、视网膜牵拉、视网膜脱离等并发症。未发生视网膜脱离的患者均可采用激光光凝治疗。因患者个体对激光治疗的反应存在差异性,部分患者激光治疗后也不能完全阻止疾病进一步发展;近年来临床上有联合使用抗 VEGF 药玻璃体腔内注射治疗的方法。

FEVR 是伴随患者终生的眼病,一经确认诊断后,不论治疗与否,都要长期观察、随访。一旦病变发生活动性变化及进展,须及时介入治疗。

应该强调对临床表现有活动性视网膜异常血管病变、视网膜新生血管病变者才考虑干预治疗,大多数患儿应以严密随访观察为主。

1. **激光光凝术**　发生于新生儿期、婴幼儿期,尤其 1 岁以内的 FEVR 患儿预后很差。因此新生儿期、婴幼儿期的 FEVR 出现新生血管(即病变进展至 2 期)时就需要给予激光光凝治疗;>3 岁时发现的 2 期患者也应及时采用激光光凝治疗。1 期患者宜密切随访观察;当 1 期患者 FFA 显现异常血管区荧光渗漏时,即使无临床表现也应给予激光光凝治疗,以阻止病情进一步发展(图 3-3-14)。

近年有研究者随访 FEVR 激光光凝术后病例的观察报告,称不要对无血管灌注区全部进行激光光凝;我们的临床实践也有相同体会:这种方式的激光光凝区内发生视网膜裂孔的概率可能增加。主张对视网膜末梢血管有渗漏、病变活动血管丛区“交界线”(类似 ROP 视网膜“嵴”)的前、后缘激光光凝 3/4 排激光斑。门诊随访,若再发现新的病变活动性病灶区,补充激光光凝。

2. **巩膜环扎手术**　3 期 A 可采用巩膜环扎手术或巩膜环扎手术联合激光光凝术。

3. **微创玻璃体视网膜手术**　3 期 B 以上病例宜尽早采用玻璃体切割术治疗,去除玻璃体视网膜增殖组织、解除视网膜牵引。合并有玻璃体积血、并发性白内障、视网膜脱离时,尤

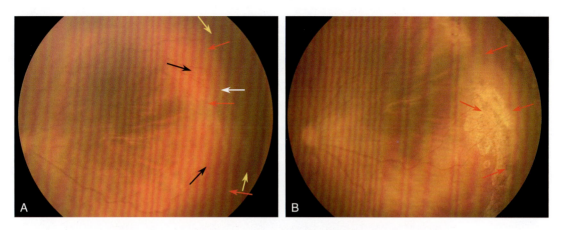

图 3-3-14　家族性渗出性玻璃体视网膜病变视网膜激光光凝治疗

A. 视乳头颞侧边界模糊,颞侧视网膜周边部可见"V"形"嵴样病变"(红箭头),有膜样纤维组织增生(白箭头),视网膜末梢血管分支多(黑箭头),周边大片视网膜无血管灌注(黄箭头)区;B. 激光光凝术后第 13 天,视网膜周边部"嵴样病变"前、后缘区激光光凝光斑有的融合,色素增生,其表面见视网膜血管(红箭头),病变静止。

其需要尽早采取玻璃体视网膜手术;术中配合视网膜激光光凝。

FEVR 患者产生了视网膜褶皱、发生大片视网膜渗出后可能进展为各型视网膜脱离,包括牵拉性视网膜脱离、孔源性视网膜脱离、渗出性视网膜脱离或混合型视网膜脱离。由于视网膜脱离大多数发生于儿童和青少年年龄段,严重损害患者视功能,故应积极进行手术治疗干预。可选择巩膜扣带术、玻璃体切割术(联合或不联合晶状体切割)、巩膜扣带术联合玻璃体视网膜手术,辅以视网膜激光光凝术。

视网膜裂孔位于赤道区或赤道区前、无明显增殖改变,或者增殖局限于赤道部的患者,可采取巩膜外手术,通过封闭视网膜裂孔,也完全可以达到视网膜的解剖复位。同时避免了玻璃体手术相关并发症的发生。存在活动性纤维血管增殖的患者,宜选择微创玻璃体视网膜手术。

4. 抗 VEGF 治疗　随着抗 VEGF 药物在新生血管增生性玻璃体视网膜疾病治疗中获得良好效果,其也被应用于 FEVR 治疗,并取得了一定的疗效。视网膜下渗出多、血管增生活跃的患眼,可尝试玻璃体腔内注射抗 VEGF 药物,视病情再辅以视网膜激光光凝术。视网膜新生血管引起玻璃体腔积血的患眼,采用玻璃体腔注射抗 VEGF 药物可有效阻止增殖牵拉进一步发展,为微创玻璃体视网膜手术创造机会。单次剂量的抗 VEGF 治疗并不能完全抑制疾病进展,联合激光光凝术或冷凝术破坏异常血管才是抗 VEGF 治疗成功与否的关键(图 3-3-15)。

二、预后

FEVR 是仅次于 ROP 的儿童主要致盲性视网膜疾病之一,已知 FEVR 相关的孔源性视网膜脱离现已成为青少年人群孔源性视网膜脱离的主要原因之一。

Nishina 等观察了 147 例有先天性视网膜褶皱 FEVR 患者的自然病程后发现:其中 12.9% 进展为牵拉性视网膜脱离,8.2% 进展为孔源性视网膜脱离,7.5% 出现视网膜纤维血

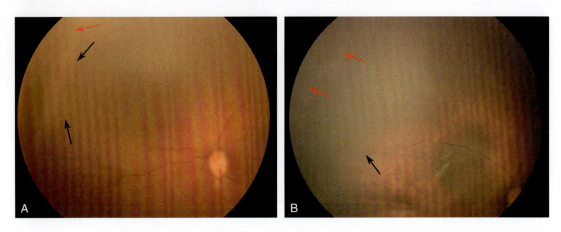

图 3-3-15 家族性渗出性玻璃体视网膜病变 2 期玻璃体腔注射抗血管内皮生长因子药物治疗前、后

A. 治疗前,静脉血管轻度扩张,(黑箭头),周边部视网膜见"W"形的"嵴样病变"(红箭头),外周视网膜无灌注区,未见渗出;B. 玻璃体腔注药术后 1.5 个月,视网膜病变逐渐消退(黑箭头、红箭头)。

管增殖膜,1.4% 进展为渗出性视网膜脱离。FEVR 视网膜脱离患者中大部分为儿童和青少年,尽管进行了及时的手术治疗,但大部分患者依然预后差。随着小儿眼底病医生对 FEVR 认识的提高,以及新生儿视网膜疾病筛查逐渐铺开,FEVR 早期防治将会显著降低儿童和青少年因 FEVR 引起视网膜脱离等严重并发症带来的低视力损害。

(本章图例图像均为新生儿期采集,FEVR 5 期的图像为儿童期采集)

(黄学林 李 娜 卢 军 曾 健 陈妙虹 李晓芹)

第四章

视网膜母细胞瘤

视网膜母细胞瘤(RB)是一种最常见的儿童眼内恶性肿瘤,成人少见,严重威胁患者的视力和生命,可致盲、致残、致死。在这一章,我们将讨论 RB 的发展历史、流行病学、遗传学、病理学、临床表现、诊断与鉴别诊断、筛查,以及目前可运用的治疗管理方案等内容。

第一节 概 述

一、视网膜母细胞瘤的认识进程

1657 年,荷兰解剖学家 Petrus 首次在文献中描述了一种与 RB 极其相似的病例,对该 3 岁儿童的眼部肿瘤进行解剖后,描述该肿瘤为"包含类似脑组织,并混有血管的'碎石'样团块"。此后的 150 年,罕有文献再次报道 RB,直到 1767 年 Hayes 在文献中首次描述了"猫眼症"。1809 年,苏格兰的外科医生 James 在结合前人的报道和自己的诊治经验后完整地描述了 RB,"这是一种常见于儿童,大部分起源于视网膜的实体肿瘤,并且该肿瘤还会扩散到视神经和大脑,甚至转移至其他器官",这与现代 RB 的定义也非常吻合。

19 世纪初缺乏检眼镜和麻醉药物,使得 James 早期施行的眼球摘除术成为许多学者诟病的治疗方法,它在给患者带来很大痛苦的同时,并不能够延长患者的生命。此后,随着三氯甲烷被推广用于全身麻醉以及检眼镜在 RB 早期诊断的应用,眼球摘除术才最终被接纳为治疗 RB 的最佳方法,RB 患者的生存率也明显升高。1903 年 Hilgartner 首次尝试使用 X 射线局部治疗 RB,发现其可以促使肿瘤萎缩。经过大量临床实践后,Verhoeff 认为在双侧 RB 的病例中,X 射线治疗体积较大的 RB 效果欠佳,应当首选眼球摘除术,如果对侧眼 RB 瘤体较小则可以尝试放疗,这一观点延续了此后半个世纪。直至今日,针对 RB 的治疗又涌出了化疗、激光光凝、冷凝等方法。

二、视网膜母细胞瘤的起源和发病机制研究的历程

James 认为该肿瘤起源于视网膜,同时代的大多数学者并不认同他的观点;Traver 甚至

认为除了晶状体和角膜外,眼内各组织均可产生 RB。随着显微镜的发明和使用,Langenbeck 和 Nysten 证实了 James 的观点,但对于 RB 起源于视网膜中的哪种细胞一直存在争议。1864 年,德国的病理学家 Virchow 首次在文献中描述了 RB 来源于神经胶质细胞,并将 RB 称为视网膜胶质瘤。Flexner 在 RB 的病理组织中发现了玫瑰花环结构,并注意到这些肿瘤细胞与视网膜光感受器细胞具有类似之处,从而认为 RB 是一种神经上皮瘤。此后,越来越多的研究者注意到 RB 细胞与未分化的视网膜胚胎细胞相似。这些观察促使 Verhoeff 将这种好发于儿童的眼部恶性肿瘤命名为"视网膜母细胞瘤",并最终在 1926 年被美国眼科学会接纳认定。随着科技的进步和现代肿瘤学理论的发展,近来的研究经鉴定认为视锥细胞的前体细胞最可能是 RB 的起源。

Knudson 在 1971 年提出的"二次打击 (2-hit)"学说对于揭示 RB 的发病机制具有划时代意义。他认为在 RB 的发病过程中至少存在 2 次细胞突变。几乎所有的双侧 RB 病例,第一次突变都发生于生殖细胞,称为种系突变或胚系突变,第二次突变发生在出生后的体细胞。而在单侧 RB 病例中,Knudson 推断同一个细胞中发生了两次随机突变促使肿瘤发生,因此单侧 RB 通常比双侧 RB 发病更晚。其后 Comings 对这一理论进行了扩展,他进一步提出"二次打击"学说的实质是具有肿瘤抑制功能的一对等位基因均发生突变。之后的研究者们很快就鉴定出"二次打击"理论的相关基因,其定位于 13 号染色体长臂 q14(13q14),即 *RB1* 基因,它的功能丢失 / 突变被认为是 RB 发生的一个关键早期事件。*RB1* 也因此成为首个被证实的抑癌基因,并被发现在其他肿瘤中具有普遍性。目前 *RB1* 抑癌基因在肿瘤学研究中被高度认可。

三、流行病学

RB 是儿童时期最为常见的原发性眼内恶性肿瘤,全世界患病率为 1/15 000~1/20 000 000(存活新生儿),占所有儿童恶性肿瘤的 2%~4%。根据各国每年的婴儿出生率和死亡率可以大致估算出 RB 患者的数量,印度作为全世界人口出生率最高的国家,每年 RB 新发病例也是最高的,估计有 1 500 名 / 年,而我国排在第二,约有 1 100 名 / 年。不同年龄段的儿童发生 RB 的概率有差异,在美国,4 岁及以下儿童中 RB 的发病率为 10.6/1 000 000,在 5~9 岁的儿童中为 1.53/1 000 000,在 10 岁及以上的儿童中仅为 0.27/1 000 000,在成人中则罕见发病。RB 的发病率被认为没有地区或种族差异。RB 的存活率和低社会经济地位可能相关,高经济收入国家拥有完善的医疗体系,RB 患者生存率可 >95%,而低经济收入国家 RB 患者的生存率则 <30%。在所有的 RB 病例中,75% 的患者表现为单眼发病,其诊断年龄中位数为 2 岁;双眼 RB 患者的发病年龄则明显早于单眼患者,平均发病年龄为 9 月龄。

第二节 发病机制

目前关于 RB 的细胞起源还存在争议,大多数文献认为其可能起源于一个前体视锥细胞或多效能视网膜母细胞。这些视网膜细胞在受孕 3 个月到 4 岁之间发育并成熟,在这期间的任何时间点均易发生突变。*RB1* 基因是首个被确认的抑癌基因,临床上约 40% 的 RB 患者存在该基因突变。人 *RB1* 基因定位于染色体 13q14,DNA 全长 180kb,含有 27 个外显子和 26 个内含子,能够转录出一条长度约为 4.7kb 的 mRNA。其蛋白产物(pRb)是一个分子量为 110kDa 的由 928 个氨基酸组成的磷蛋白,在控制细胞周期中起着关键性作用。非磷酸化状态下,pRb 蛋白的活化形式在细胞周期 G1 早期与转录因子 E2Fs 结合,阻碍后者的转录激活,从而抑制细胞周期的进行。这一作用可能会导致细胞周期永久或可逆性地停滞在 G0 期,阻止细胞过度增生。pRb 抑制细胞生长的效应需要持续的有丝分裂信号来诱导其终止,作为对有丝分裂信号的反应,周期蛋白依赖性激酶(cyclin-dependent kinase,CDK)以及细胞周期蛋白 D(cyclin D)的复合物可以使 pRb 蛋白发生磷酸化并失活,释放后者结合的转录因子 E2Fs,E2Fs 结合到靶基因的调控区激活基因转录,促使细胞周期进入 S 期,从而使细胞开始进行 DNA 合成。因此,如果 *RB1* 基因突变,将会导致 pRb 蛋白功能低下或缺失,E2Fs 始终处于游离状态,使下游靶基因不断被转录,细胞不断增生,从而导致恶性肿瘤的发生。

　　RB1 基因突变的类型包括 *RB1* 基因编码区碱基的缺失或插入引起读码框架移位、基因大片段缺失,以及包括错义突变和无义突变两类的点突变,其中无义突变和小的插入/缺失突变是导致 pRb 蛋白失活的主要原因。绝大多数 RB 患者为 *RB1* 基因突变引起 pRb 蛋白缺失、表达量减少或表达相对分子质量异常,某些 *RB1* 基因突变表现为低度外显的 RB 或者自发退行性变的 RB,其中低度外显 *RB1* 基因突变可能是由于启动子突变引起 pRb 蛋白表达量减少和/或错义突变/无能突变引起 pRb 蛋白功能不全。

　　虽然 *RB1* 基因突变导致的细胞生物学改变被广泛认可,但 pRb 蛋白的丢失引起 RB 发生的确切机制仍不清楚,因为 *RB1* 基因除了与调控细胞周期密切相关,还参与了细胞的分化、衰老、凋亡等过程。必须肯定的是,*RB1* 基因的双等位基因丢失是大多数 RB 发病过程中的必要环节和限速环节。在临床上,由于 *RB1* 基因突变导致的肿瘤发生通常具有遗传性和非遗传性,在这类 RB 患者中约 60% 为非遗传性,40% 则为遗传性。Knudson 的"二次突变"假说使人们对 RB 的遗传学有了重要的理解。当 *RB1* 基因的两条等位基因(*M1+M2*)的先后突变均发生在单个正在发育的视网膜细胞(体细胞)中时,称为非遗传性突变,RB 通常表现为迟发、单侧和单灶性特征。而患者胚胎时生殖细胞已携带有一条发生突变的等位基因(*M1*),即来自父母的突变,而后在生长发育过程中,视网膜母细胞再次发生第 2 次突变(*M2*)的,则称为遗传性突变或种系突变,这类肿瘤通常发生较早,呈双眼或多灶性。因 *RB1* 种系突变而导致的遗传型 RB 以常染色体显性特征遗传,外显率超过 90%。携带 *RB1* 种系突变基因的儿童 90% 会在婴儿期发病,而他们的子代中也将会有 50% 遗传有突变的等位基因。少部分携带 *RB1* 种系突变基因的儿童也可能发展为单眼 RB,概率约为 10%。

　　除了 *RB1* 基因突变被认为与 RB 的密切相关外,近年来的研究发现 *MYCN*、*MDM4*、*KIF14* 以及原癌基因 *DEK* 和 *E2F3* 等也参与了 RB 的发生和进展。本章节专门增加 RB 发病机制介绍,有助于读者更好地认识和理解其临床表现、肿瘤病理改变和分组分期。

第三节　临床诊断

一、症状与体征

　　RB 大多见于婴幼儿并且发病较隐匿,所以疾病早期的临床表现常不明显。在散发的非家族性病例中,白瞳征是 RB 最常见的临床体征,也是患者就诊的最常见原因,占新诊断病例的 60%~80%。RB 往往由于肿瘤发展至后极部经瞳孔发出黄白色反光(图 3-4-1A),如"黑暗中的猫眼样",而被患者父母和/或亲戚在日常生活中或在看儿童照片时发现。

斜视是 RB 第二个常见的临床体征,大多是因为肿瘤引起患者的中心视力受损所导致,常表现为单侧眼恒定性斜视,内斜或外斜均可见。此时对患者双眼进行散瞳检查可见视网膜上有单个或多个黄白色实性隆起团块,呈圆形或椭圆形,且大小不一,肿瘤表面可有新生血管或出血点(图 3-4-1B)。内生型 RB 可向玻璃体侧生长,若肿瘤细胞穿破视网膜进入玻璃体内,可形成大量"雪球样"漂浮,甚至沉积于前房下方形成假性前房积脓;外生型 RB 则向脉络膜侧生长,可见视网膜血管明显扩张、出血,以及渗出性视网膜脱离。

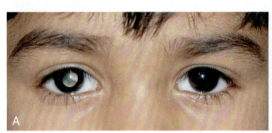
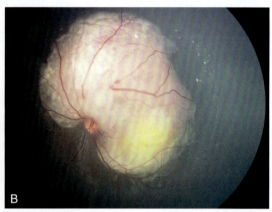

图 3-4-1 　 视网膜母细胞瘤眼外观及眼底照相
A.黄白色反光透过瞳孔如黑暗中的猫眼;B.眼底可见一个白色的实性隆起团块,表面伴有粗大扩张的血管。

RB 患者若在疾病早期未能得到及时治疗,病情将会进一步恶化。瘤体逐渐增大,挤压眼前段结构导致眼内压增高,引起继发性青光眼,患者会因疼痛而哭闹不止。长期的高眼内压会使球壁扩张,眼球膨大,形成特殊的"牛眼"外观,表现为大角膜、角巩膜葡萄肿等。除了继发性青光眼外,还有其他一些少见的临床表现,包括单侧瞳孔扩大、前房积血、眼球震颤及葡萄膜炎等。而继发于广泛的肿瘤坏死则可引起无菌性眼眶蜂窝织炎。

RB 在疾病进展的过程中可沿视神经直接向颅内蔓延;少数病例中,肿瘤细胞还可经眼眶视神经血管环再经神经鞘,沿蛛网膜下腔及软脑膜进入球后视神经,然后进入颅腔,侵入脑组织,导致患者颅内压增高,甚至死亡;若肿瘤穿破巩膜进入眶内或球后,会导致眼球突出;也可向前引起角膜葡萄肿或穿破角巩膜在眼球外生长,甚至能形成巨大肿物突出于睑裂之外。RB 除了经视神经向颅内转移外,还可通过血液循环转移至骨、肝脏或全身其他器官;部分肿瘤细胞可经淋巴管转移至附近的淋巴结。

二、分级和分期

肿瘤的分级和分期,对于制订临床治疗方案和判断预后具有重要作用。伴随着新的技术和治疗理念的发展,RB 的肿瘤分级标准也经历了不断的变革和更新。Reese-Ellsworth 系统是 RB 最原始的肿瘤分期方法,其主要基于肿瘤的部位和发病程度来进行分期、分级,最初用于预测体外放疗后不同期、不同级 RB 患者所能保留的视力和评估预后;临床实践中应用该分期发现体外放疗可以使具有种系突变(遗传性突变)的 RB 患者提前发生第二肿瘤,增加患者的死亡率。但是 Reese-Ellsworth 系统对于评估新的治疗方法（诸如全身化疗、局部光凝、联合疗法等）效果与预后的临床作用不佳。

目前国际常用的国际眼内期视网膜母细胞瘤分期（international intraocular retinoblastoma classification, IIRC），其对 RB 全身化疗和局灶性治疗方法的选择以及判断预后有很大帮助，但仅可使用于眼内期 RB（图 3-4-2）。而 1968 年美国癌症联合委员会（American Joint Committee on Cancer, AJCC）提出的针对所有实体恶性肿瘤的肿瘤淋巴结转移分期（tumor node metastasis classification, TNM）可以用于因肿瘤眼球摘除术后或对已经发生眼外播散和转移的 RB 进行补充分级，判断 RB 的整体预后。

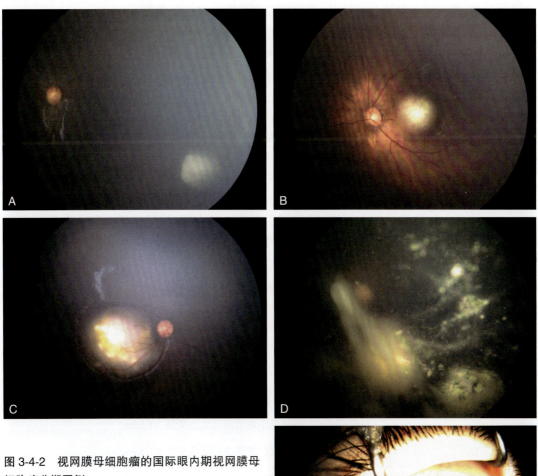

图 3-4-2 视网膜母细胞瘤的国际眼内期视网膜母细胞瘤分期图例

A. 视网膜鼻下方可见一个孤立的远离关键结构的视网膜内肿瘤；B. 局限于黄斑区视网膜内肿瘤伴有明显的视网膜下积液；C. 黄斑区肿瘤，可见瘤体表面明显扩张的血管和视网膜下种植；D. 肿瘤出现玻璃体腔内弥漫种植；E. 肿瘤向前生长触碰晶状体，导致前房变浅，虹膜后粘连，瞳孔变形。

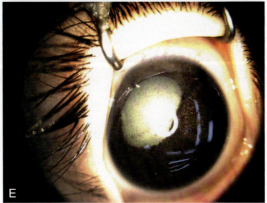

1. IIRC 分期（洛杉矶儿童医院版）

A 期：风险很低。视网膜内散在对视功能无威胁的小肿瘤。小的独立的远离关键结构的肿瘤（局限于视网膜内，直径≤3.0mm；距离黄斑 >3.0mm，距离视神经 >1.5mm；无玻璃体或视网膜下种植）。

B 期：低风险。任意大小或部位的局限于视网膜内的肿瘤（不属于 A 期小的局限的视网膜下积液距肿瘤基底部≤5mm；无玻璃体或视网膜下种植）。

C 期：中度风险。任意大小和部位的播散性肿瘤，伴有玻璃体种植或局部视网膜下种植（玻璃体和视网膜下种植肿瘤必须局限和微小；视网膜下积液局限于 1 个象限内）。

D 期：高风险。弥散的玻璃体或视网膜下种植（肿瘤眼内弥漫生长；呈"油脂状"的广泛玻璃体种植；视网膜下种植呈板块状；视网膜脱离范围超过 1 个象限）。

E 期：非常高风险。眼球的解剖结构或功能已经被肿瘤破坏，可包含以下 1 种或多种改变特征：①不可逆转的新生血管性青光眼；②大量眼内出血；③无菌性眶蜂窝织炎；④肿瘤侵犯玻璃体前表面；⑤瘤体碰触晶状体；⑥弥漫浸润型 RB；⑦眼球痨。

2. TNM 分期　早期版本的 TNM 分期侧重对 RB 眼外情况进行描述，对眼内期肿瘤的诊疗指导意义有限。2016 年 AJCC 发布了 TNM 分期第 8 版，其在保留眼外期 RB 分期优势的同时，融入了 IIRC 内容，并且在分期内容中加入了遗传学特征。TNM 分期有望成为国际公认并广泛应用的 RB 分期方法。

在第 8 版 TNM 分期系统中，原发肿瘤按临床特点分为 cT_0~cT_4 期，其中 cT_1 和 cT_2 为早期 RB，包括局限于视网膜内肿瘤、视网膜下积液、玻璃体和视网膜下种植；cT_3 为眼内晚期 RB，肿瘤可向脉络膜或前房浸润，具有新生血管性青光眼、大量玻璃体积血和眼球痨等高危因素；自 cT_4 期开始为眼外期，肿瘤累及眼眶或视神经。此外还有 cN 分期和 cM 分期（表 3-4-1~ 表 3-4-3）。

表 3-4-1　视网膜母细胞瘤第 8 版肿瘤淋巴结转移分期原发肿瘤（cT）分期及特征

cT 分期	特征
cT_X	不确定眼内是否存在肿瘤
cT_0	眼内没有发现肿瘤存在
cT_1	视网膜内肿瘤，肿瘤基底部视网膜下液距肿瘤≤5.0mm
cT_{1a}	肿瘤直径≤3.0mm 且距离黄斑视乳头距离 >1.5mm
cT_{1b}	肿瘤直径 >3.0mm 或距离黄斑视乳头距离≤1.5mm
cT_2	眼内肿瘤合并视网膜脱离、玻璃体种植或视网膜下种植
cT_{2a}	肿瘤基底部视网膜下液距肿瘤 >5.0mm
cT_{2b}	肿瘤合并玻璃体种植或视网膜下种植
cT_3	眼内晚期肿瘤
cT_{3a}	眼球萎缩
cT_{3b}	肿瘤侵及睫状体平坦部、整个睫状体、晶状体、悬韧带、虹膜或前房

续表

cT 分期	特征
cT_{3c}	眼压升高合并新生血管或牛眼
cT_{3d}	前房出血或合并大范围玻璃体出血
cT_{3e}	无菌性眼眶蜂窝织炎
cT_4	眼外肿瘤侵及眼眶和视神经
cT_{4a}	影像学检查显示球后视神经受累或视神经增粗或眶内组织受累
cT_{4b}	临床检查发现明显的突眼或眶内肿瘤

表 3-4-2　视网膜母细胞瘤第 8 版肿瘤淋巴结转移分期区域性淋巴结转移情况（cN）分期及特征

cN 分期	特征
cN_X	局部淋巴结未进行检查
cN_0	局部淋巴结未受累
cN_1	耳前、下颌下及颈部淋巴结受累

表 3-4-3　视网膜母细胞瘤第 8 版肿瘤淋巴结转移分期肿瘤远处转移情况（cM）分期及特征

cM 分期	特征
cM_0	无任何颅内及远处转移的症状和体征
cM_1	存在远处转移但无组织病理学检测结果证实
cM_{1a}	临床及影像学检查显示肿瘤侵犯多组织器官，如骨髓、肝脏等
cM_{1b}	影像学检查显示肿瘤侵犯中枢神经系统（不包括三侧视网膜母细胞瘤）
pM_1	通过组织病理学检测证实存在远处转移
pM_{1a}	肿瘤侵犯多组织器官，如骨髓、肝脏等
pM_{1b}	肿瘤侵犯脑脊液或脑实质

　　第 8 版 TNM 分期的最大特点是引入了 H 分期，即遗传特性分期。依据患儿的基因检测结果，将其主要分为 H_0 期和 H_1 期，H_0 期为存在正常 RB1 等位基因，H_1 为双侧性 RB、三侧性 RB、有 RB 阳性家族史或检测出体细胞 RB1 基因突变（表 3-4-4）。因此，目前建议临床采用第 8 版 TNM 分期进行临床诊断和研究。

表 3-4-4　视网膜母细胞瘤第 8 版肿瘤淋巴结转移分期肿瘤遗传特性（H）分期及特征

H 分期	特征
H_X	没有 RB1 基因突变的任何证据
H_0	基因检测结果显示存在正常 RB1 等位基因
H_1	双侧视网膜母细胞瘤、三侧性视网膜母细胞瘤；视网膜母细胞瘤家族史阳性；基因检测明确显示 RB1 基因突变

三、病理组织改变

1. 肿瘤大体观　大多数肿瘤呈"白色鱼肉"状或"豆渣"状,有些瘤体内可见坏死、颗粒状钙化或出血。

2. 细胞形态和组织分型　通常分为分化型和未分化型。分化型:瘤细胞类似神经母细胞,呈小圆形或椭圆形、胞浆较少,核大深染。瘤细胞间可见不同类型的菊形团样分化:①Flexner-Wintersteiner 菊花团;②Homer-Wright 菊花团;③花饰状排列的菊花团。未分化型:瘤细胞分化较差,弥漫性分布,大小和形状变异较大,有明显细胞异型性和病理性核分裂象,其间无明显的菊形团样排列。有些瘤细胞围绕血管周围,形成假性菊花团。

RB 容易发生坏死,坏死细胞间可见钙盐沉积和钙化,有些肿瘤细胞内血管壁周围积聚有大量嗜碱性物质,其可能属于坏死瘤细胞释放出的 DNA 物质。

第四节　辅助检查

1. 视力　根据患者的年龄和配合程度评估视力,对于新生儿及婴幼儿,采取观察和描述固视模式(维持稳定的中心性固视/抗拒遮挡/固视且追光/眼球震颤);大于3岁的儿童,采用 HOTV 匹配测验或标准对数视力表(Log-MAR)测试。此外,还可以通过手电筒简单评估患者的视功能,如观察红光反射、眼球运动、眼位(遮盖试验)及瞳孔反应等。

2. 裂隙灯　对于具有 RB 家族病史或高度怀疑患病的儿童,在婴幼儿期必须在全身麻醉下充分散瞳进行眼底筛查,采用巩膜顶压来检查玻璃体和全部视网膜,包括用间接检眼镜观察360°的锯齿缘,以判断疾病的严重程度和波及范围。同时,应绘制眼底图,详细记录视网膜上所有的瘤体大小和位置。对于进展期 RB 患者,还应使用裂隙灯判断是否存在继发性青光眼、白内障、前房积脓、虹膜红变等。

3. 超声生物显微镜(UBM)　是一种评估眼前节受累及肿瘤播散范围的有用工具,能够提供位于锯齿缘和虹膜间肿瘤可能的信息,而这是间接检眼镜和广角数码小儿视网膜成像系统无法确定的。

4. B 型超声　显示玻璃体腔内球形、半球形或不规则形光团与眼球壁光带相连,内回声光点大小不等,强弱不一,在钙斑处呈强回声光斑及伴有声影或声衰减(图3-4-3)。部分肿瘤坏死区可出现液性区。若视神经受累增粗,向眶内蔓延,则可见视神经切迹增宽或球壁附近有异常光团与眼内病变相连。

5. A 型超声　检查显示玻璃体内有与眼球壁相连的丛状高波或束状高波,或者低小、低中丛状波,球后波形呈不同程度衰减。

6. 彩色多普勒超声　在 B 超显示光团基础上可见瘤体内有点状或线状丰富红色血流,有搏动性,来自视网膜中央动脉,若作能量图,则显示病变区有较多的细小血流,血流信号不仅与视网膜中央动脉、静脉连续,而且在病变内形成树枝状分布。

7. 计算机断层扫描(CT)　显示眼球内肿瘤密影大小不一,密度不均,90% 有钙化斑,还可显示 RB 眼内和眼眶受累及颅内侵犯(包括三侧性 RB)。但在确诊或怀疑种系 *RB1* 基因突变的情况下,应尽可能避免此检查,以减少因暴露放射线而导致的继发性肿瘤。

8. 磁共振成像(MRI)　与 CT 在显示病变大小形态部位范围方面相似,T_1 加权像呈中

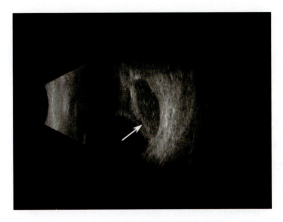

图 3-4-3　B 超显示视网膜母细胞瘤肿瘤

B 超显示肿瘤占据玻璃体腔,腔内欠均匀、见高致密回声光团(白箭头)。

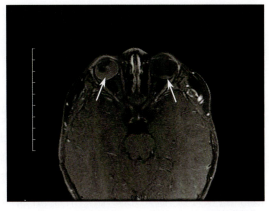

图 3-4-4　磁共振成像显示视网膜母细胞瘤肿瘤

T_1 加权显示左眼视神经粗大,提示发生肿瘤侵袭(白箭头);同时显示肿瘤占据大部分玻璃体腔;眼球环扩大。

低信号(图 3-4-4),T_2 加权像瘤体呈中等信号,因在显示钙化方面不如 CT,所以一般不进行这一检查。但对于有较高转移风险的 RB 患者可进行骨髓或头部的检查,特别是对存在三侧性肿瘤高发风险的双眼患者,肿瘤侵袭筛板后视神经,松果体增大或蝶鞍上肿物,颅脑内软脑膜病变。

9. 广角数码小儿视网膜成像　是一种受全世界认可并使用的标准工具,可以记录 RB 的范围。可提供视网膜、眼前节和房角的广角图像,能够发现易被间接检眼镜遗漏的小而扁平的瘤体,聚焦功能用于判断和记录玻璃体种植,更易于准确地描绘视网膜图,对治疗过程中和治疗后的肿瘤活动性进行比较,以及在不同诊疗中心间进行比较。

10. 肿瘤穿刺活检　禁用于眼内肿瘤,因为该方法可能大大增加 RB 全身转移的风险。只有在眼部检查和脑脊液细胞学检查无法作出诊断,且怀疑眼眶、全身或颅内肿瘤扩散时才可以采取活检的方法。

第五节　鉴别诊断

RB 通常需要与引起白瞳征的疾病相鉴别,这类疾病有 20 多种,其中常见的有 Coats 病(外层渗出性视网膜病变)、永存性原始玻璃体增生症(PHPV)、早产儿视网膜病变(ROP)、眼弓蛔虫病、角膜白斑、风疹或弓形虫病等。鉴别诊断依赖于病史、详细的专科查体,以及相关影像学检查。

1. **Coats 病**　表现为"略带黄色"的白瞳征,与 RB 的发白不同,是源于颞上象限异常血管所引起的局部视网膜脱离和特征性渗出。

2. **PHPV**　小眼球和晶状体后白色团块提示该疾病。

3. **ROP**　早产、低出生体重、有吸氧史提示该病。

4. **眼弓蛔虫病**　患者通常具有猫或狗的接触史。

5. **角膜白斑**　多为分娩时产钳对角膜造成的损伤。

6. 风疹或弓形虫病 在妊娠早期出现母体免疫或疾病可提示该病。

（详细内容可参见"第三篇第六章"）

第六节 治　疗

RB 的首要治疗原则是保全患者生命，其次是保留眼球，最后是保存视力。随着早期诊断、及时干预理念的发展以及新技术的应用，RB 患者的总生存率已达 90%~95%。近年来得以保留眼球，甚至保存视力的病例数也在逐渐增长。根据肿瘤的分期，RB 的治疗方法逐步完善，除了传统的眼球摘除术和眶内容物剜除术外，出现了单独或联合使用化学减容治疗、放疗、冷凝疗法、激光光凝、温热治疗、肿瘤局部切除联合玻璃体切割术等多种方法，丰富了医生的治疗手段，也大大提高了治疗效果。主要治疗方法介绍如下。

一、激光光凝术

激光光凝术（photocoagulation）是用氩激光治疗眼后段较小肿瘤的一种方法，目的是限定肿瘤并凝固肿瘤供应血管使其退化。一般需要 3 次治疗，每次间隔 4~6 周。激光光凝适用于局限在视网膜内、赤道部之后，直径 <4.5mm，厚度 <2.5mm 的肿瘤。激光光凝不宜与化学减容治疗联合使用，因为后者需要丰富的血供将药物运送到肿瘤部位，而激光光凝会使肿瘤血管凝固闭塞导致肿瘤缺血。激光光凝治疗的并发症较少，包括角膜、晶状体损伤、视网膜脱离等。

二、温热疗法

温热疗法（thermotherapy）是利用二极管红外激光系统加热眼肿瘤局部，使局部温度提高到细胞毒作用水平，导致肿瘤细胞死亡的一种疗法。温热疗法的理想温度是 45~60℃，其治疗的目标是瘤体呈轻度灰白色，而不引起血管痉挛或肿瘤的快速变白。多用于治疗邻近中心凹或视神经的相对较小的 RB，常在化学减容治疗后使用。治疗一般 3 个疗程以上，每个疗程间隔为 1 个月。温热疗法最常见的并发症是局部虹膜萎缩和周边局部晶状体混浊等。

三、冷凝治疗

冷凝治疗（cryotherapy）是重要的肿瘤局部治疗方法，常与化学减容治疗等联合使用。该方法通过肿瘤基底部巩膜外 -80℃的冷凝，使瘤体结晶成冰球。冰球快速升温融化时使细胞破坏。一般需要在肿瘤局部重复 3 次"冻结 - 解冻"过程，每次间隔 4~6 周。冷凝疗法适用于：①赤道部至锯齿缘的较小肿瘤；②肿瘤直径 <1.5mm，厚度 <1.0mm。如果瘤体直径超过前述大小，则先进行化学减容治疗，当肿瘤缩小到前述大小时，可进行局部冷凝治疗。冷凝疗法的并发症常表现轻，通常无须处理。若为多灶性肿瘤，冷凝疗法可能引起严重视网膜脱离及裂孔等时，必须行眼球摘除。

四、放疗

1. 外侧束放射治疗（external beam radiotherapy，EBR） 简称外放射治疗，RB 对放射线十分敏感，肿瘤组织退变良好。EBR 总剂量 45~50Gy。适用于体积较大、多灶性、双侧 RB

化疗或局部治疗后肿瘤处于活动期或复发的肿瘤,但对眼外期 RB 一般不主张使用 EBR。EBR 并发症较多,包括会增加黑色素瘤、骨肉瘤、鼻咽癌等二次肿瘤发生的风险,尤其对 1 岁以下儿童,EBR 还有引起颜面部组织发育畸形及减少生长激素分泌的可能。由于这些严重并发症,目前儿童不主张进行 EBR。

2. 巩膜敷贴放疗(plague radiotherapy) 属于近距离放疗的一种方式,将含有放射性核素的粒子或物体(I^{125}、Pd^{130}、Ru^{106}、Ir^{192} 等)制成一定形状,植入眼眶或肿瘤相应的巩膜壁处,利用其放射性照射肿瘤,引起肿瘤死亡。其优点是可根据肿瘤的大小、厚度计算所需放疗剂量,放射范围较小,放疗时间短,对正常组织损伤小,不会增加二次肿瘤和眼眶发育障碍的风险。目前最常用的是 I^{125},总剂量 40~45Gy,主要适用于基底直径 <16mm,厚度 ≤8mm 的 RB。巩膜敷贴放疗可作为初始治疗,也可作为其他治疗失败后的后续治疗。敷贴放疗的并发症包括放射性视网膜病变、白内障、黄斑病变等,目前尚无巩膜敷贴放疗诱发二次肿瘤的报道。

3. 立体定向放疗(stereotactic radiotherapy,SCR) 利用直线加速器,配角度旋转,对瘤体释放高剂量射线。SCR 作为对传统放疗的一种改革,其适应证及并发症仍需进一步研究。另外,因其对设备要求高、花费大、对患者操作困难,故临床应用受限。

五、化疗

1. 化学减容治疗(chemical reduction therapy,CRDT) 激光光凝或冷凝疗法对于较小的肿瘤有效,但当瘤体直径 >4.5mm 或瘤体隆起 >2.5mm 时,这些局部治疗方法无法消除瘤体。所以通常需先使用化疗缩小肿瘤,再利用激光或冷凝等方法局部清除缩小的肿瘤组织,以保存眼球和视力,这种方法被称为"化学减容治疗"。

静脉化疗(intravenous chemotherapy,IVC)是使用 2~4 种静脉药物进行化疗的一种方法,一般每月 1 次,总疗程连续 6~9 个月。目前最常用的化疗方案为"VEC"方案,包括长春新碱(vincristine,V)、依托泊苷(etoposide,E)和卡铂(carboplatin,C),应用 6 个疗程。IVC 方案能够使肿瘤体积减小,从而增加眼球保留率及保存更多的视力,并有望避免摘除眼球及 EBR。

CRDT 适用于眼内期 RB,尤其是存在种系突变的双侧 RB、家族性 RB、4 个月以上怀疑有视神经或脉络膜侵犯的患者。CRDT 是 RB 初始治疗的重要手段和 RB 治疗研究的热点。CRDT 常见的不良反应包括:骨髓抑制、耳毒性、肾毒性和二次肿瘤等。但 VEC 方案使用相对安全,密切监测听力、血常规和肝肾功能,及时调整药物剂量和对症处理,并不会发生严重不良反应。

2. CRDT 联合局部治疗 尽管 RB 对化疗敏感,但单纯化疗很少能够治愈。CRDT 主要的问题是初治反应良好,但 IIRC 分期 D 期或 E 期的 RB 患者在 2 年内常发生玻璃体或视网膜下种植复发,其中大多是在婴幼儿期发病、遗传性双侧发病的 RB 患者。因此,CRDT 及时联合局部治疗(包括冷凝疗法、激光光凝、温热治疗等)极为重要。目前认为二者联合治疗能够有效控制肿瘤、减少复发、避免眼球摘除和 EBR 的不良后果,以及保留眼球和保存部分视力。

局部治疗一般在 CRDT 的第 2 个周期开始进行,此时肿瘤明显缩小且视网膜下液已基本吸收。CRDT 联合局部治疗对眼内期 RB 患者治疗显示确有疗效,且患者对其不良反应有良好的耐受性。对于 IIRC 分期 A~C 期患者,VEC 联合局部治疗可提高肿瘤的治愈率且保存视力,从而避免眼球摘除和 EBR 引起的不良预后。对于 IIRC 分期 D~E 期的患者,错过保守治疗时机而术后行 VEC 方案化疗亦可提高保眼率。但是也有研究显示,对于 IIRC 分期 D~E 期的患者,若首选化疗导致需手术摘除眼球推迟手术,可能影响患者最终生存率。因此,对于 IIRC 分期 D~E 期的 RB 患者,应采取手术治疗后再进行化疗的方法。

3. 玻璃体腔化疗　玻璃体腔注射化疗药物治疗 RB 起源于 20 世纪 60 年代。一些研究证实美法仑(melphalan)是最有效的玻璃体腔化疗药物:8~10mg 时不良反应很小,但肿瘤不能控制;30~50mg 时显示肿瘤控制效果显著;50mg 以上时则不良反应较重,如肌张力减退和眼球萎缩等。玻璃体腔化疗的适应证目前仍不能完全明确,但肯定可以作为复发玻璃体腔种植的二线治疗方法。此外,对于系统静脉化疗时玻璃体腔种植持续存在的 RB 患者,与静脉化疗共用也是适用指征。

4. 眼内动脉化疗(intraocular artery chemotherapy,IAC)　是在 X 线透视下经眼动脉导管插入眼动脉灌注化学药物,并通过局部高浓度药物作用,达到杀伤肿瘤的作用(图 3-4-5)。IAC 为 RB 患者保留眼球带来了希望。IAC 常用药物为美法仑,或联合卡铂、拓扑替康等,用于治疗 IIRC 分期 C~D 期或 D~E 分期的 RB 患者。由于 IAC 使用药物及剂量无统一标准,不同文献报道保眼率不一。IAC 疗法的技术要求较高,并存在一定不良反应,如眼睑水肿、睫毛脱落、视网膜脱离、玻璃体积血、眼内血管血栓形成等眼部并发症,还可能出现中性粒细胞减少、支气管痉挛等全身并发症,但并未有严重不良反应和死亡的报道。

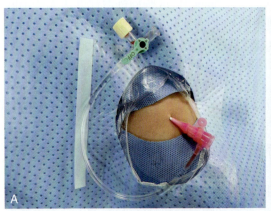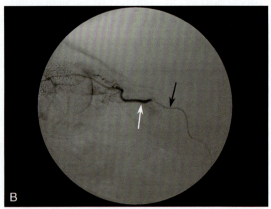

图 3-4-5　X 线透视下经眼动脉导管插入行眼动脉灌注化学药物

A. 眼动脉灌注前,患儿做好准备;B. X 线透视图像:显示眼动脉(白箭头),导管(黑箭头),待插入和灌注药物(图片由广州市妇女儿童医疗中心张靖医生提供)。

5. 眼周化疗　由于全身化疗对儿童患者的毒副作用较大,有学者进行局部化疗的研究。眼周注射卡铂作为系统化疗的辅助治疗,用于控制 RB 使用已经近 20 年。常规给药途径有不同形式,如结膜下或者眼筋膜囊内注射。注射方法可单纯液体注射或需要工具协助,如 Lineoff 气囊、离子电渗疗法、长效纤维蛋白黏合剂或纳米粒子均被尝试过。但由于局部化疗的复发率较高,这种治疗方式多用于联合系统化疗的辅助治疗。眼周化疗并发症包括:斜视、视神经病、眼周炎症和脂肪萎缩等。

六、眼球摘除术

目前仍是治疗 RB 的一种常用而重要的方法。眼球摘除术适用于弥散性 RB，如 IIRC 分期 E 期、高度进展 D 期或怀疑眼外蔓延的患者。这类眼球通常证实 RB 侵犯到视神经和脉络膜或者眼眶。随着 CRDT、放疗和局部治疗等技术的进步，眼球摘除率逐年下降，目前单眼散发型 RB 眼球摘除率为 65%~75%。RB 眼球摘除后，应及时行组织病理学检查确定患者是否存在肿瘤组织转移风险。转移风险因素包括：肿瘤侵犯到视神经筛板后，脉络膜受侵犯 3mm 或者更大；或者视神经和葡萄膜的联合侵犯等。高风险 RB 如不进行术后静脉化疗将会有 24% 患者出现转移，而如进行化疗，转移概率仅为 4%。IIRC 分期 A、B 和 C 期患者经组织病理学检查后极少进行眼球摘除。IIRC 分期 D 期 15%~17% 患者和 E 期 24%~50% 患者可表现出高风险特征。眼球摘除术可导致婴幼儿眼眶凹陷、上睑下垂、眶骨及软组织发育不良等并发症。眼球摘除后应尽早进行眶内义眼座和义眼片的植入，以促进患者眼眶发育。

七、玻璃体切割术

玻璃体切割术作为一种保留眼球的治疗方式，是否可以应用于 RB 的治疗，临床一直存在争议。由于 RB 细胞松散悬浮的生长方式以及 RB 起源于视网膜核层细胞，玻璃体切割术很难彻底清除眼内的肿瘤组织，导致术后存在较高的肿瘤复发、视神经受累、眼外蔓延，以及全身转移的风险。因此，RB 患者进行玻璃体切割术应严格把握手术适应证，包括：视网膜肿瘤处于相对稳定期（6~12 个月）；肿瘤局限性玻璃体腔种植。其次，玻璃体切割术过程中需要特别注意以下几点：①尽量减少眼内器械的交换，以减少眼内液经巩膜通道流出；②术中应首先取出玻璃体腔内的继发肿瘤，尽量避免肿瘤细胞随着眼内液流动扩散至隐蔽区域，如睫状体或虹膜后表面的肿瘤；建议术中眼内灌注美法仑等抗肿瘤药物，以维持玻璃体腔内的有效药物浓度，并且在巩膜通道处结膜下注射抗肿瘤药物，降低肿瘤转移的风险。此外，手术操作应当由具有丰富经验的小儿眼底病科医生完成，尽量避免手术并发症。

总体而言，RB 患者进行玻璃体切割术存在较高的肿瘤复发及转移风险，玻璃体切割术不适宜作为 RB 的常规治疗方式。即便是单眼 RB 患者，也应审慎采用玻璃体切割术治疗，必须严格把握手术适应证以及手术操作规范，术后需要进行密切随访。

八、眼外转移治疗

若发现肿瘤突破巩膜壁向眼外生长或肿瘤突破筛板侵犯视神经等，则为 RB 眼外生长（眼外期 RB），患儿行眼球摘除术后要追加全身化疗和局部放疗。肿瘤已延伸至颅内者，眼球摘除术后要联合放疗和大剂量全身化疗、鞘内注射化疗。RB 发生全身转移常累及中枢神经系统、骨骼、肝脏等，总体预后很差，目前一般采用强化的全身化疗联合外周血造血干细胞移植的方法治疗，文献报道有一定疗效。

九、基因治疗

自杀基因治疗是目前 RB 研究最多的基因治疗方式，自杀基因又称前体药物酶转化基因，将其导入肿瘤细胞后，所编码产物可将前体药物在肿瘤细胞内代谢为细胞毒性药物，从而杀伤肿瘤细胞。表达自杀基因的肿瘤细胞周围的肿瘤细胞，也会因为"旁观效应"，因毒性药物扩散而被杀死。其临床应用的最大障碍是药物对眼内正常组织的不良反应,未来发展方向是靶向传递自杀基因至靶细胞,使其在肿瘤细胞内特异性表达,而在正常细胞中不表达,对肿瘤细胞产生特异性杀伤作用,减轻对眼内正常组织的损害。近年来,其他基因治疗,如 RB 基因替代疗法、溶瘤单纯疱疹病毒基因治疗、抗肿瘤血管生成基因治疗、除凋亡基因治疗等均是基因治疗研究的热点。

十、治疗后的管理

经过治疗后的 RB 患者随访观察十分重要,根据《中国视网膜母细胞瘤诊断和治疗指南(2019 年)》的建议:①对于保眼治疗的患者,在首次眼局部治疗后,间隔 3~4 周复查 1 次,在全身麻醉下进行检查并进行必要的重复治疗,直至肿瘤完全消退或钙化、瘢痕化;②若需联合化疗,则每次复查和眼局部治疗安排在计划化疗前 1~3 天进行;③在肿瘤得到控制后,根据情况间隔 1~3 个月复查 1 次,若发现肿瘤复发或出现新的肿瘤,则应进行治疗,随诊和后续治疗同“①”;④眼球摘除术后间隔 3~6 个月复诊 1 次,要注意对侧眼的情况;⑤病情稳定至 6~7 岁即可视为治愈,可间隔 6~12 个月复查 1 次;⑥12~13 岁后可间隔 2~3 年定期随诊,随诊时要注意头部软组织、颅脑、皮肤及骨骼等部位第二恶性肿瘤的发生。

常规随访以下项目:①散瞳下检查肿瘤大小和数目等,肿瘤是否已萎缩、钙化或坏死,是否还在增大,或又长出了新的肿瘤,肿瘤供血血管是否闭塞或变小,是否伴有视网膜脱离等。已摘除眼球者需观察结膜囊、扪诊眶缘,查看是否有复发等。②彩色多普勒超声波能客观检查肿瘤大小和供血等情况,有时尽管仍有明显的肿瘤隆起,但彩色多普勒超声显示无明显血流,则可能为无活性的瘤组织,定期观察即可。③眼底彩色照相。

第七节　管　　理

1. RB 的医学知识普及和健康教育　在产前教育时(尤其是有 RB 家族史者),应将一些 RB 常见的临床征象,如白瞳征、斜视等信息告知儿童的父母,这对 RB 的防治具有重大的价值,有助于早期诊断 RB,并采取相应的干预措施进行治疗,从而能够获得较好的预后,降低 RB 患者的死亡率。

2. 遗传咨询和基因检测　检测 *RB1* 基因突变,对双眼发病的先证者检测血样,对单眼发病的先证者则尽可能从肿瘤中检测,并进行血样检测。家族成员均需要检测 *RB1* 基因突变。

必须对每个家庭的 *RB1* 突变进行单独分析确定,因为大部分的突变都是独特的,且分布在整个 *RB1* 基因中,没有真正意义上的突变热点。

如果不能准确地认识 RB 的病因学,就会造成患者父母对风险的错误理解、延误诊断,以及患者非理想的治疗效果。在 *RB1* 突变确定情况下,支持知情的计划生育决定,比传统的监测明显节省医疗保健费用。

当一个先证者被确定有 *RB1* 基因突变时,可以对亲属进行此突变的分子生物学检测,以便对携带者进行临床监测。证实没有携带家系 *RB1* 突变等位基因的儿童就不需要进一步监测、全身麻醉下检查和临床检查。这不但可以节省医疗花费,还可以提供最佳的治疗标准。

（1）当家族 *RB1* 突变未知时：若存在阳性家族病史，但无 *RB1* 突变信息，根据 RB 发病风险的经验，应对每个家族成员进行监测直至 9 岁。

（2）当家族 *RB1* 突变已知时：①早期产期咨询和分子检测可以帮助家庭进行计划生育决策；对受累婴儿进行围生期处理，包括在胎龄 35~36 周时引产；对潜在的黄斑部肿瘤进行最早期的治疗，使视力和预后达到最佳。②早期诊断小的、容易治疗的 RB，对 *RB1* 突变基因携带者要进行严密的筛查；对已证实不携带 *RB1* 突变基因的家属无须进行临床监测。

3. 基因检测的方法　染色体核型分析对于临床诊断来说作用不大，因为仅有 3%~5% 的 RB 患者含有可被此种检测方法探测到的大片段基因缺失。这种方法偶尔能够发现 13q 染色体的缺失或易位。

通常需要更复杂的直接或间接的 DNA 分析方法来检测较小的突变。这些技术可检测出大约 85% 患者的生殖细胞突变。直接检测法需要从摘除的新鲜未固定的肿瘤组织中提取 DNA。若不能得到样本，则可利用外周血中的白细胞进行检测。检测技术包括单链构象多态性（single strand conformation polymorphism，SSCP）分析，对扩增的外显子行凝胶电泳分析，以及荧光原位杂交（fluorescence in situ hybridization，FISH）。未发现初始病变的病例也可利用间接法进行检测。检测方法包括核酸限制性片段长度多态性（restriction fragment length polymorphism，RFLP），对双亲 DNA 和肿瘤 DNA 进行数目可变串联重复序列（variable number of tandem repeats，VNTR）分析以检测是否存在与 *RB1* 共分离的遗传标记。间接法需要 2 个及以上受累的家族成员的存在，且总体来看，其检测不如直接法灵敏。

近年来报道的一种多步检测手段，结合了多重聚合酶链式反应，使 *RB1* 基因突变的检测敏感性达到 89%。蛋白截短检测技术也被认为在筛查生殖细胞突变方面有效。一些利用微阵列芯片和自动基因测序的新检测方法目前已经起步。估计将来可以实现通过检测患者特定的基因突变来预测疾病的严重程度，并为预后估计和治疗提供指导。

对患者及其家族成员的遗传学检测十分重要，不仅因为发生生殖细胞突变的亲代有发生继发性肿瘤的危险，也是为了相关遗传咨询。有时表现为单眼发病、无明显家族史的低外显率的家系也能被鉴定出，且已能够实现体外受精过程中的着床前胚胎遗传学诊断。因此，不管肿瘤是单侧性或双侧性，或者是否具有家族遗传背景，对于 *RB1* 突变基因的筛查应当成为 RB 患者管理的一个组成部分。

RB 基因检测的意义在于该病是严重不可逆的致盲性眼病，甚至可导致死亡。即使父母无该病，其后代及同胞均有发病的风险，以此为标准，来进行遗传咨询和生育指导，将有助于降低 RB 患者家庭的发病风险。

（郑　磊　金丽文　林伟青　吕　帆）

第五章

其他新生儿视网膜疾病

一、概述

Resse 于 1955 年首次提出,源于胎儿原始玻璃体和玻璃体血管系统未消退,继续增生所导致的玻璃体先天异常,称为永存原始玻璃体增生症(PHPV),又称永存胚胎血管(PFV)。PHPV 是一种临床罕见的玻璃体先天发育异常,多见于足月婴幼儿,母孕期无特殊病史。

二、病因和发病机制

PHPV 是散发疾病,目前未发现明确致病基因。目前的文献显示,在敲除 Frizzled-5 (*FZD5*)或 CrybetaA3/A1 的小鼠模型中,有类似于人类眼部疾病 PHPV 的表型。遗传因素在 PHPV 中的作用尚待进一步研究。

正常发育中原始玻璃体血管系统在妊娠第 28~30 周时退化吸收,只留下无血管的玻璃体管(又称 Cloquet 管)。不同临床表现的 PHPV,是原始玻璃体血管系统退化过程中不同程度吸收失败的结果。由轻至重可分别表现为:①晶状体后部的附着残留物(Mittendorf's dot);②视乳头前的附着残留物(Bergmeister's papilla);③白瞳征;④晶状体后纤维血管膜及视网膜脱离。

三、临床表现

90% 的 PHPV 是单侧性的;双眼发病罕见,仅占 10%,且多伴有其他系统或眼部的疾病,提示严重的胚胎发育异常。关于 PHPV 的分类尚未完全统一,但多按照眼部结构受累范围分为 3 种类型。

1. 单纯前部型 PHPV　约占 25%,包括晶状体后纤维血管膜持续增生症及胎儿晶状体后纤维鞘持续增生(图 3-5-1)。

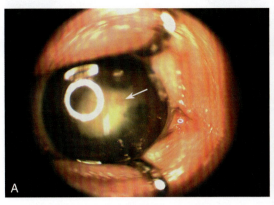

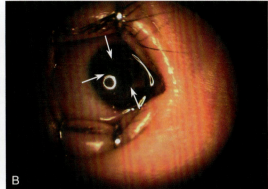

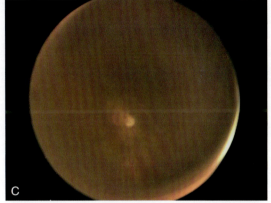

图 3-5-1　单纯前部型永存原始玻璃体增生症
A. 右眼白瞳征，晶状体后可见纤维性血管膜（白箭头），眼底无法窥入；B. 右眼行晶状体切除后，可见瞳孔区重新开放、散大（白箭头）；C. 术后可窥见右眼眼底，视乳头边界清晰，周围部分网膜色素紊乱，视网膜平伏。

2. **单纯后部型 PHPV**　约占 12%，包括视网膜镰状皱襞，先天性视网膜蒂状脱离等。常同时合并玻璃体蒂，黄斑及视乳头发育异常（图 3-5-2）。

3. **混合型 PHPV**　约占 63%，是最常见临床类型（图 3-5-3）。

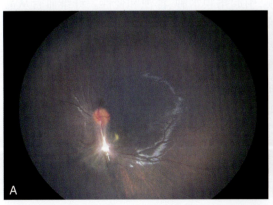

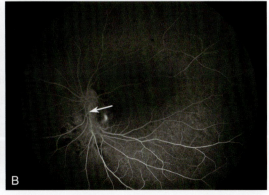

图 3-5-2　单纯后部型永存原始玻璃体增生症
A. 源于视乳头伸入玻璃体腔白色条索状原始玻璃体纤维组织（白箭头）；B. 荧光素眼底血管造影显示视乳头下方血管牵引拉伸直行，表面膜样组织（白箭头）。

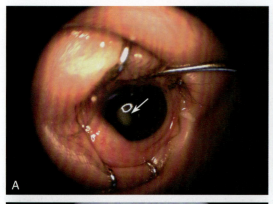

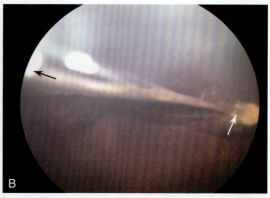

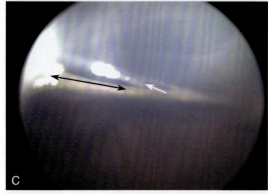

图 3-5-3 混合型永存原始玻璃体增生症
A.眼前节照片,颞侧晶状体局部浑浊(白箭头);B. 由视乳头(白箭头)经玻璃体延伸至晶状体(黑箭头)的原始永存玻璃体动脉,有残存血管;C. 原始永存玻璃体动脉与晶状体后囊相连(黑色双头箭头),条索纤维组织在玻璃体腔中见分支(白箭头)。

前部型 PHPV 的主要病理特征是晶状体后纤维血管膜。其不仅覆盖晶状体后表面,亦可侵犯睫状突。晶状体后纤维血管膜的增生和收缩可使眼前节的构型发生变化,它将睫状突拉向中心,进而导致前房角发育异常。随着增生膜的牵引与张力增加,大多数会导致后囊膜破裂,引起免疫反应及肉芽组织增生。增殖物长入晶状体内部,引起继发性白内障。晶状体逐渐全浑浊并膨胀,推挤晶状体虹膜隔向前,直至前房变浅,甚至消失,引起继发性青光眼。随着前部病变进展,虹膜前粘连,侵犯角膜,引起角膜水肿、浑浊和变性。纤维血管从晶状体后囊破口长入,可引起晶状体自发出血,临床可见晶状体内血性机化块。部分亦可见晶状体被逐渐吸收,仅剩一层机化膜。

后部型 PHPV 患者中有 70% 伴有视网膜皱褶,Pollard 等研究推测原因是少量纤维增生沿 cloquet 管向后发展与视网膜相连,最终收缩形成皱褶并导致牵拉性视网膜脱离。

PHPV 常伴有某些眼部或全身的先天性疾病。合并眼部先天异常包括:斜视、眼球震颤、视乳头发育异常。合并全身系统异常包括:唇裂、腭裂、多指/趾畸形、小头畸形。

四、辅助检查

影像学检查在 PHPV 的诊断及鉴别诊断中有重要作用。

1. 超声检查 A 型超声提示玻璃体前部有病理波形,眼轴较短。B 型超声显示晶状体后部与玻璃体前部之间典型的蘑菇状回声,"蘑菇伞"端与晶状体后囊相贴,"柄部"贯穿玻璃体腔,并与视乳头相连。声波内反射不规则,无后运动。彩色多普勒超声显示玻璃体腔条索状回声,内有连续血流信号,由视乳头向晶状体后延伸,频谱分析为动脉血流。

2. CT 检查 ①沿 Cloquet 管走行的晶状体后三角形或锥形致密软组织显影,静脉碘造影后显影增强;②玻璃体局限或广泛高密度区;③先天性视网膜皱襞可表现为从视乳头延伸至睫状体或晶状体的管状高密度影;④视网膜下层状高密度液区,并随体位变化;⑤眼球结构及外形异常,包括小眼球、小晶状体;⑥无眼球内或眶内异常钙化灶。

3. MRI 检查 主要用于与视网膜母细胞瘤(RB)鉴别。PHPV 患儿在 T_1WI 和 T_2WI 下,MRI 都能显示玻璃体腔及视网膜下的高密度影。在 RB 患儿中,肿物在 T_1WI 下呈等信号或稍高信号,T_2WI 下则呈低信号。结合 CT 检查眼球内或眶内异常钙化灶,易鉴别。

五、诊断与鉴别诊断

白瞳征、白内障、视网膜皱襞、视网膜脱离并非 PHPV 独有的特征性改变,因此极易与其他眼病相混淆,导致诊断和鉴别诊断的困难。

(一) 诊断

足月顺产婴幼儿,出生后无吸氧史,瞳孔区可见白色反光,眼底检查发现晶状体后有白色膜状物,有的白色条索与视乳头相连,甚至条索中有血液流动,严重患者常伴有小眼球、白内障、虹膜新生血管、青光眼、视乳头发育异常及斜视。应配合选择性辅助检查,综合分析诊断。

(二) 鉴别诊断

年幼的患儿不能主诉视力下降。常在瞳孔区出现白色反光时,才被家长发现。因此 PHPV 主要与其他有白瞳征表现的疾病鉴别。

1. 视网膜母细胞瘤(RB) RB 是婴幼儿最常见的眼内恶性肿瘤,早期表现为视网膜下的黄白色隆起病灶,亦可表现为白瞳征。其不同点:①眼轴大致正常;②通常无晶状体后纤维增殖膜,只有肿瘤生长到晶状体后才能见到白色增殖膜;③无拉长的睫状突;④CT 提示肿物内有钙化灶,MRI 提示 T_1WI 下和 T_2WI 下信号不同。

2. Coats 病 男性多见,通常单眼发病,不少儿童因瞳孔异常首诊。典型特征为:①眼底见大量视网膜下黄白色渗出;②成簇的胆固醇结晶或出血灶;③血管异常扩张;④部分患者合并视网膜脱离;⑤玻璃体无实性肿物。

3. 早产儿视网膜病变(ROP) 以白瞳征首诊的前部型 PHPV 需与 5 期 ROP 相鉴别。ROP 发生于出生时低胎龄、低体重,以及出生后吸氧的早产儿;双眼病变程度一般较对称;无遗传性表现。

六、治疗

PHPV 的治疗以手术为主。前部型 PHPV 可导致浅前房、继发性青光眼,同时视觉光路受阻可导致形觉剥夺影响视觉发育,故目前倾向于早期手术治疗。混合型和后部型 PHPV 常伴视乳头与黄斑发育不全,视力恢复潜力小,手术效果不佳。手术依目的不同分为 2 类。

1. 为改善视力而进行早期晶状体及玻璃体增殖膜切除手术 包括:①早期无并发症的前部 PHPV;②已有继发晶状体混浊但无继发青光眼、角膜改变的 PHPV;③晶状体自发吸收仅残留纤维机化膜的 PHPV;④有自发性出血的 PHPV 患儿可试行早期晶状体及玻璃体增殖膜切除手术,可能恢复部分视力。

2. 针对并发症的治疗 当 PHPV 患儿出现反复发作或严重的玻璃体积血、进行性视网膜脱离、继发性青光眼、角膜混浊等并发症时,视力的恢复已不再是主要问题。可行相应手术以对症治疗,减轻患儿痛苦,以保存眼球为主要目的。

第二节 Coats 病

一、概述

由 George Coats 于 1908 年首先报道并命名,Coats 病(Coats disease)以视网膜毛细血管扩张和视网膜内或视网膜下渗出为临床特征,所以又称为外层渗出性视网膜病变或视网膜毛细血管扩张症。发病率无种族差异,但有性别差异,男女比例为 3∶1。Coats 病多为单眼发病;偶有双眼发病患者,多表现为一眼无症状,但有毛细血管扩张的体征。其发病隐匿,呈进行性。

二、病因和发病机制

Coats 病的病因目前仍不完全明确,可能与代谢功能障碍有关。Black 通过 SSCP、异源双链分析法、PCR 等方法在一例典型 Coats 病的患眼中发现 *NDP* 基因的错义突变 C96W,并证明 Coats 病与 *NDP* 基因产物 Norrin 蛋白的缺失有关。

Coats 病的病理改变最初发生在视网膜血管。视网膜小动脉和毛细血管异常扩张,管壁增厚,形成"腊肠样"外观改变。此外部分表现为毛细血管周细胞缺失,微动脉瘤形成。随着病情进展,以及血管内皮细胞的破坏,引起血管通透性增强和血 - 视网膜屏障破坏;进而导致血管内脂质成分进入视网膜层间及视网膜下间隙,引起视网膜水肿及囊样改变,最终出现渗出性视网膜脱离。

三、临床表现

可在任何年龄起病,发病年龄 3 周 ~80 岁。12 岁以下儿童占 97.2%。成人型 Coats 病不在本书讨论范围之内。

(一) 症状

早期病变位于周边部时,多无明显症状。随着病情进展,累及黄斑区时,出现视力下降。婴幼儿患者多无法自行表述,通常直到病变进展至后极部大片渗出,甚至视网膜脱离,瞳孔区出现白色反光或患眼出现失用性斜视时,才来就医。

(二) 体征

1. 早期 最先出现眼底血管受累。多为视网膜血管第二级分支后的小动脉、小静脉和毛细血管,出现血管走行变直或扭曲,血管不规则呈囊样或"串珠样"扩张。

若病变进一步进展,可发现新生血管或伴有交通支。视网膜渗出多位于病变血管周围,并向视网膜外层发展,玻璃体腔一般较清晰。随着病情进展,渗出范围广泛,可远离病变血管区,渗出灶周围可见胆固醇结晶沉着。累及黄斑时,可表现为"星芒状"或环形的硬性渗出。玻璃体一般清晰,伴有新生血管的患者,可合并玻璃体积血。随着视网膜下渗出进展,可出现渗出性视网膜脱离。

2. 中晚期　可继发眼前节异常改变。长期视网膜脱离，视网膜组织缺氧，促使虹膜产生新生血管，又可导致新生血管性青光眼的发生。另外亦可有角膜水肿或带状变性、前房胆固醇结晶沉积、白内障等表现。

3. 终末期　因虹膜新生血管反复出血激惹眼内炎性反应与纤维增殖，全视网膜脱离，最后可导致眼球萎缩。

（三）辅助检查

1. FFA 检查　对诊断和治疗 Coats 病有重要作用。典型表现（图 3-5-4）包括"灯泡样"毛细血管扩张、"粟粒状"血管瘤。FFA 早期表现为小动脉小静脉迂曲扩张，管壁呈囊样、梭形或串珠状瘤样改变，血管通透性增强，出现渗漏。晚期呈片状强荧光。随着血管病变进展，周边部可见无灌注区，进而出现视网膜新生血管团块状强荧光表现。

2. 眼部 B 超检查　在白瞳征患儿的检查中具有鉴别诊断的重要作用。Coats 病可表现为渗出性视网膜脱离，同时视网膜下可见点状高回声的胆固醇颗粒。应与 RB 的肿块或钙化斑、点相鉴别。

3. CT 检查　主要用于区分 Coats 病和 RB。后者常常有钙化灶，而 Coats 病一般无钙化灶或仅在终末期萎缩的眼球中出现。

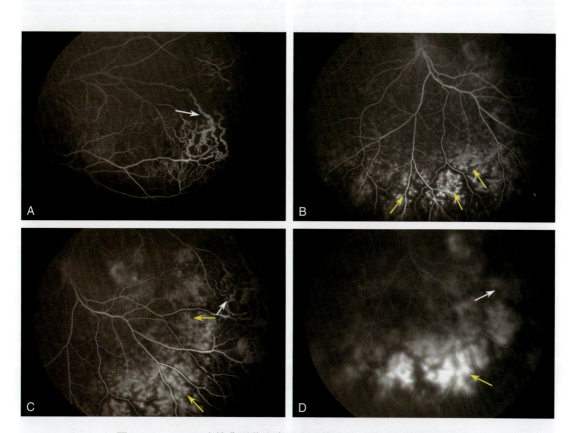

图 3-5-4　Coats 病的典型荧光素眼底血管造影（FFA）表现图像示例

A. 左眼颞侧视网膜血管迂曲扩张（白箭头）；B. 颞下赤道部大量"粟粒状"血管瘤（黄箭头）；C. FFA 中期，"粟粒状"血管瘤渗漏（黄箭头），可见末梢血管扭曲、吻合支（白箭头）；D. FFA 晚期，可见末梢血管荧光渗漏（白箭头），呈融合状片状强荧光（黄箭头）。

4. **MRI 检查**　在区分视网膜下渗出、出血、脱离方面具有优势,渗出液中以蛋白成分为主,T_1 高信号,T_2 中等或高信号;胆固醇结晶,T_1、T_2 均为高信号。

(四) 临床分期

Shields 等将其分为 5 期。

1. **第 1 期**　仅有毛细血管扩张(图 3-5-5)。

2. **第 2 期**　毛细血管扩张合并渗出,可分为 2A 期和 2B 期。

(1) 2A 期:黄斑中心凹外渗出(图 3-5-6)。

(2) 2B 期:渗出累及黄斑中心凹(图 3-5-7)。

3. **第 3 期**　渗出性视网膜脱离,可分为 3A1/3A2 期,以及 3B 期。

(1) 3A 期:部分视网膜脱离。

1) 3A1 期:累及黄斑中心凹外(图 3-5-8)。

2) 3A2 期:累及黄斑中心凹(图 3-5-9)。

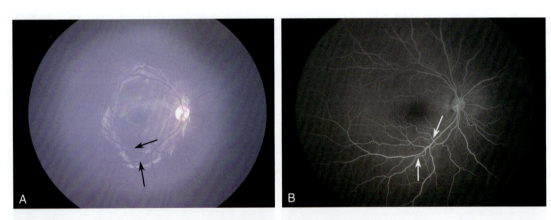

图 3-5-5　Coats 病 1 期

A. 彩图示右眼后极部小分支血管轻微扩张、迂曲,无渗出(黑箭头);B. 荧光素眼底血管造影显示后极部小分支及毛细血管轻微扩张、迂曲(白箭头),无荧光渗漏。

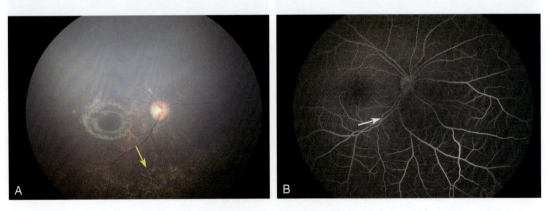

图 3-5-6　Coats 病 2A 期

A. 彩图示颞上、下小分支血管轻微扩张、迂曲,眼底下象限大量黄白色点状渗出(黄箭头);B. 荧光素眼底血管造影清晰显示小分支血管轻微扩张、迂曲,无荧光渗漏(白箭头)。

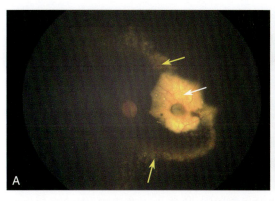
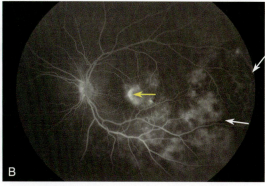

图 3-5-7　Coats 病 2B 期

A. 彩图示视网膜血管扩张、迂曲（黄箭头），后极部视网膜下大量渗出，黄斑部视网膜下渗出浓厚（白箭头），无视网膜脱离；B. 荧光素眼底血管造影显示后极部多量毛细血管扩张、渗漏，黄斑部视网膜下渗出荧光素着染（黄箭头），周边部小片视网膜无血管灌注区（白箭头）。

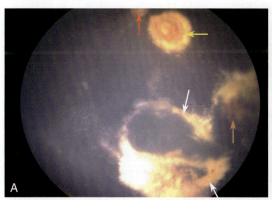
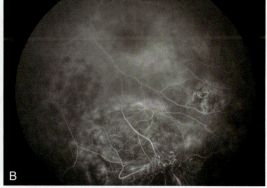

图 3-5-8　Coats 病 3A1 期

A. 彩图示视乳头（红箭头），黄斑部视网膜下渗出浓厚（黄箭头），大量视网膜下渗出（棕箭头），视网膜脱离（白箭头）。B. 荧光素眼底血管造影显示颞下方视网膜脱离区荧光素着染，黄斑部可辨认。视网膜末梢血管扩张、迂曲，见动静脉吻合支，大量微血管瘤，小片视网膜无灌注区。

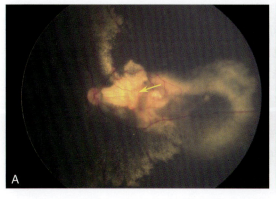
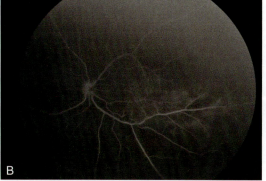

图 3-5-9　Coats 病 3A2 期

A. 彩图示黄斑区渗出性视网膜脱离（黄箭头），大片视网膜下渗出；B. 荧光素眼底血管造影显示乳头两侧水平牵拉条纹，黄斑区视网膜渗出性脱离荧光素着染，其上下方血管因牵引变形，后极部小片视网膜血管无灌注区。

(2) 3B 期:全视网膜脱离。

4. **第 4 期** 视网膜全脱离合并继发性青光眼。

5. **第 5 期** 严重终末期病变,常合并白内障及眼球萎缩。

四、诊断与鉴别诊断

（一）诊断

男性患儿多见,通常为单眼病变,罕有双眼发病,若为双侧则通常进展不同步。眼底表现:末梢小血管特征性异常改变、视网膜广泛渗出、胆固醇结晶沉着(见于视网膜下和视网膜内)、无视网膜脱离及血管牵拉时玻璃体清亮。FFA 提示:"灯泡样"毛细血管扩张、"粟粒状"血管瘤、血管渗漏,不难诊断。临床上中晚期儿童病例以白瞳征为主要表现,则需要仔细鉴别;同时需与其他导致血管扩张或视网膜渗出的血管性疾病相鉴别。需特别注意的是,多达 4% 的视网膜变性患者可见类似 Coats 病的眼底表现。

（二）鉴别诊断

1. **视网膜母细胞瘤（RB）** 最常见的白瞳征之一,极易与 Coats 相混淆。鉴别特征:①婴幼儿发病,90% 在 3 岁前发病,无性别倾向,3% 患儿双眼受累;②玻璃体常见灰白块状混浊,视网膜上可见灰白色实性隆起;③CT 显示多有钙化灶;④MRI 显示 T_1 呈高信号,T_2 呈低信号,增强时肿瘤处明显强化。而 Coats 病表现为视网膜下广泛黄白色渗出,周边部末梢血管扩张,其视网膜下胆固醇结晶在 MRI 可显示,T_1、T_2 均呈高信号,增强时无强化。

2. **家族性渗出性玻璃体视网膜病变（FEVR）** 部分 FEVR 患者进展期可有周边视网膜渗出或渗出性视网膜脱离。FEVR 一般有家族史,大多数为双眼发病,视网膜周边血管异常以颞侧多见,血管走行僵直,末梢分支增多,于赤道部血管发育中断。病变主要位于视网膜与玻璃体界面。而 Coats 病,眼底血管病变及渗出灶可发生在视网膜任何部位。

3. **早产儿视网膜病变（ROP）** 有早产和低出生体重病史,多为双眼发病。典型的 ROP 患儿眼底具有特征性表现,不难鉴别。当 ROP 病变进展,可见视网膜前出血及增殖明显,而 Coats 病一般不发生视网膜前增殖。当 ROP 发生白瞳征时,B 超多提示牵引性视网膜脱离,而 Coats 病 B 超表现为视网膜脱离合并视网膜下点状高回声。

4. **内源性眼内炎** 常继发于全身感染性疾病。眼前节常有不同程度炎症表现,如角膜后沉着物、角膜水肿、前房积脓;后段表现为玻璃体及视网膜前脓性混浊。应与 Coats 病的浓厚黄白色渗出相鉴别,后者除了渗出表现,还可以见到血管扩张异常。

5. **急性视网膜坏死** 眼底有大量黄白色渗出,类似 Coats 病,但本病起病急重,病变累及大血管,渗出处血管白鞘,严重者呈白线状;渗出多伴有视网膜内出血和边界清晰的白色坏死灶;同时玻璃体及葡萄膜炎症反应明显(急性视网膜坏死的"三联征")。这些与 Coats 病的渗出有明显差异。

6. **视网膜血管瘤** 视网膜血管瘤表现为红黄色结节样瘤体,以及明显扩张的供养动静脉。瘤体可以引起视网膜黄白色渗出,但范围较小,分布较局限。

五、治疗

Coats 病的治疗目的是封闭异常血管和无灌注区,减少视网膜渗出,使视网膜复位,以保存或提高视力和保持眼球正常解剖结构。Coats 病的治疗需要长期,甚至终身定期随访,以便及时发现复发或新发病灶,早期干预以取得良好预后。

（一）依据 Coats 病分期治疗

依据 Coats 病分期,治疗原则如下:①1 期,可进行定期随访或激光光凝治疗;②2 期,主要是冷凝或激光光凝治疗;③3 期,视网膜脱离较浅者可以用冷凝的方法解决,如果视网膜脱离达到晶状体后,需要先手术使视网膜复位,再行冷凝或激光光凝治疗;④4 期,出现剧烈疼痛时可考虑摘除眼球;⑤5 期,病变静止的患者,可继续观察。

（二）依据 Coats 病进展情况治疗

依据 Coats 病进展情况,可以单纯或联合使用以下方法治疗。

1. 口服药物治疗　目前无特异性药物,只能作为辅助对症治疗。对于视网膜出血,可对症给予活血化瘀药物;对于视网膜渗出,可对症给予羟苯磺酸钙等改善局部微循环的药物。

2. 肾上腺皮质激素　作为辅助治疗方式的一种,激素可暂缓病情,促进视网膜水肿消退和渗出吸收,从而为激光治疗创造条件。

3. 视网膜激光光凝治疗　Coats 病的基础治疗方法之一,用于封闭异常血管和无灌注区,减少视网膜渗出（图 3-5-10）。Shields 报道治疗后有 7% 复发率,建议定期随访,以利于及时发现复发或新发病灶。

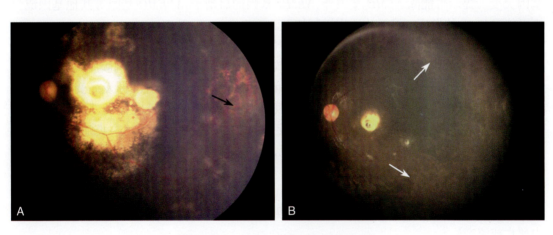

图 3-5-10　Coats 病激光治疗前后对比

A. 激光光凝治疗前,视网膜下大量渗出且累及黄斑部,颞侧赤道部可见新生血管丛及出血（黑箭头）;B. 激光光凝治疗后 1 年,视网膜下渗出大部分吸收,黄斑区残留黄白色灶,血管弓内外大量陈旧激光斑（白箭头）,颞侧视网膜新生血管丛消退。

4. 冷凝治疗　Coats 病的经典治疗方法之一,适合病情较重和激光治疗无效者。部分患者视网膜下液或视网膜下渗出较多,需注意冷凝过量的问题。

5. 抗 VEGF 药物治疗　Coats 病患者眼内 VEGF 水平明显较正常人高,这是应用抗 VEGF 药物的基础。对于血管活动期或严重渗出病变的病例,可用抗 VEGF 药物抑制活跃血管、新生血管,减少渗出,阻止病变进展。近期的研究表明,将其用于 3 期病变的初始治疗,能为后续冷凝或激光治疗提供有利条件。

6. 视网膜下放液治疗　对于严重的视网膜脱离,需行视网膜下放液治疗,为冷凝或激光治疗提供条件。

7. 眼球摘除术 部分 4 期视功能完全丧失的患者,若疼痛等症状明显,且对症治疗无效的情况下,可考虑行眼球摘除术。

第三节 色素失调症

一、概述

色素失调症(IP)最早由瑞典人 Bloch 和 Sulzberger 报道,也称 Bloch-Sulzberger 综合征、色素失禁症。IP 是一种临床少见的 X 性连锁显性遗传性疾病,以婴幼儿发病为主,主要累及皮肤、眼部、中枢神经系统、骨骼、牙齿等外胚层组织。约有 36.5% 的 IP 患者合并眼部异常。

二、致病基因突变

IP 由位于 X 染色体 q28 区域内的 *NEMO* 基因突变引起,导致 NF-κB 信号通路激活被阻断,引起多种细胞因子生成障碍,使细胞凋亡,该病理过程在出生后第一年最严重。60%~80% 的 IP 患者由 *NEMO* 基因 4~10 外显子缺失引起。但仍有部分 IP 患者没有 *NEMO* 基因突变。提示可能除 *NEMO* 基因外,*NEMO* 基因的启动子、*ANEMO* 基因等其他基因成分亦可能参与 IP 的发病。可能的致病机制如下。

1. 视网膜缺血 IP 的眼底病变由视网膜缺氧缺血引起,其令新生血管生成,继发出血、渗出,视网膜前纤维增殖,进展为玻璃体视网膜牵拉,最终导致牵引性视网膜脱离;视神经缺血导致视神经萎缩。视网膜色素上皮层改变继发于视网膜缺血,而并非原发病变。

2. 炎症反应 IP 患者眼部可有炎症表现,如葡萄膜炎、视神经乳头炎、脉络膜视网膜炎。部分学者认为,NF-κB 信号可调节与炎症及免疫等相关基因的表达。炎症反应可刺激异常细胞因子,导致视网膜异常纤维血管增生,进而引起视网膜发育不良。

三、临床表现

IP 为多系统性疾病,患病率为 1/50 000,男女比例为 1∶15,男性胎儿存活率低(多于宫内死亡或流产)。

(一) IP 眼部临床表现

IP 的眼部表现以视网膜病变最为常见,其次为斜视、晶状体病变、玻璃体病变、视神经萎缩等。多数单眼受累,若双眼受累,病变程度常不对称。IP 患者特征性的眼底改变是色素上皮层异常和视网膜血管异常,前者包括不典型的色素上皮损害(色素脱失、色素沉着);后者包括黄斑区拱环血管发育不良和黄斑缺血、周边视网膜存在无血管区和血管异常吻合支、毛细血管扩张和出血、继发性新生血管、缺血性视神经病变等(图 3-5-11)。随着眼底病变的进展,继发新生血管会引起玻璃体积血或玻璃体视网膜增殖,继而出现视网膜脱离。IP 可累及眼前节组织,发生白内障、浅前房、虹膜粘连、角膜带状变性、角膜失代偿等。IP 自身亦可直接影响角膜,引起角膜浅层的线性或环形混浊,以及角膜血管翳。另外不可忽视的是,IP 引起的神经系统病变中,如果累及视神经通路,可导致失明,例如颅脑枕叶梗死可导致皮质盲。IP 视网膜血管病变可于出生后 1 周内发生,并可在数周至数月内进展迅速;大部分严重眼病者于 1 岁内发病,并仍可能进展。早期对 IP 患者进行眼底检查,及时发现眼部病变,有助于

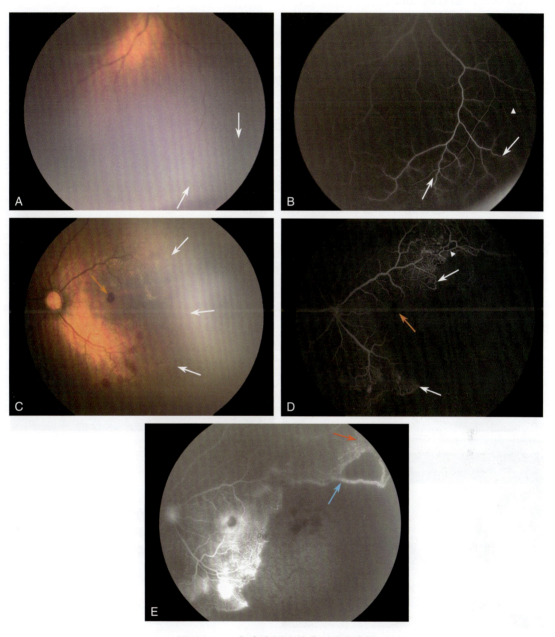

图 3-5-11　色素失调症的典型眼底表现

A. 彩图示右眼下方视网膜末梢血管扩张、迂曲（白箭头）；B. 荧光素眼底血管造影（FFA）示右眼下方视网膜末梢小血管分支增加，疑有管壁荧光素渗漏（白箭头），周边部小片视网膜血管无灌注区（白三角）；C. 彩图示左眼黄斑中心凹视网膜出血（棕箭头），散在视网膜出血，视网膜血管迂曲、扩张，末梢小血管分支多，周边部视网膜血管发育不良（白箭头）；D、E. 左眼 FFA 示黄斑区（棕箭头），颞侧上下视网膜血管末端分支多，"微血管瘤"样荧光点（白箭头），颞侧大片视网膜血管无灌注区（白三角），随时间延长，颞侧赤道部视网膜末梢血管荧光渗漏融合，颞上环扣状动静吻合（红箭头示动脉，蓝箭头示静脉），颞侧周边部大片视网膜无血管灌注区。

最大程度保护患者视功能。

（二）IP 的全身临床表现

1. 90% 以上的 IP 患者可出现皮肤病变。皮肤改变常自限，一般可分为红斑大疱期、疣状皮损期、色素沉着期及萎缩期。皮损通常于出生后 2 周内发生，多见于躯干和四肢，典型者背部皮损呈"V"形或"M"形，躯干侧面或前面呈"S"形，四肢处皮损沿长轴分布，称为 Blaschko 线。皮损分布与神经血管淋巴管或皮纹方向无关（图 3-5-12A、B）。

2. 30% 的患者存在中枢神经系统异常，包括癫痫、运动发育迟滞、智力障碍、小头畸形及脑积水、惊厥、脑性瘫痪、肌痉挛等其他异常。

3. 20% 的患者存在骨骼异常，可表现为外耳异常、颅骨异常、脊柱侧弯、身材矮小、巨头、腭裂、尖形腭等。65% 的患者存在牙齿异常，包括部分或全部牙缺失、出牙延迟及牙齿畸形（图 3-5-12C）。患者亦可出现毛发异常及指甲损害。

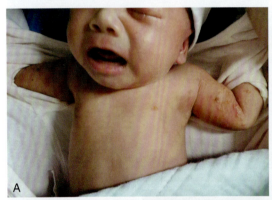
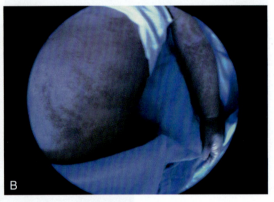
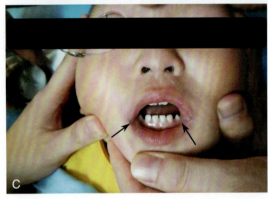

图 3-5-12　色素失调症的全身临床表现图例

A. 双侧上肢及胸部见疱疹分布；B. 腹部及上肢见色素沉着；C. 牙齿异常（黑箭头）。

（三）辅助检查

1. **荧光素眼底血管造影（FFA）检查**　可反映视网膜血管多种非特异性异常表现，包括脉络膜循环延迟、静脉充盈延迟、周边视网膜无灌注区、周边血管发育异常伴或不伴荧光渗漏、黄斑区拱环毛细血管发育异常、视网膜新生血管等。FFA 可以指导活动性周边血管病变的治疗。

2. **光学相干断层成像（OCT）检查**　精确反映黄斑区视网膜各层病变。Jacob 指出在增殖性玻璃体视网膜病变造成视力损害之前，OCT 就能发现黄斑区视网膜发育异常，如内层视网膜结构紊乱或变薄。说明 OCT 可作为重要的病变早期观察手段。

IP 新生儿特征性皮损有重要意义,皮肤组织病理学检查和 *NEMO* 基因检测对诊断不典型、无阳性家族史新生儿 IP 十分重要。

（四）临床分级

对于 IP 的眼部病变自然病史目前仍不明确,并缺乏国际公认的分期、分级标准。

Holmström 和 Thorén 于 2000 年提出 IP 玻璃体视网膜病变可分为 3 级。

1 级:轻度或非特异性色素上皮层病变,如豹纹状眼底或周边 RPE 层脱色素改变。视力不受影响。

2 级:出现颞侧视网膜"嵴"样改变,伴有或不伴有玻璃体视网膜及纤维组织增殖牵引,"嵴"周围可见视网膜无血管区。视力受到影响。

3 级:视网膜脱离,晶状体后增殖。视力极差。

四、诊断与鉴别诊断

IP 是多系统遗传疾病,临床诊断不能仅靠眼部表现作为主要指标。

（一）诊断

国际公认的 IP 临床诊断标准由 Landy 和 Donnai 于 1993 年提出,根据患者有无阳性家族史分为 2 类。

1. 有阳性家族史者　具有典型皮疹、色素沉着、皮肤毛发损害、秃顶、牙齿异常、视网膜病变,以及多次妊娠男性胎儿流产,上述证据存在 1 项即可诊断。

2. 无阳性家族史者　至少需要满足主要指标及次要指标各 1 项。

（1）主要指标:典型新生儿期皮肤红斑、水疱且水疱内含嗜酸性粒细胞、典型躯干部线状色素沉着、皮肤线状萎缩或秃发。

（2）次要指标:牙齿异常、秃发、指甲异常、视网膜病变。

仍不能确诊者建议做皮肤组织病理学检查和 *NEMO* 基因检测。

（二）鉴别诊断

IP 的眼部病变需与下述眼病相鉴别。

1. 早产儿视网膜病变（ROP）　IP 患者周边视网膜病变"嵴"样改变,极易与 ROP 混淆。ROP 见于早产儿或低出生体重儿,男女发病无差异,可有吸氧史,双眼多呈对称性发病。

2. 家族性渗出性玻璃体视网膜病变（FEVR）　患者常有家族史,无早产史,男女均可发病,大多双眼发病。典型表现为视网膜周边无血管区、视乳头被向颞侧牵拉、镰状皱襞等。有无皮损,基因分析可协助鉴别。

3. Coats 病　多为单眼发病,多见于男性,特征表现为视网膜血管瘤样扩张及视网膜下黄白色渗出。

4. 永存原始玻璃体增生症（PHPV）　男女均可发病,常单眼发病,临床表现为小眼球、睫状突拉长、白内障等,晶状体后、眼底见原始玻璃体增生。

5. 视网膜母细胞瘤（RB）　眼球内见白色团状病灶,影像学检查可见实性占位性伴有钙化团块。基因分析可协助鉴别。

6. Norrie 病　多见于男性,视网膜高度发育不良,可伴有听力障碍、智力障碍等。基因分析可协助鉴别。

五、治疗

IP 的眼部治疗主要为对症治疗,目前国内外缺乏大规模、前瞻性的多中心研究及总结,治疗时机和方案仍需更深入的探讨。IP 患者眼部病变可在病程中某一阶段停止,特征性视网膜改变亦可长期保持稳定,大部分 IP 患者可眼底视网膜无灌注区密切随访而不需要治疗。对进展性视网膜新生血管,常采用冷凝或激光光凝治疗,当出现视乳头新生血管时需进行全视网膜激光光凝治疗,使新生血管消退,以避免纤维增生导致视网膜脱离。激光光凝治疗损伤小,易于控制,已基本取代冷凝疗法。目前有学者认为应对视网膜无灌注区进行激光光凝以减少 VEGF 释放。近年来,抗 VEGF 治疗取得了较好疗效(图 3-5-13)。当出现视网膜前增生、玻璃体积血、玻璃体视网膜牵拉、牵引性视网膜脱离时,可进行玻璃体切割术或巩膜扣带术治疗。

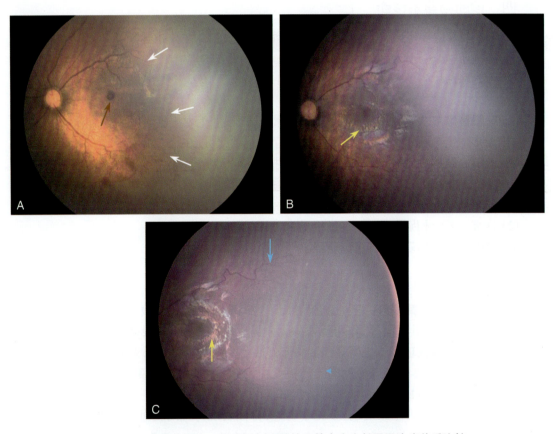

图 3-5-13　色素失调症 2 级病例(左眼)抗血管内皮生长因子治疗前后比较

A. 彩图术前,黄斑区视网膜出血(棕箭头),多处视网膜出血,视网膜血管扩张、迂曲,颞侧周边视网膜血管发育中断(白箭头),散在视网膜出血;B. 玻璃体腔注药术后 1 个月,视网膜多处出血已吸收,视网膜血管迂曲、扩张减轻,视网膜血管继续向周边部发育,黄斑区少量点状渗出(黄箭头);C. 术后 3 个月视网膜未见再出血,颞上视网膜静脉迂曲仍在(蓝箭头),视网膜血管继续向周边部发育(蓝三角),黄斑区可见少量点状渗出(黄箭头)。

第四节 新生儿感染相关眼底病

新生儿感染相关眼底病,是指微生物感染新生儿眼部或侵入全身后引起的眼底病变。依据眼部常见病原体,分为原虫感染、病毒感染、寄生虫感染、细菌感染等。

一、原虫(弓形虫)感染

(一)概述

原虫是自然界最简单和最常见的动物。弓形虫是一种双宿主生活史的细胞内寄生虫,是最常见的累及眼部感染的原虫,也是引起后葡萄膜炎的常见原因之一。猫是弓形虫的终末宿主;哺乳动物、鸟类和爬行动物均可成为其中间宿主。弓形虫直接或间接引起免疫应答反应损伤眼组织,称为眼弓形虫病(ocular toxoplasmosis)

(二)病因

弓形虫感染分为先天性和后天性两种,母体妊娠期感染时传染给胎儿可引起先天性感染。人是弓形虫中间宿主之一,可通过多种途径发生后天性感染,如直接摄入被寄生猫排出的卵囊、摄入未煮熟的中间宿主的肉类等。弓形虫在猫回肠绒毛中形成卵囊,并脱落随粪便排出体外,存活可达 13~18 个月。摄入被含有弓形虫卵囊粪便污染的物质,是传播到婴幼儿的最主要途径。

(三)临床表现

先天性感染发生在母体妊娠 1~3 个月时,可致胎儿流产或死亡;4~6 个月时,可致胎儿先天畸形、早产或死亡;发生在妊娠后期时,主要表现为视网膜脉络膜炎或神经系统异常。

儿童后天性弓形虫感染,眼部表现主要为单侧视网膜脉络膜炎。典型弓形虫病灶多位于后极部,大小 1~5PD 不等,急性期可伴有视网膜水肿,玻璃体可有灰白色混浊。病灶经数月至数年,可自行吸收并瘢痕化。

弓形虫感染导致的视网膜脉络膜病变可分为 3 型:①破坏性病变,范围 >1PD,视力差;②视网膜内层点状病变,形态小,较少伴玻璃体反应;③深层点状病变,视网膜水肿明显,玻璃体反应轻微。

(四)诊断及鉴别诊断

1. 诊断 眼弓形虫病的诊断主要依靠典型的视网膜病灶和血清学辅助诊断。血浆 IgG 和 IgM 抗体检测均有其局限性。急性期可使用 PCR 检测玻璃体液的弓形虫 DNA 以明确诊断;亦可检测房水或玻璃体弓形虫抗体效价与血清抗体效价之比(Witmer-Desmonts 系数),若 >4 可诊断为活动性眼弓形虫病,若为 2~4 提示活动性眼弓形虫病可能,若 <2 证明无感染。

2. 鉴别

(1)眼弓形虫病需与巨细胞病毒感染相鉴别。两者均有类似的全身及眼部病变表现。但眼弓形虫病全身病变较少,同时眼部病变常有新旧病灶并存的现象。巨细胞病毒感染最常见于机会感染(如免疫功能严重受损)。眼内液检测也有助于鉴别。详细见本节下文"巨细胞病毒性视网膜炎"内容。

(2)眼弓形虫病后极部瘢痕化病灶,有时需注意和先天性黄斑缺损相鉴别。详细了解病程、视网膜玻璃体陈旧性改变,便可以鉴别;眼内液检测也有助于鉴别。

（五）治疗

眼部弓形虫病是感染性眼病，应以预防为主。其造成的视网膜脉络膜炎，具有自限性。对于活动性病变，可口服抗弓形虫药物，如乙胺嘧啶、螺旋霉素或阿奇霉素。炎症反应较重者，可在抗病原体治疗的基础上使用激素或免疫抑制剂。对于不能耐受药物者，可在病灶区行激光治疗。病灶中央行融合激光光凝，再加周围三排环形激光光凝封闭。对于严重炎症致玻璃体视网膜牵引的病例，可在非活动期试行玻璃体手术，松解牵引。

二、病毒性感染

（一）巨细胞病毒性视网膜炎

巨细胞病毒（cytomegalovirus，CMV）是一种双链 DNA 病毒，感染 T 淋巴细胞，是最常见的宫内病毒感染源；巨细胞病毒性视网膜炎（cytomegalovirus retinitis）占新生儿眼内感染性疾病的 0.5%~2.5%。CMV 感染分为先天性和后天性。后天性 CMV 感染多见于免疫力低下的成年人群的机会性感染，不在本章节讨论范围。

先天性 CMV 感染的患儿中，病变主要累及中枢神经系统和网状内皮系统。全身表现为小头畸形、肝脾大、血小板减少性紫癜、耳聋。需要注意的是，一些无症状的患儿可能在出生数年后出现发育迟缓的现象。眼部表现包括：视神经萎缩、黄斑区或周边部视网膜瘢痕、视网膜脉络膜炎。实验室检测母亲及新生儿血清 CMV 抗体有助于诊断。

对于先天性 CMV 感染的婴幼儿治疗，目前无明确推荐的药物和剂量标准，且长期效果不清楚。治疗上，更昔洛韦曾用于先天性感染的婴儿治疗，但其有潜在致癌风险和自身药物毒性，需要充分评估治疗的患者受益与风险后决定。

（二）风疹病毒

风疹病毒是一种有包膜的单链 RNA 病毒。通过飞沫传播，传染性较强，通常累及儿童。先天性风疹综合征是妊娠早期感染风疹的母体通过胎盘传播给胎儿的疾病，是常见的新生儿宫内感染性疾病之一。

全身表现包括耳聋、心脏畸形和智力障碍。近半数感染患儿会有眼部表现，包括：先天性白内障、风疹性视网膜病变、青光眼、小眼球等。其中视网膜受累较为常见，呈棕黄色色素沉着表现，细点状或斑纹状，大小不一，分布不均。若累及黄斑可引起视力明显下降。母亲风疹病毒感染史，实验室检测血清风疹抗体有助诊断。

治疗上，感染科治疗全身风疹。眼部仅对症治疗，玻璃体视网膜炎症反应严重者，可使用激素。

三、寄生虫（弓蛔虫）感染

（一）概述

弓蛔虫是常见的肠道寄生虫。也是引起儿童后葡萄膜炎的常见原因之一。犬是弓蛔虫的自然宿主。人类患弓蛔虫病（toxocariasis）是偶然性机会感染。

（二）病因

婴幼儿通常是经由粪口途径，吞入被虫卵污染的物质而被感染。吞入的虫卵在体内发育为初期幼虫，其穿透肠黏膜进入肝脏寄居，最终可到达肺脏、脑部或眼部。

（三）眼弓蛔虫临床表现

患者多为儿童，4~8岁多见。多有宠物接触史或异食史。全身表现包括：发热、体重减轻、全身不适、四肢皮疹、肝脾大。眼部症状包括：视力下降、眼前黑影，甚至失明。眼部体征主要为眼内炎相关表现，包括：前房积脓、虹膜后粘连、后囊下白内障、玻璃体混浊、视网膜脉络膜局灶肉芽肿、继发性视网膜脱离等。

由于病原体进入眼内的位置不同，引发眼部表现亦有不同，可分为以下4类。

1. 中心性肉芽肿型 表现为后极部视网膜脉络膜局灶肉芽肿改变，并可对周边视网膜造成牵引，引起视网膜裂孔或脱离。

2. 外周肉芽肿型 肉芽肿形成于周边部视网膜或睫状体平坦部，可引起黄斑牵引及继发性黄斑前膜（图3-5-14）。

3. 线虫性眼内炎型 表现为睫状充血、前房积脓、眼底黄白色肿块、玻璃体混浊、晶状体混浊，严重者前房积脓、视网膜脱离。

4. 混合型 2种或2种以上类型表现。

（四）诊断及鉴别诊断

1. 诊断 主诉视力下降，查体眼底局限性肉芽肿或弥漫黄白色肿块合并玻璃体混浊等眼内炎表现。嗜酸性粒细胞比例和绝对值升高。B超或UBM检查发现肉芽肿病灶。血清、前房水及玻璃体液酶联免疫吸附试验（enzyme linked immunosorbent assay，ELISA）检测，具有高度特异性。

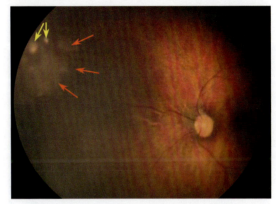

图3-5-14 眼弓蛔虫病（急性期）

左眼：视网膜静脉血管轻微扩张。鼻侧周边部9点钟至10点钟范围见不规则淡灰白色渗出，边界欠清晰（红箭头）。赤道区前部2个灰黄色小圆团病灶（虫体，黄箭头）。

2. 鉴别 因婴幼儿弓蛔虫常表现为白瞳征，故需与白瞳征相关疾病鉴别诊断。特别注意与视网膜母细胞瘤比较，两者均可表现为白瞳征和玻璃体混浊，但后者眼底肿物逐渐增大，可有转移病灶，亦可有局灶性钙化斑点表现。Coats病以年轻男性多见，眼底表现为视网膜毛细血管扩张伴有视网膜渗出、胆固醇结晶颗粒，白内障通常发生在晚期病例，且多合并视网膜脱离。

（五）治疗

眼弓蛔虫病以预防为主，需注意个人卫生。其治疗主要为驱虫药在内的综合性治疗。抗蠕虫药物治疗过程中，尤其是眼部反应较重时，可以给予激素治疗。激光可用于周边小病灶的封闭与治疗。对于视网膜脉络膜的炎症，可造成玻璃体炎症，继而引起玻璃体视网膜牵引，严重者需行玻璃体手术（图3-5-14），以松解牵引。眼弓蛔虫病手术效果前后对比见图3-5-15。

四、细菌、梅毒感染

（一）概述

新生儿细菌感染性眼底病中，最重要、危害最大、急需处理的无疑是眼内炎。其通常不归入新生儿视网膜疾病，也不宜纳入新生儿视网膜疾病筛查范畴。但当新生儿视网膜疾病

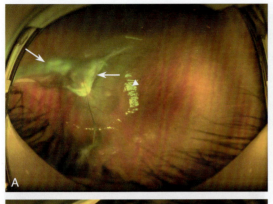
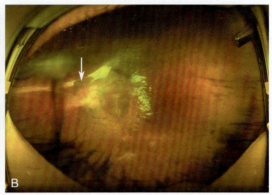
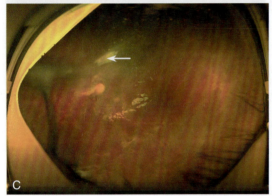

图 3-5-15　眼弓蛔虫病手术效果前后对比

A. 术前,左眼玻璃体视网膜纤维增殖膜(白箭头),累及视乳头,鼻侧视网膜脱离牵引性脱离,后极部可见反光影(白三角);B. 术后 1 个月,玻璃体视网膜纤维增殖膜切断、大部分切除(白箭头),视网膜牵引解除,鼻侧视网膜脱离复位;C. 术后 6 个月,视网膜表面孤立残留膜(白箭头),视网膜平伏。

筛查中偶遇"似是而非"、难下诊断的视网膜脉络膜炎时,应高度警惕新生儿梅毒的可能。

梅毒是一种复杂且临床表现多样性、多变性的感染性疾病,由梅毒螺旋体引起。先天性和后天性梅毒均可导致眼底病变。新生儿梅毒又称先天性梅毒(congenital syphilis)或胎传梅毒,是梅毒螺旋体从母亲胎盘进入胎儿血循环所致。本章节仅讨论先天性梅毒感染所致的眼底病。

(二)病因

梅毒螺旋体最早在孕妇妊娠 9 周后可通过胎盘和脐静脉感染胎儿,且随孕期延长,感染风险增加。通过电子显微镜检查,发现梅毒螺旋体在妊娠各期均可穿透过胎盘经脐静脉感染胎儿,因感染时段不同导致先天性梅毒的患儿临床表现和临床症状各有差异,且疾病程度轻重不一。

(三)临床表现

部分受感染的胎儿,可发生死胎、流产或出生后即死亡。感染先天性梅毒存活的婴儿可分早期和晚期病变。

1. **早期**　即出生后,全身可有皮肤斑丘疹、骨质异常、肝脾大、血液及淋巴系统异常。眼部较常发生角膜基质炎,其常与耳聋和牙齿异常组合成"三联征",高度提示先天性梅毒。

2. **晚期**　多为患儿 2 岁以后逐渐出现临床表现,表现为身体各部组织的持续性炎症和超敏反应。眼部可有睫状充血和前房积脓等不典型葡萄膜炎表现。亦可有不典型视网膜脉络膜炎表现。

（四）诊断及鉴别诊断

由于新生儿期先天性梅毒临床表现的多样性、非特异性,其漏诊率和误诊率均较高。

婴儿先天性梅毒的诊断,尤其是早期的患儿,因相对缺乏特异性症状和体征,目前主要依靠父母有无性病史/冶游史,以及实验室检查来确诊。常用快速血浆反应素环状卡片试验或梅毒螺旋体血球凝集试验。

（五）治疗

先天性梅毒是一种可预防的疾病,积极的产前检查和患病母亲孕期梅毒治疗是预防新生儿梅毒的一个非常重要的措施。青霉素是治疗梅毒的安全有效的首选药物,对青霉素不敏感者,可使用阿奇霉素。

（陈　懿　张国明　曾　健　陈妙虹）

第六章

新生儿视网膜疾病学科研究进展

儿童眼科已经成为眼科的一个独立专业学科,涉及子宫内胎儿、早产儿、新生儿、婴幼儿和儿童期眼科疾病的基础研究、临床研究、疾病预测、筛查防治等。从人一生的过程来看,在新生儿时期如果能采取有效的干预措施,尤其是对视网膜疾病,可以达到缓解、治愈此类疾病,并保存视觉和视功能的效果,其意义重大,同时还能带来不小的社会、经济效益。本章旨在介绍近年来有关新生儿视网膜疾病研究方面的一些新进展、新技术、新认识,加深读者对此类疾病的认识和了解近期动态。

第一节　人类视网膜血管系统发育新认识

一、概述

人类视网膜血管系统形成、发育始于视乳头,逐渐向视网膜周边呈"离心性"发展,在妊娠 36 周血管到达鼻侧视网膜锯齿缘,妊娠 40 周左右到达颞侧,直到妊娠末期才基本结束。认识人类正常视网膜血管形成与发育的过程,对理解 ROP,以及与血管异常密切相关的新生儿视网膜疾病形成/发病机制有重要意义。我们收集近年在重要主流杂志发表的文献,概括叙述视网膜血管发育形成和新生儿视网膜疾病特别是血管性疾病密切关联的一些新认识。

根据对人体胚胎发育、组织学的研究显示,子宫内胚胎发育到四个月之前,人类视网膜是没有血管系统形成的,仅依靠玻璃体的脉管系统来提供发育所需的营养。从妊娠 14~15 周开始,血管前体细胞从深层的神经母细胞层迁移进入视网膜的内表面层,分化为成血管细胞,这一早期视网膜血管化发育过程会持续到妊娠 21~22 周。目前有报道称,该过程局限于后极部以视乳头为中心,并以视乳头中心到黄斑中心距离的 2 倍为半径的同心圆区。随后进一步视网膜血管化发育过程转变为"血管发芽 - 芽生血管发育过程"。视网膜血管化是个连续的生命学过程。在这一过程中需要强调的是,妊娠 28 周左右脉络膜血管基本发育成熟,脉络膜血循环会供养视网膜外层及黄斑中心凹区域。

人类眼内玻璃体血管系统的形成、退行与大部分视网膜血管的发育均发生于出生之前。这些玻璃体血管系统发源于玻璃体中央动脉，在胚胎第 6 周脉络膜裂存在期间折叠入视杯。玻璃体血管从中央穿过视乳头，通过玻璃体到晶状体背侧，最终联通脉络膜血管。玻璃体血管由玻璃体动脉（hyaloid artery，HA）、玻璃体固有血管（vasculosa hyaloidea propria，VHP）、晶状体血管膜（tunica vasculosa lentis，TVL）和瞳孔膜（pupillary membrane，PM）组成（图 3-6-1）。晶状体血管膜从玻璃体动脉分支，在背侧晶状体表面分布。晶状体血管膜延伸至晶状体前侧，则形成瞳孔膜，瞳孔膜血流最终汇入脉络膜循环。玻璃体固有血管同样起源于玻璃体动脉，其为视网膜主干支

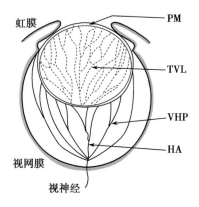

图 3-6-1　胎儿期玻璃体血管示意图
PM. 瞳孔膜；TVL. 晶状体血管膜；VHP. 玻璃体固有血管；HA. 玻璃体动脉。

血管的"源头"，主干支血管继续发育，到妊娠末期视网膜血管发育完结，与此同时玻璃体血管系统也完全退行（若玻璃体血管退行不完全，可发生 PHPV 等先天性疾病）。

人类大脑发育期间，大脑的脉管系统会与增长的脑容量一同缓慢发育。与之相比，视网膜血管系统的建立要更为迅速。当视网膜发育早期所必需的代谢供应通道从玻璃体脉管系统切换到新出现的视网膜血管系统时，必须迅速建立一个全新的系统为预先存在、尚未血管化但已有代谢需求的视网膜提供营养。视网膜脉管系统发育对异常因素的干扰尤为敏感；对视网膜血管系统的发育的不同"切换"时间节点及更多内容，学者们仍然知之不多。本节主要检索新近文献，概括叙述该领域的一些新发现、新认识。

二、人类视网膜成血管细胞和星状胶质细胞研究

（一）视网膜成血管细胞研究

随着对人类胚胎视网膜血管（retinal blood vasculature）系统发育的研究，正在不断增加的证据表明：人体内一些组织器官（如血液、神经组织）中的成血管细胞（angioblast）是一种中胚叶来源的细胞，其可转化生成血管内皮细胞、造血细胞等；它是人类胚胎体内和体外血管发生的共同"祖细胞"。人类最初级的视网膜血管系统（vasculature）出现在血管发生（vasculogenesis）阶段。

Mcleond 等用免疫化学组织标记法（CD34、CD31、CD39/ecto-ADPase 标记血管内皮细胞，CXCR4 标记成血管细胞及其前体）研究人类 6~23 孕周胚胎的上述血管内皮细胞 / 成血管细胞及其前体在视网膜血管系统发育过程中的表达及变化。

在妊娠 6~8 周时，成血管细胞（即 CXCR4 标记阳性细胞，以下同）出现在视网膜表面内层，同时还会出现成血管细胞前体（即标记阳性细胞样体，以下同），推测它们来源于视网膜内层神经细胞群。在妊娠 14~15 周由视乳头开始"视网膜血管化"发育过程；在妊娠 14~20 周时，视网膜无血管区中可以辨认出视网膜神经节细胞层，弥散分布 CD39 标记表达的细胞出现在"血管发生"形成的血管前端，视网膜内层也出现 CXCR4 表达细胞层和 CD39 表达细胞层。

随着胚胎继续发育成长，视网膜各层次结构逐步出现、完善，而 CXCR4 表达细胞

层一直都只限于出现在视网膜内层。关于视网膜组织表面内发生的浅层毛细血管丛（primary plexus），作者强调成血管细胞分化和/或转化以及有利于血管发育的星状胶质细胞（astrocytes）网络形成，对于浅层毛细血管丛发育有极为重要的作用。这一阶段，玻璃体动脉后段（视乳头内）发生/发育出视网膜中央动脉，进入视网膜表面。

随后视网膜血管系统发育转入血管生成（angiogenesis）阶段。在血管生成前和生成期间，尚未血管化的周边视网膜区域显示大量 CXCR4 和 CD39 表达的细胞。当视网膜血管发育过程中，血管管腔开始形成时，CXCR4 表达下降，而且它在血管接近成熟和成熟的后极部视网膜血管化区域内也不出现表达。该研究中作者未发现血管增殖（proliferation）现象。

作者们推测该研究中观察到的 CXCR4 表达的成血管细胞可能是一种多功能细胞，兼具有激发"非血管发育性细胞"和"血管发育性细胞"的潜在功能；可以分化和/或转化为血管壁细胞，也可以形成血管内皮细胞、视网膜内层神经元（神经节细胞）、星状胶质细胞、微小胶质细胞等。该研究作者认为有证据表明，成血管细胞与多种组织干细胞不相关联。

上述研究者们对人类早期胚胎观察研究视网膜血管系统发育的研究结果表明，在血管发育过程的上述表现和"阳性"细胞分布、变化中，这些成血管细胞呈"离心性"迁徙（视乳头→后极部→周边部）、汇集，以及可能进入血管索（vascular cords）内。视网膜血管化是在已发育形成、存在的血管主支干管壁侧生形成周边血管分支、毛细血管网。

（二）视网膜星状胶质细胞研究

人类视网膜星状胶质细胞与视神经胶质细胞均来源于人类胚胎。与视网膜血管系统（vasculature）发育密切相关的视网膜星状胶质细胞仅见于视网膜血管系统发生时，且在血管化进行中或血管化完成的视网膜区域内。这些细胞是视网膜血管生成（angiogenesis）的基石。

随着视网膜血管发生，起始于视乳头的视网膜星状胶质细胞，以激增增生的方式侵入（invasion）视网膜内表面；视网膜神经节细胞（retinal ganglion cell，RGC）分泌生物因子促使其呈细胞团样增生。增生的视网膜星状胶质细胞以离心性方式自视神经乳头向四周视网膜表面迁徙、扩散、分布，逐步形成几乎覆盖全视网膜的细胞性网络。随后，视网膜血管生成过程被"血管芽生因子"突发性启动（目前尚不明了具体程序），上述细胞性网络为血管生成、发育提供了一个生理生物模板（template），视网膜血管系统有序发生、生成、发育。

视网膜血管系统发育主要的调控生理生物因子/信号通路为血小板衍生生长因子（platelet-derived growth factor，PDGF）、血管内皮生长因子（VEGF）、胰岛素样生长因子（IGF）等；众多细胞群组中视网膜星状胶质细胞为重要的角色之一；完好的视网膜内界膜是视网膜星状胶质细胞迁徙、扩散、分布的必备条件；视网膜星状胶质细胞还有促进血管内皮细胞迁徙的功能。视网膜星状胶质细胞和血管内皮细胞二者对发生的新血管有协同局部固化作用（colocaliozation），VEGF 促进血管成熟。

视网膜"血管发生"阶段形成的血管近成熟、成熟期时，视网膜星状胶质细胞间建立一个回馈环（feed-back cycle），有抑制星状胶质细胞数量和控制视网膜血管密度作用，也有维持和稳定视网膜星状胶质细胞性网络和近成熟、成熟血管的作用。另外，随血管不断发育，血管化视网膜面积增加，出现氧水平、氧能差异化。相对于低氧状态（如在子宫内），促进血管源性 VEGF（angiogenic VEGF）表达增强，部分起到诱导"血管生成"的作用。而视网膜星状胶质细胞性 VEGF 是视网膜星状胶质细胞与视网膜血管系统发育之间有显著作用的调控因子（可能还有其他因子）。

在视网膜血管生成阶段,组织细胞黏合、迁徙、扩散分布,细胞基质内纤维连接蛋白(fibronectin,FN)也是起主要功能的作用因子。FN 在视网膜星状胶质细胞内呈短暂表达,随后消退;还有受视网膜星状胶质细胞控制的细胞间丝状伪足(filopodia)也参与上述细胞黏合、迁徙、扩散分布。动物实验研究提示视网膜星状胶质细胞表达 FN,诱导芽生血管(angiogenic sprouting)顶尖处细胞表达,释放因子和稳定芽生血管发育。VEGF 黏附 FN 等因子直接推动芽生血管顶尖处细胞迁徙。在芽生细胞顶尖处,视网膜星状胶质细胞呈"线状"到达视网膜星状细胞形成的"模架"内,引导视网膜芽生血管调整生长方向。另外有研究显示,视网膜星状胶质细胞和内皮细胞在视网膜血管发育时,参与血 - 视网膜屏障构建。

三、视网膜血管系统发育

人类视网膜血管化是一个"血管系统"发生、生成,全面构建及再重塑的生物学过程:始于视乳头的四个主干支血管(arcades)及视网膜浅层毛细血管丛(primary plexus)生成,同时发育、形成进入视网膜内的深层毛细血管丛(deeper plexus);最终形成包括视网膜中央动脉、中央静脉及其多级越来越细的分支,直至毛细血管网,即一个完整的"视网膜血管树"系统。这一生物学过程同时依赖不同细胞组群(如神经元、胶质细胞、血管母细胞、内皮细胞、周细胞、免疫细胞等)参与构建,以及这些不同组群细胞之间的信号通路来传递、调节、调控;同时也涉及众多生物、生理、生化等因子。

视网膜血管(retinal vasculature)系统发育遵循"胚胎诱导是发育过程的基本原则"和"按生命过程确定时间顺序生成"的规律,以及"整个过程的发生由一群细胞影响邻近其他细胞的生物行为"而协调完成,推测可能存在某种分泌蛋白,即细胞命运开关启动细胞行为。需要指出为方便叙述视网膜血管系统发育,目前推测设定"子宫内氧供在生理正常自动调控范围内"进行讨论,实际情况远比我们目前了解的复杂得多(部分可参看"第三篇第一章"内容)。

目前在讨论视网膜血管系统发育过程时,比较一致的看法是将其划分为两大阶段:①视网膜"血管发生(vasculogenesis)"阶段;②视网膜"血管生成(angiogenesis)"阶段。近 20 多年的研究显示,人们对于第一阶段"血管发生"的认知比较多;第二阶段"血管生成",随着对其生理、病理变化在眼底血管性视网膜疾病发病机制、动物实验等方面的不断深入研究,也获得了不少新认识:视网膜"血管生成"源于"血管发生"的第一阶段,已形成的血管特异性细胞启动侧芽生血管,而芽生血管顶尖 / 干茎(tip/stalk)突然启动 / 转化,经血管的"塑造、重塑(modeling、remodeling)"、血管管腔形成、血管"修剪(pruning)"、血管分化(vascular differentiation)等主要程序而形成动脉、静脉、毛细血管;随之血管成熟(vessel maturation),同时伴有某些血管退化(vessel regression)、消失,从而使血管网系完善、生理成熟。各级血管构建成视网膜血管网络(vessel network),即视网膜血管系统。人类胚胎在子宫内,视网膜血管系统发育在第三个妊娠期(一个妊娠期等于三个妊娠月)基本完成。

(一) 视网膜"浅层毛细血管丛"和"深层毛细血管丛"发育

1. 视网膜"浅层毛细血管丛"(superficial/primary capillary plexus,SCP)发育　最早视网膜血管化是在妊娠 14~15 周时,由视乳头开始,属于视网膜血管系统发育第一阶段"血管发生",源于相对独立的血管内皮细胞、成血管细胞、血管前体细胞;与玻璃体血管系统在视神经乳头内的主干血管相关联;先在视乳头周围形成,逐渐向眼底四个象限伸延分布。约妊娠 36 周时,该毛细血管丛到达鼻侧视网膜周边部;约妊娠 40 周时,可达到颞侧视网膜周边部。"浅层毛细血管丛"相对独立,呈水平分布,主要供应视网膜神经纤维层浅层。

视乳头周围最早形成的毛细血管发育中,其血管区前沿端的相关细胞高度增生向前伸延、扩展,不断发育,形成新的血管;已发育形成的血管区前部尖端朝向眼底四周呈偏心性继续生长发育。Mclond 等在人类胚胎观察研究中,迄今未发现血管增殖现象伴同"浅层毛细血管"出现,作者们强调成血管细胞分化和/或转化,以及利于血管发育的视网膜星状胶质细胞"细胞性网络"形成等对于"浅层毛细血管丛"发育起到重要作用。

"浅层毛细血管丛"血管接近视网膜后极部,已形成的成熟血管前端侧生出短小的芽生血管,反复"侵入"无血管视网膜区域,相邻的芽生血管相互联通组成一个个血管回流灌注环(perfused loop);反复持续生成的众多灌注环,最终构成完整的"浅层毛细血管丛",这时视网膜血管发育已进入"血管生成"阶段,具体启动时间节点/特异启动因子目前仍然不详。经历前述的芽生血管到血管成熟的生物学过程,新形成的"浅层毛细血管丛"区域内的毛细血管可见到显著的结构和形态变化,血管相对"安静",但仍不"稳定"。

下面进一步重点叙述"血管塑造和重塑"。视网膜血管发育中芽生血管顶尖和管茎伸延、生长,血管"修剪"分化,同时伴随部分血管消退等过程,实际上可以把它们看成是相互交错、互相协调、互相影响、互相关联的一个组合程序。在"浅层毛细血管丛"的"重塑"区域发生血管内皮细胞迁徙进入相邻近血管细小分支,驱动(driven)、诱导某些毛细血管被选择性"修剪"和退化,去除"多余"的毛细血管;其邻近的另外一些毛细血管则得到强化、成熟加快、趋于"安静、稳定",建立起一个更有效的毛细血管网络结构。"重塑"过程是血管发育成熟、血管再分化的过程,这时可以区分出细小动脉、细小静脉和毛细血管构成的"血管树"的组织形态。

进一步研究表明血管"重塑"过程依赖于血管内皮细胞迁徙,其中更引起关注的是"外迁徙",即血管内皮细胞沿血管腔内血流"移动"而不从基底膜脱落。"外迁徙"有2个关键调控因素:血管灌注压(即血管内的血流量)和血管壁应力(血流对血管产生的物理作用力)。实验室研究发现,血管内血流高灌注压引起血管内皮细胞极性改变,血管内皮细胞从血流低灌注压区迁徙到血流高灌注压区,从而强化高灌注压区血管稳定性;同时血流低灌注压区血管退化(可能与血管内皮细胞迁徙、流失有关)。这一现象提示血管内血流低灌注可能是启动血管"重塑"的导火索(cable),而对血管加压(血管应力变化)可能会阻止这一过程。

2. 视网膜"深层毛细血管丛"(deep capillary plexus,DCP)发育 相对于上述视网膜"浅层毛细血管丛",过去有的研究者把"视网膜深层毛细血管丛"称为"视网膜外毛细血管丛"。"浅层毛细血管丛"发育进入"血管生成"阶段,多种因子[如转化生长因子 β3(TGF-β3)、VEGF、IGF 等]诱导"浅层毛细血管丛"区域接近成熟/成熟血管(主要是静脉、静脉旁周毛细血管)从"安静"状态"启动";血管壁侧生出芽生血管,其发育沿米勒细胞间的间隙前行,转向下呈近垂直方向进入视网膜内,达内核层后从一侧转向另一侧,进一步分为内核层内侧和外侧两个相对独立的毛细血管层。

芽生血管发育过程与上述视网膜"浅层毛细血管丛"发育程序近相似。其诱导、调控生物因子/信号通路与"浅层毛细血管丛"发育也相近同。它们受到干扰或阻断时,对2个血管丛表型影响有所区别:①对"浅层毛细血管丛"的影响,其发育迟缓,但仍不完全停滞;②对"深层毛细血管丛"的影响,其发育完全停止。提示视网膜内核层可能参与视网膜"深层毛细血管丛"发育。这两个毛细血管丛的正常发育不仅需要"血管生成"的正向作用程序,也需要负向作用的调控 / 下调程序(如血管"修剪"、血管退化、深层毛细血管分支形成等);同时视网膜外层无血管区(以黄斑区为代表)也会产生足够信号并刺激 / 诱导视网膜血管生成(这可以部分解释黄斑中央凹视网膜毛细血管扩张症Ⅱ型的发病机制)。视网膜"浅层毛细血管<u>丛</u>"与视网膜"深层毛细血管<u>丛</u>"在组织层面上互相平行,它们在视神经乳头周围合共有四层,后极部有三层,在黄斑旁中心区和远周边部仅有一层;而在黄斑中心小凹内缺如。近几年光学相干断层扫描血管成像(OCTA)临床检测研究也证实了这些毛细血管丛的存在。

(二) 视网膜中央动脉 / 中央静脉血管系统发育

视网膜中央动脉、静脉及其各级分支,是日常临床工作中在眼底检查时可直接观察到的,位于视网膜内界膜下的"血管树",是人体唯一可以直接观察、动态分析的血管系统。在人类胚胎发育时期,玻璃体动脉后段(非玻璃体腔部分)发育、发展为视网膜中央动脉,伴中央静脉发育、发展,其来自眶内动脉进入眼眶内后立即发出的分支,位于视神经中轴区。从视杯内长出,在视乳头缘处再分支,4 个主干支,分别为上方、下方、鼻侧、颞侧支。颞侧、鼻侧支再各分出 2 个次主分支,颞侧的 2 个主分支称为"血管弓"。这套血管发育、形成与玻璃体血管系统退化伴同而行。视网膜中央静脉及其分支伴同动脉发育发展。对于这套视网膜血管认识最早,这些年在研究早产儿视网膜病变及其发病机制的过程中又补充了不少新的认识。与上面叙述的视网膜"浅层毛细血管<u>丛</u>,深层毛细血管<u>丛</u>"相比,人们对这套血管的认识、了解更明晰些。

这 2 条血管的发育同样历经"血管发生"和"血管生成"2 个阶段。玻璃体后段动脉发育出视网膜中央动脉,其通过血管壁侧向出芽,即从芽生血管到血管成熟、血管网络及"血管树"系统形成几个主要的生物学过程、发育程序。VEGF、IGF-1 是已知公认的最关键生物调控因子。连同上述的"浅层毛细血管丛、深层毛细血管丛"最终组成一套完整、独立的视网膜血管系统(人类眼球内另一个供血系统为脉络膜血管系统,两者有区别)。视网膜血管系统发育过程也是血 - 视网膜屏障发育、形成的过程。

深入认识视网膜血循环系统有极其重要的临床意义:①视网膜动脉为终末动脉,不与其他血管系统重叠,其受损更加容易致视网膜受到损伤、损害;②一旦阻断某视网膜小动脉,即会导致该小动脉支配的"浅层毛细血管丛、深层毛细血管丛",以及视网膜相应局部区域丧失动脉血供;③视网膜中央动脉和中央静脉因其发育紧密相关、解剖相邻导致互相影响(如视网膜中央静脉阻塞伴同中央动脉阻塞、视网膜动脉硬化同时出现静脉管径改变);④视网膜静脉系统有低流体静压特征,极易受到来自眼内压或颅内压升高引起的"外界压迫"的影响,并可传导影响到视网膜小动脉、毛细血管;⑤视网膜动脉血管系统不直接供养视网膜黄斑中心凹无血管区(foveal avascular zone,FAZ)。掌握这些视网膜血管的特点,是理解新生儿视网膜疾病涉及视网膜血管、视网膜神经纤维层、神经视网膜层方面疾病病理机制,以及早产儿视网膜病变病理机制的重要基础。图 3-6-2 概括了视网膜血管生成芽生血管,形成正常血管时发育与能量代谢相关情况。

四、视网膜血管系统发育的能量代谢研究

人体血管系统为全身器官、组织输送、供应氧和营养素。血管内壁由内皮细胞(endothelial cell,EC)衬贴。已知 VEGF 在血管生成过程中起关键作用。很多研究已发现血管形成、协同或辅助因子与氧的关联、调控和作用靶点(受体)、基因因子表型及多态性和作

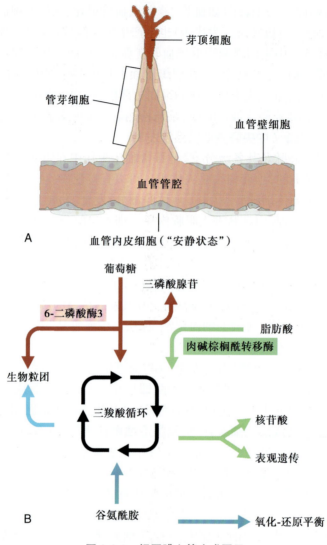

图 3-6-2　视网膜血管生成图示

A. 芽生血管形成；B. 能量代谢。

用机制等。近年来,在血管形成过程的代谢路径、针对 EC 代谢路径的某些调控靶点,以及如何能干预血管生成的代谢组学方面的研究,已成为高度关注的热点。

细胞代谢包括营养素转化为生物能量和合成生物团粒(biomass)两大部分。它们对 EC 存活、迁徙和生长,及进一步的血管生成很重要,目前获得了一些新认识。为方便研究 EC 代谢路径,试设想:EC 是起到唯一履行血管生成生长因子(如 VEGF)的应答细胞,调控 EC 代谢可能达到调制"血管生成"的目的。生物代谢主要有糖(葡萄糖)代谢、脂肪(脂肪酸)代谢、蛋白质(氨基酸)代谢三大类。

依重要性排在首位的 EC 代谢路径为嗜无氧性糖酵解(addicted to anaerobic glycolysis),在高氧环境时其作用亦然。需氧性糖酵解也称为支持性氧化型糖代谢(favor oxidative glucose metabolism)。EC 需求的能量物质腺苷三磷酸(adenosine triphosphate,ATP),其 85%

以上来源于糖代谢,显著高于大多数在"血管生成"时期其他的"安静细胞"(quiescent cells)。"血管生成"时期血管管壁侧生的芽生血管顶部的顶细胞(tip cells)需要 ATP 来完成细胞迁徙、转移;芽生血管的血管干茎细胞(stalk cells)也需 ATP 和双向性糖酵解中间体(glycolytic intermediate)启动其他代谢通路合成生物团粒(biomass)推进血管发育;进一步发生"血管生成"。上述无氧性与需氧性的糖酵解供给 EC 能量(ATP)有以下作用:

①如果 EC 仅依赖需氧性糖酵解代谢路径供给能量,在缺血(低氧或缺氧)时,氧被剥夺(deprived O$_2$),组织内"血管生成"将停止。远离血管的组织,氧浓度下降速率显著大于 ATP 下降速率,而此时先一步启动的无氧性糖酵解代谢瞬时切换能保证无氧、低氧状态时代谢能量供给,"血管生成"发育过程继续正常向前。②尽管需氧性糖酵解时 ATP 生成量很高,生成速率更快;但无氧、低氧状态时的无氧性糖酵解能保证 EC 无氧、低氧时快速进入缺血(低氧或缺氧)性组织"血管生成"过程。动物实验表明 EC 内缺少糖酵解活性因子 6- 二磷酸酶 3(6-phosphefructo-2-kinase/fructose-2,6-biphosphatase3,PFKFB3)可导致 EC 迁徙和增生降低,损伤视网膜血管管壁侧生芽生血管发生的程序。成纤维细胞生长因子(fibroblast growth factor,FGF)2 通过己糖激酶(hexokinase,HK)2 的上调作用,促进血管发育生长。

EC 利用葡萄糖和谷氨酰胺(glutamine)合成核苷酸(nucleotide)。此外 EC 还附加利用脂肪酸氧化(fatty acid oxidation,FAO)代谢路径与底物结合进入三羧酸循环(Krebs cycle,Krebs 环)。缺乏脂肪酸氧化相关的调节因子(regulator),减缓了 EC 增生、生长,导致芽生血管延伸、扩展受碍。

蛋白质(氨基酸)代谢是 EC 营养素另一个重要来源。谷氨酰胺被用于生物团粒(biomass)合成。氧化还原稳态(redox homeostasis)保持细胞内环境稳定,防范氧化高张力及其他不良生物活动。谷氨酰胺酶(glutaminase,GLS)1 催化谷氨酰胺生成谷氨酸盐。若剥夺或抑制 GLS1,可损害 EC 内碳元素补充物进入三羧酸循环及影响大细胞分子产生和氧化 - 还原双向反应。抑制谷氨代谢路径会损害血管生成过程中芽生血管的顶细胞迁徙和血管干茎细胞增生、发育而导致芽生血管缺失。

谷氨代谢与天冬酰胺(asparagine)代谢相互联动。谷氨代谢提供 NO 以供天冬酰胺合成,维持细胞内环境稳定。因此,"静默"天冬酰胺合成酶(asparagine synthetase,ASNS)可阻碍 EC 芽生血管产生。辨识出 ASNS 阻滞剂可获得抗血管生成的方法。

三羧酸循环(又称"Krebs cycle")与上述三大代谢的联系可以简明表达如图 3-6-2B。近年 Sapieha 等的研究表明 G 蛋白耦联受体 91(G protein-coupled receptor 91,GPR91)具有诱导细胞信号而产生属于三羧酸循环多种生理生物物质的能力。琥珀酸是一种生物活性因子,GPR91 是琥珀酸受体。GPR91 起到联通低氧状态(如胚胎在子宫内)与血管生成的桥梁功能;芽生血管发育形成的血管灌注环不断增加,血管成熟氧耗增加及营养素需求增加,视网膜神经节细胞活跃,"应答"琥珀酸辨认细胞低氧状态时的反应信号,调控、释放血管生成因子和平衡营养素需求,恢复相对低氧视网膜区正常血管生成、发育。

推测某一特殊生物关键点可能是一种信息分子,调控 EC 代谢路径。芽生血管 EC 中顶细胞源性 VEGF 和 FGF 信号激活糖酵解代谢分别由上调 PFKFB3 和 HK2 表达而完成;而血管支干细胞印迹(Notch)信号降低糖酵解代谢由下调 PFKFB3 表达而发生。叉头转录因子 1(forkhead box protein O1,FOXO1)翻译修饰起到 EC 细胞团(phalanx EC)静默阀门(gatekeeper)作用,减少糖酵解和细胞线粒体内呼吸。另一个静默前信号(proquiescence signal),Krupper

样因子 2（Krupper-like factor 2，KLF2）也有上述作用。KLF2 抑制剂和 FOXO1 可能具有使缺血组织、移植组织的血管再生修复的作用。

从机制方面探索，究竟 EC 代谢如何影响 EC 功能；认识代谢方面怎样调控 EC 生物学性状，将增加血管性病变靶点药物研发的临床应用价值。"矫正"血管形成过程异常与变异，如输送外源性代谢产物驱动 EC 代谢路径，可能获得新的血管性病变治疗手段。这对以"血管发生"/"血管形成"发生异常过程为特点的新生儿视网膜血管性疾病（如 ROP、FEVR）发病机制的研究与临床干预、靶点药物开发等，肯定是有益的。目前 EC 代谢及其路径的研究仍处于"婴儿时期"（infancy time），但其前景仍令人期待。

第二节　早产儿视网膜病变发病机制与探索研究

概括地说，人类胚胎在母体子宫内正常发育，在妊娠 28 周时，胚胎脉络膜血管发育完成；妊娠 14~21 周时，自视乳头区多功能干细胞分化衍生出成血管细胞前体细胞，血管化过程启动，血管发育、形成；约妊娠 32 周时，眼底视网膜后极部 I 区血管发育完成；妊娠 28~40 周视网膜血管化发育自后极部持续向赤道区、锯齿缘区"伸延"；妊娠 40~42 周时，全视网膜血管化发育完成。依血管化发育期间血管源性主诱导因子及血管发育特征不同，研究者们把这个过程分两个阶段："血管发生"阶段和"血管形成"阶段。胎儿正常发育，妊娠 40 周及以上出生的新生儿，视网膜血管发育基本成熟。早产儿视网膜病变（ROP）只发生在正处于"视网膜血管系统发育未完成"这个特定时间框内出生的早产儿。现代医学技术能够救治早产儿且得以成活的首次临床报告是在 20 世纪 40 年代。

早产儿出生时，视网膜血管发育尚不成熟，分娩、断脐带后离开母体进入外环境时，立即会发生急剧的生物学变化：尚不成熟的视网膜血管循环系统从母体子宫内自动生物设定且恒定，以及静脉混合血供血、供氧、供营养的内环境转变为自主、独立的心脏动脉供血、供氧、供营养的外环境；氧气来源也从脐带输入的子宫内环境转变为自主呼吸、肺供氧的空气外环境，出生新生儿体内血氧状态水平会发生急剧变化。根据临床报道，很多危险因素都可能导致 ROP 的发生，包括：过高浓度吸氧的支持疗法、血氧水平波动大、颅内出血、坏死性肠炎、感染、贫血、输血、营养不良等。但只有处于内在的视网膜血管发育不成熟时间框内的胎儿早产（低出生体重、低出生胎龄）才是 ROP 最根本的病理、生理基础因素。2013 年美国儿科学会眼科分会、美国眼科学会、美国儿童眼科与斜视学会、美国矫形与整形学会联合发布更新的美国 ROP 筛查指南的最新版本，再三强调 ROP 命名定义：单指发生在未成熟视网膜组织的病理过程，可能会发展成牵拉性视网膜脱离，从而导致视功能损害或完全失明。

历史上，有研究者从视网膜新生血管形成来阐释 ROP 的发病机制，提出过以下三种学说。

1. 生物（细胞）因子学说　有多种因子参与新生血管形成。促进血管异常增生的因子有 VEGF、碱性成纤维细胞生长因子（basic fibroblast growth factor，bFGF）、肝细胞生长因子（hepatocyte growth factor，HGF）、血小板衍生生长因子（platelet-derived growth factor，PDGF）、血管紧张素（angiotensin，ANG）、表皮生长因子、β 转化生长因子等；抑制血管增生的因子有色素上皮衍生因子（pigment epithelium derived factor，PEDF）等。当血管生成物、生物因子达到生物生理水平平衡时，血管异常增生的"开关"会关闭；若这一平衡出现失调，或是被损害、破坏，致血管异常增生的生成物质占优势，则血管异常增生的"开关"变回启动、开放状态，于是导致新生血管生成。

2. **氧自由基学说**　过度吸氧可以产生大量的氧自由基，而不成熟的视网膜组织内，抗氧化防御机制无法同步"解毒"，进而引起视网膜损害；吸入高浓度氧时可使视网膜内氧浓度升高，产生过氧化物，同时也产生炎症因子（如前列腺素），使不成熟的视网膜血管收缩、血管细胞出现毒性损害，从而发生视网膜缺血，导致新生血管形成。

3. **梭形细胞学说**　周边视网膜无血管区域存在原始梭形细胞，它们是视网膜毛细血管形成的"前体"。当早产儿一出生即暴露于高氧环境时，会使梭形细胞增殖、管道化，从而导致新生血管形成。

经过多年来的基础研究、动物实验和对临床大量病例，包括自然转归病例系统的观察，现在研究者们对 ROP 发生、发展、病程演变、病理病变释义取得了基本共识：ROP 单指发生在未成熟视网膜组织的病理过程，可能会发展成牵拉性视网膜脱离，从而导致视功能损害或完全失明。ROP 发生、发展可分为：①Ⅰ期，视网膜血管化发育停止期（Phase Ⅰ，vaso-obliterative Phase）；②Ⅱ期，视网膜血管增生形成期（Phase Ⅱ，vaso-ploliferative Phase）。辅助用氧浓度（SpO$_2$）的变化、波动在 ROP 中起着重要作用；视网膜血管发育两个期段不同出生胎龄、出生体重早产儿对氧变化的效应，以及 ROP 发生、发展过程中，上述 2 个相对独立的病理、生理时期的体内、眼内的生物因子水平［最受关注的为 IGF-I、类胰岛素生长因子结合蛋白（insulin-like growth factor-binding protein，IGFBP）和 VEGF］和调控通路变化也是重要因素。

随着早产儿救治医学技术的发展、改善、提升，更低胎龄、更低出生体重的早产儿存活率逐步提高，目前报道早产儿存活最小的胎龄在 22~24 周。因而在高经济收入国家及一些中等经济水平国家，虽然 ROP 发病率趋于相对稳定，但 ROP 总体数量仍有增加的危险趋势。

ROP 是一种现代疾病，甚至可以视为是一种医源性疾病。认识、了解 ROP 发病机制是个很复杂的工程。其为早产儿出生后，眼、神经系统和全身系统内环境因素，以及生物因子与外界环境多因素相互交叉、综合影响，病理生理过程叠加"视网膜血管发育"过程上形成的病变。至今，早产儿出生体重、胎龄仍然是判定筛查、临床诊断、治疗的硬性指标。大多数研究者认同 ROP 发生、发展遵循着一个严格的过程。依据迄今我们搜集的文献，按"视网膜血管发育"（vasculogenesis、angiogenesis）两个生物生理过程，ROP 形成、发展包括：①经历"视网膜血管发育停止期（Ⅰ期）"与"视网膜血管增生形成期（Ⅱ期）"2 个期段；②一个要素"氧"；③2 个关键性生物因子（IGF-1、VEGF）。它们相互交叉、相互叠加、相互关联、相互影响，综合作用于 ROP 病理病变这个大主干，我们以此阐述、讨论 ROP 机制。图 3-6-3 概括表达了 ROP 的发生 / 发展过程。

一、视网膜血管发育停止期（Phase Ⅰ）

人胚胎在母体子宫内正常发育。初始视网膜血管化出现在妊娠 14~21 周。妊娠 28~32 周前，视网膜四个血管弓（arcades）已形成。Phase Ⅰ发生在矫正胎龄（postmenstrual age，PMA）30~32 周，很多研究 ROP 的学者提出 PMA 32 周是 Phase Ⅰ与 Phase Ⅱ的"分界时间点"。

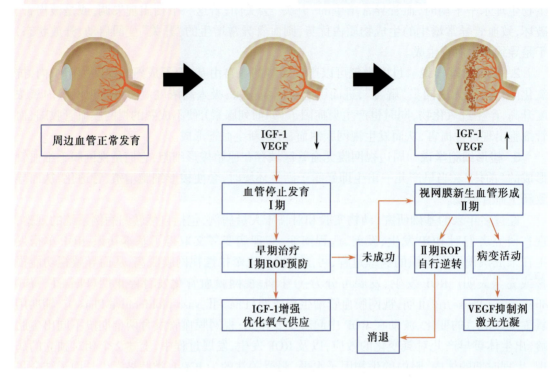

图3-6-3 早产儿视网膜病变的发生、发展过程

IGF-1. 胰岛素样生长因子 -1；VEGF. 血管内皮生长因子；ROP. 早产儿视网膜病变。

早产儿出生后视网膜病变的血管异常发生 / 发育过程及干预介入的"时间窗"。

人母体子宫内 PaO_2 约为 50mmHg，出生后处于大气环境下的 PaO_2 约为 160mmHg，高于子宫内环境。试验研究表明，$PaO_2 \geq 80mmHg$ 会阻碍正常视网膜血管化过程，还会损伤正在发育、形成的毛细血管，导致视网膜血管化减弱，甚至停止，并使已成熟的视网膜血管缩窄，加上组织代谢旺盛，会出现"视网膜无血管区"。就是说，早产儿出生断脐带后即代表原本母体子宫内"视网膜血管化发育"正常过程（"安静状态"）停止。

早产儿出生后在大气外环境下"启动"肺自主呼吸，加上救治早产儿时辅助供氧，导致"相对高氧状态"叠加到"视网膜血管发育停止"期。出生后一周是眼视网膜组织发生急剧变化的时间，这七天内的"视网膜血管发育停止"可能导致了 ROP 发生。

多年来 ROP 发病机制研究在"视网膜血管发育"与非氧 / 低氧状态（non-oxygen-dependent）及氧 / 高氧状态（oxygen-dependent）时生物因子（IGF-1、VEGF）调控作用机制方面的认识取得了长足进步和拥有了较清晰的认识，能很好地阐明 ROP 的形成、发展（图 3-6-4）。已知在 PhaseⅠ内，IGF-1 和 IGFBP 水平调控 / 变化起特别关键的作用。

IGF-1 和 IGFBP 在人胚胎发育，尤其在妊娠期最后三个妊娠月内，有突出的生命生物学意义。成人 IGF-1 半衰期约为 17 小时，IGFBP-3 起调控 IGF-1 和延长 IGF-1 半衰期作用。胎儿出生时体内 IGF-1 来自母体胎盘血供。早产儿体内 IGF-1 水平更低，这种低水平可能会延续到出生后数周。早产儿出生胎龄、出生体重与其体内 IGF-1 水平密切相关。早产儿

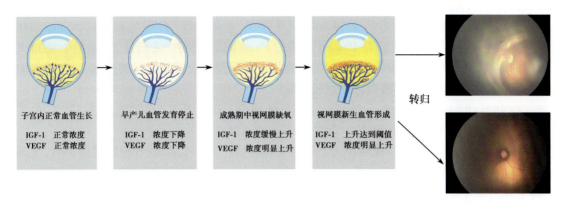

图 3-6-4　早产儿出生后视网膜病变发病机制

IGF-1. 胰岛素样生长因子 1；VEGF. 血管内皮生长因子。

早产儿出生后视网膜病变血管发生/发育过程的 IGF-1 和 VEGF 调节变化。

出生胎龄越小，出生体重越低，IGF-1 水平可能越低。出生后第一周（PMA 1 周）视网膜无血管区的眼内组织处于"安静状态"，IGF-1/IGFBP 低于视网膜血管发育所必需的水平可持续数周，VEGF 在 IGF-1 达到"触动点"水平的情况下才能"触发"视网膜血管形成，因而这时视网膜血管形成可能还没"启动"。

Phase I 发生在 PMA 30~32 周。较大出生胎龄早产儿，Phase I 可能在早产儿出生后一周发生。因早产儿出生时胎龄不同，"视网膜发育停止"可能发生在 Phase I 内不同"时间节点"，因而可能出现相应不同视网膜区域和 ROP 病变；已知这段时间发生的 ROP 病变多在视网膜 I 区或 II 区。临床上罕有报道 PMA 31 周的早产儿发生 ROP III 区 3 期的病例。认识这个时段内早产儿胎龄与 ROP 发生存在不同"时间节点"，对掌握首次 ROP 筛查时间有重要意义。

Phase I 启动发生后，表现非生理性"氧状态"，IGF-1、VEGF 等生物因子水平失衡未能有效改善，其他不良因素、危险因素不能去除，又缺失有效干预等，导致 ROP 病变发展。

早产儿存活后随 PMA 增加，体内与眼内 IGF-1 水平逐渐升高，达到"临界阈值"（critical threshold），IGFBP-3 水平变低，因视网膜感光细胞等组织发育，需氧代谢供求增加，使无血管区和视网膜血管停止发育区出现缺血、低氧状态；同时由于 IGF-1 水平升高，"触发"VEGF，诱导 VEGF 水平逐渐升高。VEGF 调控"视网膜血管形成"再启动，这种异常的 IGF-1、VEGF 水平变化，诱使视网膜发育异常、快速发展。在视网膜血管形成区与无视网膜血管形成区分界处，视网膜内表面形成过量异常血管化，即"视网膜血管增生形成（Phase II）"。

二、视网膜血管增生形成期（Phase II）

该期多发生在 PMA 32~34 周时段，Phase I 与 Phase II 区分的"时间点"目前研究者们预设定在 PMA 32 周。延续 Phase I 视网膜无血管区缺血、低氧状态；不完善的毛细血管循环和组织代谢，以及氧供求增加，加重"视网膜低氧状态"并叠加 VEGF 水平异常增高；IGF-1、非氧调控生长因子（non-oxygen regulation factors）、环氧化酶（cyclo-oxygenase-2）、生长激素（growth hormone）、肿瘤坏死生长因子（tumor necrosis factor，TNF）、炎性因子、趋化因子等参与到影响和调控 VEGF,促进/辅助 ROP 发生、发展。

值得注意的是,Phase I 发展到 Phase II 时还存在"氧饱和度"合理与否及其线性波动状况的影响。不论在 Phase I,还是 Phase I 发展为 Phase II 的过程中,又或是 Phase II 内,通过大数量前瞻性随机对照病例研究后,在如何合理用氧及获得最合宜氧含量的问题上,关于氧浓度、氧含量水平仍未能取得满意且一致的意见。

在 Phase II,推测存在某一"触发 VEGF"的机制(尚不明了)启动血管形成,高水平 VEGF 上调血管发育,引起视网膜血管增生(新生血管形成)。

视网膜血管已形成区与视网膜无血管区交接界处出现"过渡"血管形成继续进行,呈现病理性血管增生,且突出的视网膜内界膜表现为"白线""白线状嵴""嵴",进一步发展形成"嵴上视网膜外纤维血管性增生组织"。出现异常血管分支、新生血管(丛),同时可伴有视网膜血管异常扩张、迂曲,这就是典型的 ROP 临床表现。这些异常血管均为病理性增生性视网膜血管,血管管壁渗漏性增加,血-视网膜屏障损害,存在视网膜生理功能缺陷。

ROP"白线""白线状嵴",甚至轻度的"嵴上视网膜纤维血管性组织"病变有可能"自然消退",重症者更多可能需医学干预治疗,否则会形成纤维性瘢痕组织导致视网膜牵拉,甚至发生视网膜脱离而失明。

目前已知多数 ROP 阈值前、阈值病变大约出现在 PMA 36.1 周(中位数)。ROP 都是在与胎龄和 PMA 联系紧密的"人视网膜血管发育时间框"期间出现。尽管各国各地 ROP 发病率,以及"需治疗 ROP"所占比例有差异,但全世界相关筛查指南中 ROP,包括阈值前、阈值病变原则上都在该"时间框"期间出现;大体上经历从轻到重,即 1~5 期病变,基本上遵循线性发生、发展。了解、记住这两点,对认识、掌握 ROP 筛查时机,以及抓住 ROP 诊断/干预治疗"时间窗"的紧迫性有重要意义。发生在 I 区的 AP-ROP 可能是个"例外",但其不会在"正常视网膜血管发育成熟"的眼底上出现,也不会在 Phase II 的某一天之内就突然出现。其也与"视网膜血管发育时间框"有关,即可能"视网膜血管发育停止"时间点在血管发育到 I 区或 II 区后缘时。值得注意的是,ROP 3 期病变罕见于 PMA 31 周的低龄早产儿,这一现象有待进一步探讨。

ROP 发病机制,目前所知的"知识链条"也还是有缺失、空白,不完整。还有我们可能未意识到、遗漏的问题。关于 Phase I 和 Phase II 发病过程,以及 ROP 病变更深、更细、更明晰的发病机制,目前我们仍然在探索、探讨的道路上。

三、早产儿视网膜病变发病机制新探索研究

近年 ROP 发病机制关于调控因子探索研究不断出现一些新发现、新推测、新假设、新解析和新理论,学科范围包括遗传组学、蛋白组学、代谢组学、生物学等。有些已有动物实验及干预性研究报道。本段内容就收集的文献资料,简要表述。为有兴趣的同道们提供深入研究的一点索引;也为读者更全貌了解 ROP 发病机制复杂状况提供资料。

1. 生物因子/辅助因子

(1) 一氧化氮(nitric oxide,NO)/一氧化氮合成酶(nitric oxide synthase,NOS):NO 是脉络膜和视网膜血流、血循环调节主要"决定素"之一。低氧、缺血性不良状态时,NO 和 NOS 因子水平之间的平衡被打破;其"反馈"作用加剧不良效应。该效应作用增加血管舒张、细胞渗透性,导致低氧性视网膜损伤、缺氧、缺血加重。NO 激活 VEGF 转录,"推动" VEGF 诱导

血管生成（angiogenesis）。有关 NO 和 NOS 在增殖性视网膜病变发生、发展中的作用，如 NO 与 NOS 产生的激活 VEGF 作用为什么发生在 ROP 纤维血管性增生期（PhaseⅡ），目前仍不明了。

（2）促红细胞生成素（erythropoietin，EPO）：是一种嗜神经性因子，EPO 和 VEGF 由缺氧诱导因子 -1α（hypoxia-inducible factor-1α，HIF-1α）激活。低氧状态刺激 EPO 分泌，导致红细胞数量增加。缺氧状态时 EPO 水平升高，起到下调抑制作用，减少氧诱导视网膜血管形成。推测 EPO 抑制作用可能阻止新生血管形成。临床上应用 EPO 为救治早产儿重要措施之一。至于 EPO 会增加还是减少 ROP 发生，还存在争论。

（3）HIF-1α：调节 VEGF 复制、转录。在子宫内视网膜发育时，HIF-1α 表达"氧诱导"作用。其短暂又特异性的效应与 VEGF 表达相关联。高氧状态时表达下调作用，使"氧浓度"回归到"正常合理氧水平（normoxic）"状态；低氧状态时 HIF-1α 升高，随之 VEGF 水平升高。

动物实验已表明减少 HIF-1α 活性 / 表达，能减少早期"氧诱导性视网膜新生血管形成"。HIF-1α 负向性（negative）或正向性（postive）调节效应可能在 ROP 发生、发展中起到重要作用。

（4）腺苷（腺嘌呤核苷，adenosine）：为内源性嘌呤核苷酸。是一种人体基本生物生理功能（如腺苷三磷酸、腺苷二磷酸间能量转换，信号环磷酸腺苷转换，神经信息传导等）的必需因子。影响细胞有丝分裂、细胞趋化、细胞增生。高氧状态下其活性较高；低氧状态时，其能直接激活 VEGF 的产生。腺苷存在于核苷酸 / 核苷酸受体组织内，抑止腺苷，特别是其 A_2 受体靶点，可能会阻止视网膜血管形成。

（5）β- 肾上腺素受体（β-adrenergic receptors，β-ARs）：其在交感神经调控眼球血管方面起重要作用。已认识到 β-ARs 激活 VEGF 上调，使 VEGF 增加和过度表达，促发 PhaseⅡ病理过程。目前有资料提示 β-ARs 阻滞剂能抗血管形成和抗血管渗透性增加，很大程度是通过下调 VEGF、IGF-1 表达来调控。PhaseⅠ演变到 PhaseⅡ，推测与儿茶酚胺上调效应作用有关。

（6）胎盘生长因子（placental growth factor，PLGF）：附着在 fms 样酪氨酸激酶受体 -1（fms related tyrosine kinase 1 receptor，FLT-1）起到增加 VEGF 活性及表达的作用，影响血管生成（angiogenesis）。视网膜血管增生时 PLGF 起辅助因子作用。有作者认为抑制 PLGF 相关基因可能会减少病理性血管形成。

（7）Aplin：APJ/Aplin 通路存在于一些细胞、器官和周围组织。Aplin 参与"血管发生"和"血管形成"。在正常或病理性"视网膜血管形成"阶段起某种作用。

（8）脂联蛋白（adiponectin，APN）：在白色脂肪组织中表达最丰富。APN 产生受营养、激素、炎症状态和翻译后修饰的调节。目前研究发现 APN 还有抑制新生血管的作用。临床研究胎龄 <29 周早产儿血清 APN 浓度，认为低浓度 APN 可以导致视网膜血管发育延迟，进而导致 ROP 发生；在新生血管区 APN 代偿性增加，可以抑制新生血管。

近年文献报道，APN 可降低血清和组织中 TNF-α 水平，降低 TNF-α 表达，从而减少新生血管形成。

ROP 发生早期，早产儿血清 IGF-1 低浓度水平使血管发生、发展延迟，进而导致 ROP 发生。提高血清 APN 浓度可以增加 IGF-1 的表达。通过提高 APN 水平来提升血清 IGF-1 水平，可能促进早产儿视网膜血管发育的研究有不同的结果。APN 是否通过提高血清 IGF-1 水平抑制 ROP 进展仍然需要更多实验研究去验证。

APN 使 VEGF-mRNA 和 VEGF 受体的表达减少;进而抑制 VEGF 生成和表达。APN 可能通过抑制 VEGF 以阻止 ROP 发生、发展。影响 APN 表达的因子包括成纤维细胞生长因子 21(FGF21)、ω-3 长链多不饱和脂肪酸(long-chain polyunsaturated fatty acids,ω-3LCPUFA),二者可以作为上游靶点调节 APN 产生,而发生抑制新生血管形成;它们均可独立作用于 VEGF。进一步研究可能作为辅助支持抗 VEGF 疗法。

一些生物因子在 ROP 发病机制中的已知功能归纳见表 3-6-1。

表 3-6-1　部分生物因子在 ROP 发病机制中的已知功能 / 作用表达

因子	在 ROP 发生 / 发展中的作用	在 PhaseⅠ/PhaseⅡ哪个期起作用
HIF-1α(↓)	+	Ⅰ
HIF-1α(↑)	+	Ⅱ
VEGF(↓)	+	Ⅰ
VEGF(↑)	+	Ⅱ
IGF-1(↓)	+	Ⅰ
IGF-1(↑)	+	Ⅱ
NO(↓)	+	Ⅰ
NO(↑)	+	Ⅱ
PLGF(↑)	+	Ⅰ
EPO(↓)	+	Ⅰ
EPO(↑)	?	Ⅱ
adenosine(↓)	+	Ⅰ
Aplin		Ⅱ
β₂- 肾上腺素受体(↑)	?	?
β₃- 肾上腺素受体(↑)	+	Ⅱ

注:"? "代表作用不明;"↓"表示水平下降;"↑"表示水平上升。ROP. 早产儿视网膜病变;HIF-1α. 缺氧诱导因子-1;VEGF. 血管内皮生长因子;IGF-1. 胰岛素样生长因子 -1;NO. 一氧化氮;PLGF. 胎盘生长因子;EPO. 促红细胞生成素;adenosine. 腺苷。

2. 遗传因素、基因组合(genetic components) 迄今为止,ROP 发病机制中未确认遗传因素异常存在。但也有间接证据说明遗传因素在 ROP 发病机制中起到一定作用。

(1)已知高加索人族群早产儿与黑人族群早产儿 ROP 发病率大体相同;而对于"需治疗 ROP"的比率,高加索人族群早产儿 ROP 组高于黑人族群早产儿 ROP 组,男婴又高于女婴。非黑色人种中,男婴临床危险指数可以作为"需治疗 ROP"发生的预测指标。研究表明高加索人族群婴儿中,引起 ROP 发生的易感性因子 β-ARs 多态性频次增加与黑人婴儿有差异。视网膜色素增加,能减低 β-ARs 敏感性,G 蛋白耦联受体激酶 5(G protein-coupled receptor kinase 5,GRK5)"防护性试验"提示 β-ARs 阻滞剂可能减少 β- 激活素诱导新生血管形成,减缓 ROP 发展。

（2）ROP 相关因子方面（如多态性、基因表型、单核苷酸同质异构体等）的突变在 ROP 这种多因素引起的视网膜病变中，也可能起着有意义的作用。已知数种基因突变可能伴同 ROP 发生。有人指出 Norrie 蛋白（*NDP*）基因突变，增加"需治疗 ROP"发生风险；也有作者研究科威特人族群，未能观察到 *NDP* 突变与"需治疗 ROP"密切相关。

（3）*NDP*、*FZD4* 和 *LRP5* 三组基因突变影响其受体信号通路，与 FEVR 相关联，也会增加"需治疗 ROP"发生风险。ROP 发生、发展可能与内皮型一氧化氮合成酶（endothelial nitric oxide synthase，eNOS）基因 SNP_S、补体因子 H 基因有关。早产儿出生后，暴露于外界氧环境，与"氧"密切相关的基因在 ROP 发生可能也起到至关重要的作用。

（4）生物因子中，VEGF 在 ROP 发生、需治疗 ROP 形成与发展中起首位重要作用。已获得大量临床观察与试验数据证明，VEGF 基因有多态性，有的证明与 ROP 密切相关，有的为"不表达型"。VEGF 不同基因表型的现象，已用于解释为何不同人类种群、族群，需治疗 ROP 发病率不同，以及部分轻度 ROP "自然消退"现象、比例不同。

第三节　新生儿视网膜疾病遗传学与基因治疗研究

一、概述

人眼发育需要众多基因参与调控，具有极为复杂的基因时空表达和调控机制。基因突变会导致人眼组织，如虹膜、视网膜、视神经等发育异常。在人类孟德尔遗传数据库注册的 4 000 多种遗传病中，有 1/3 涉及或包含眼病。遗传性眼病种类众多，病因各异，是儿童主要的致盲原因。

得益于遗传学以及基因诊断技术、基因治疗技术的迅猛发展，遗传性眼病的诊断和治疗已跨入了新阶段。根据遗传方式和遗传物质的关系，可将遗传性眼病分为染色体遗传病、单基因遗传病、多基因遗传病和线粒体遗传病。

1. **染色体遗传病**　是由于染色体数目（由正常二倍体变成单倍体或三倍体）或结构异常（染色体置换、倒位或重复等）所导致的疾病。常见染色体遗传病有 13 三体综合征（Patau 综合征）、18 三体综合征（Edwards 综合征）、唐氏综合征（21 三体综合征，Down 综合征）等。

2. **单基因遗传病**　是指由单个基因的突变所致的疾病。根据孟德尔遗传定律，分为常染色体显性遗传、常染色体隐性遗传和性连锁遗传等。单基因遗传病具有遗传异质性，即不同基因上的突变可导致相似的临床表现。

3. **多基因遗传病**　是一种受到环境等非遗传因素影响和在两对或多对等位基因调控下发生、发展的复杂性遗传病。多基因遗传病的性状变异为连续的数量性状，不符合孟德尔遗传定律。常见的多基因遗传病有原发性闭角型青光眼、年龄相关性黄斑变性和单纯近视等。

4. **线粒体遗传病**　是由线粒体 DNA 突变导致的遗传病，不遵循孟德尔遗传定律，呈母系遗传。常见的线粒体相关眼病有 Leber 遗传性视神经病变。

二、新生儿视网膜疾病基因诊断技术与基因定位

(一) 基因诊断技术

1. DNA 印迹法(Southern 印迹法,southern blotting)　1975 年由 Southern 开创。该技术利用琼脂糖凝胶电泳分离出不同长度的 DNA 片段,将其转移到硝酸纤维膜或尼龙膜上,与膜上特定的 DNA 或 RNA 片段杂交。该方法目前仍然应用于血红蛋白疾病和面肩肱型肌营养不良症(facioscapulohumeral muscular dystrophy,FSHD)的疾病诊断。

2. 遗传连锁分析　同一染色体上的致病基因会与邻近的基因一起遗传,可以作为遗传标记,鉴定遗传标记的存在可确定患者是否携带致病基因。连锁分析主要应用的遗传标记是限制性片段长度多态性。遗传连锁分析能高效锁定致病基因所在位点。由于此方法需要较大的家系规模,不适合散发家系或小家系。

3. 限制性片段长度多态性(restriction fragment length polymorphism,RFLP)　该技术的原理是检测 DNA 在限制性内切酶酶切后形成的特定 DNA 片段的大小。凡是可以引起酶切位点变异的突变,如点突变(新产生和去除酶切位点)和一段 DNA 的重新组织(如插入和缺失造成酶切位点间的长度发生变化)等均可导致 RFLP 的产生。通过家系分析双亲的两条染色体,确定其中哪条携带正常基因,哪条携带致病突变基因,进而对患者进行基因诊断。

4. 聚合酶链式反应(PCR)　能够快速将特定 DNA 片段扩增百万倍以提高检测效率,极大促进了分子基因研究和法医学的发展。PCR 的基本原理:在目的片段两侧合成两段寡核苷酸引物,在 DNA 聚合酶的作用下,以溶液中四种脱氧核苷酸为原料,目的片段为模板,扩增目的 DNA 片段。其基本过程包括变性、退火、延伸三个基本过程,经过 30 个周期的循环最终得到大量 DNA 片段。

5. DNA 直接测序技术(桑格 - 库森法,Sanger-Coulson method)　又称双脱氧链末端终止法。其基本原理是指将四种脱氧腺苷三磷酸(deoxyadenosine triphosphate,dATP)分别掺入四种反应体系,当 dATP 位于延伸链末端时,由于 dATP 缺少一个 3′-OH,因此不能与其他的脱氧核苷酸形成 3′,5′- 磷酸二酯键,DNA 合成过程被迫中止,进而得到特定长度的 DNA 片段,然后将四种反应体系中所得的寡核苷酸片段分别进行凝胶电泳分析,经放射自显影直接读出核苷酸序列。

6. DNA 芯片技术　其基本原理是将大量 DNA 探针有序地固定在支持物表面,以建立储存大量信息的 DNA 阵列,该 DNA 阵列与标记的样品分子进行杂交,通过检测每个探针分子的杂交信号强度后可快速、准确地分析出样品分子的序列信息和数量。DNA 芯片具有自动化程度高、操作简单、检测序列多、检测效率高等优点,目前已大量应用于科研及临床。

7. 第二代测序技术

(1) 全外显子测序(whole exome sequencing,WES):是新一代测序技术,WES 运用高通量测序技术对个体基因组中全部外显子区域进行测序。基因的外显子区有编码蛋白质,因外显子区的突变会影响蛋白质的结构或功能,WES 能够直接发现基因外显子编码区的突变,从蛋白质水平探索遗传病致病机制。对不适合或连锁分析无法找到致病突变的家系,可进行 WES,再利用生物信息学分析滤过测序结果,进一步筛查潜在致病基因突变。

（2）目标区域捕获联合高通量测序（targeted genes capture and high-through sequencing，TGCHTS）：基本原理为根据相关的基因区域制作特异性的探针，让探针与基因组中目标 DNA 进行重组测序，富集基因组目标区域后，将其捕获进行高通量测序。

8. 第三代测序技术 单分子测序是继第二代测序技术后出现的第三代测序技术，2008 年 Harris 等在 *Science* 杂志上报道了单分子测序方法。该方法通过增强荧光信号的强度及增高仪器灵敏度，不再需要 PCR 扩增环节，真正实现对单分子 DNA 的直接测序，相较第二代测序其错误率明显下降。

（二）新生儿视网膜疾病基因研究

基因诊断技术的快速发展为遗传性新生儿视网膜疾病明确诊断和发病机制的探究作出了巨大贡献。以下对主要的遗传性新生儿视网膜疾病或伴有视网膜病变的综合征和基因筛查进展进行简述。

1. 视网膜色素变性（retinitis pigmentosa，RP） 是一组以进行性视网膜光感受器视杆细胞凋亡引起的夜盲和视野狭窄，最终损害光感受器视锥细胞而导致视力严重受损为特征的遗传异质性疾病。目前已发现 75 个基因与非综合征型 RP 有关。只有约 60% 的 RP 患者能找到明确致病突变，仍有许多患者缺乏明确的家族史。约 60% 患者呈常染色体隐性遗传，10%~25% 的患者呈常染色体显性遗传，5%~18% 的患者呈 X 性连锁染色体遗传。视网膜色素变性的基因研究一直是遗传学的热点。

2014 年 Jin 通过对 248 例中国散发或隐性遗传视网膜色素变性患者的 DNA 样本进行基因测序，首次发现引起常染色体隐性视网膜色素变性的高发致病基因 *SLC7A14*，该基因突变造成的视网膜色素变性约占患者总数的 2%。2016 年 Zhang 利用外显子组捕获技术及外显子直接测序技术成功在一个中国常染色体显性 RP 家系中发现新致病基因 *ADIPOR11*。

2. 眼底黄色斑点症（又称"Stargardt 病"） 是一种在幼儿期发生进行性中央视力丧失的遗传性黄斑营养不良性疾病，双眼对称发病，主要为常染色体隐性遗传，少数为常染色体显性遗传，临床常见散发病例。*ABCA4* 基因为 Stargardt 病的主要致病基因。目前针对我国 Stargardt 病患者的遗传研究相对较少。2016 年，Lin 首次在 4 个无血缘关系的中国 Stargardt 病家系中利用目标区域捕获联合高通量测序成功发现 2 个新的致病突变，扩充了我国 Stargardt 病的基因突变频谱。

3. Usher 综合征 是一种常染色体隐性遗传疾病，主要表现为视网膜色素变性、听力障碍，有时可伴有耳前庭功能障碍。根据不同人种的临床特征将 Usher 综合征分为 Usher 1 型、Usher 2 型、Usher 3 型。目前发现 12 个 Usher 综合征致病基因，其中 *MYO7A*、*CDH23*、*PCDH15*、*USH1C*、*USH1G*、*CIB2*、*CLRN1* 与 Usher 1 型有关，*GPR98*、*USH2A*、*DFNB31* 与 Usher 2 型有关，*HARS*、*ABHD12* 与 Usher 3 型有关。

4. 巴尔得 - 别德尔综合征（Bardet-Biedl syndrome，BBS） 是一种常染色体隐性遗传病，患者表现为肥胖、学习障碍、脚趾手指形态异常、肾脏疾病、视锥细胞视杆细胞营养不良、视网膜异常等。目前有 21 个基因（*ARL6*、*BBIP1*、*BBS1*、*BBS2*、*BBS4*、*BBS5*、*BBS7*、*BBS9*、*BBS10*、*BBS12*、*CEP290*、*IFT27*、*INPP5E*、*KCNJ13*、*LZTFL1*、*MKKS*、*MKS1*、*NPHP1*、*SDCCAG8*、*TRIM32*、*TTC8*）被报道与该病有关。

5. 锥 - 杆营养不良（cone-rod dystrophy，CORD） 属于遗传性视网膜变性疾病，表现为视锥细胞先于视杆细胞变性而造成渐进性视力损害。患者早期可表现为视敏度下降、畏光、眼底色素异常，以及到晚期出现色盲等症状。多数 CORD 家系呈常染色体显性遗传，散发 CORD 大多为常染色体隐性遗传，性连锁遗传和线粒体母系遗传占少数。目前已确认有 19 个基因与 CORD 有关。其中有 10 个基因与常染色体显性遗传有关，*ABCA4* 基因突变是常染色体隐性遗传的主要致病原因，*RGPR* 基因突变是性连锁遗传的主要致病原因。

6. 高度近视　高度近视是我国主要的致盲原因之一。遗传和环境因素共同参与高度近视的发生，具有明显的遗传倾向。全基因组关联分析(genome-wide association study, GWAS)已发现超过 60 个候选基因与屈光不正有关。然而这些位点不能被 GWAS 再次重复，也未在高度近视患者中发现这些基因的致病突变。家系连锁研究发现了 23 个位点与高度近视有关。利用二代测序技术和先进的生物信息学分析法，近几年已发现多个高度近视致病突变，包括 *LRPAP1*、*LEPREL1*、*ZNF644*、*SCO2*、*SLC39A5*、*P4HA2*、*ARR3*、*CCDC111*、*P4HA2*、*BSG*。高度近视以常染色体显性遗传为主并以错义突变为主要的突变类型。

Jiang 等对 298 例早发高度近视患者利用全外显子测序筛查潜在的致病突变，该研究在 *LRPAP1*、*ZNF644*、*SLC39A5*、*SCO2* 上发现 9 个突变，并有 23.8% 的患者能在 234 个与视网膜营养不良有关的基因上发现突变。2017 年，Jin 利用基于核心家系(父母加患儿)的全外显子测序发现了高度近视的新致病基因 *BSG*，建立 *BSG* 突变敲入小鼠模型，发现小鼠眼轴异常增长。2019 年，相同研究组发现 6.2% 的成人高度近视患者中发现了明确的致病性基因突变。

7. 视网膜母细胞瘤(RB)　是最常见的儿童眼内恶性肿瘤，常见于 3 岁以下的婴幼儿，发病无明显种族和性别差异。*RB1* 是目前唯一已知的视网膜母细胞瘤致病基因，是一种抑癌基因，该基因位于染色体 13q14 上。视网膜母细胞瘤可分为遗传型和非遗传型。遗传型患者约占 40%，因亲代携带致病基因或亲代生殖细胞 DNA 发生突变所致，呈常染色体显性遗传，约有 85% 为双眼发病，15% 为单眼发病，发病时间较早。非遗传型约占 60%，因患者自体视网膜母细胞突变致病，常呈单眼发病，发病时间较遗传型晚，后代多不致病。还有小于 5% 的患者因体细胞染色体 13q14 突变致病，常伴不同程度的全身异常表现，如智力低下、葡萄膜缺损、小眼球等。

Singh 对 50 个相互间无血缘关系的印度视网膜母细胞瘤家系进行基因突变筛查，在 100% 双眼受累患者中发现了致病突变，在 30% 单眼受累患者中发现致病突变。

(三) 新生儿视网膜疾病基因治疗

人类遗传性眼病是由遗传物质缺陷导致的。基因治疗是指将外源正常基因导入靶细胞，来修复或补偿因遗传物质异常导致的疾病，阻止或干预疾病的发生和发展。

1. 不同的基因缺陷的不同应对策略　主要策略包括基因矫正、基因置换、基因增补、基因失活、免疫调节、耐药基因治疗、自杀基因疗法。

(1) 基因矫正：是指用外源正常基因导入靶细胞的基因组，纠正致病基因中的异常碱基，而正常部分予以保留。该方法不影响除缺陷基因以外的正常基因，较为安全，但实施难度大，临床应用受限。

(2) 基因置换：指用正常基因通过同源重组技术，原位替换致病基因，使细胞内的 DNA 完全恢复正常状态。

(3) 基因增补：把正常基因导入体细胞，通过基因的非定点整合使其表达，以补偿缺陷基因的功能，或使原有基因的功能得到增强，但致病基因本身并未除去。该策略适合基因缺失或基因功能缺陷类遗传疾病,目前多数基因治疗采用此策略。

(4) 基因失活:是将特定的反义核酸(反义 RNA、反义 DNA)和核酶导入细胞,在转录和翻译水平阻断某些基因的异常表达,从而实现治疗的目的。该方法适用于基因突变产生异常蛋白或基因过量表达导致的遗传病。

(5) 免疫调节:免疫基因治疗是把产生抗病毒或肿瘤免疫力的对应抗原决定簇基因导入机体细胞,以达到治疗目的,如细胞因子基因的导入和表达等。

(6) 耐药基因治疗:是在肿瘤治疗时,把产生抗药物毒性的基因导入人体细胞,提高机体耐受化疗药物的能力,使机体完成治疗。

(7) 自杀基因:在某些病毒或细菌中的某基因可产生一种酶,它可将原无细胞毒或低毒药物前体转化为细胞毒物质,将细胞本身杀死,此种基因称为"自杀基因"。

自杀基因疗法是将编码某种酶的基因(自杀基因)转染到靶细胞中,然后用药物来杀死靶细胞。这种药物对正常细胞无毒,但对靶细胞具有选择性杀伤作用。目前,自杀基因常用来治疗肿瘤和感染性疾病。

2. 基因治疗的方法

(1) 按基因导入的方式,将基因治疗方法分为 2 大类,直接体内疗法和间接体内疗法。

1) 直接体内疗法(in vivo):是将外源基因装配于特定的真核细胞表达载体,直接导入体内。这种载体可以是病毒型或非病毒型,甚至是裸 DNA。直接体内疗法基因转移途径操作简便,容易推广。缺点是目前尚未成熟,存在疗效持续时间短,免疫排斥及安全性等一系列问题。

2) 间接体内疗法(ex vivo):是指将含外源基因的载体在体外导入人体自身或异体细胞(或异种细胞),经体外细胞扩增后,输回人体。间接体内疗法基因转移途径比较经典、安全,而且效果较易控制;但是步骤多、技术复杂、难度大,不容易推广。

(2) 按基因治疗受体细胞,分为生殖细胞和体细胞基因治疗。

1) 生殖细胞基因治疗:是将正常基因转移到患者的生殖细胞(精细胞、卵细胞中或早期胚胎),使其发育成正常个体。但因安全性和伦理性问题,目前不考虑使用生殖细胞基因治疗。

2) 体细胞基因治疗:是指将正常基因转移到体细胞,使之表达基因产物,以达到治疗目的。这种方法的理想措施是将外源正常基因导入靶体细胞内染色体特定基因座,用健康的基因确切地替换异常的基因,使其发挥治疗作用,同时还须减少随机插入引起新的基因突变的可能性。

(3) 基因转移技术是基因治疗的关键技术。基因转移的方法可分为物理方法、化学方法和生物学方法三类。

1) 物理和化学方法属于非病毒法,基因不容易整合到宿主细胞的基因组中,容易被细胞内的 DNA 酶降解,外源 DNA 的表达是暂时的。

2) 生物学方法主要采用病毒作为载体,基因可以整合进宿主的 DNA 中,进行稳定的表达。常用病毒载体包括:逆转录病毒、腺病毒、腺相关病毒、单纯疱疹病毒、禽类病毒、痘苗病毒、细小病毒等。

(4) 应用基因"沉默"技术来抑制突变基因表达是目前基因治疗的主流,三种新兴基因编辑技术:锌指核糖核酸酶(zinc-finger nucleases,ZFNs)、转录激活因子样效应物核酸酶

(transcription activator-like effector nucleases,TALENs)和常间回文重复序列丛集关联蛋白系统(clustered regularly interspaced short palindromic repeats-Cas,CRISPR-Cas)得到广泛重视，尤其是 CRISPR-Cas9 系统。该系统编码向导 RNA 的序列较小，不超过 100bp，避免了超长、高度重复的 TALENs 编码载体带来的并发症，实际操作也相对简单。CRISPR-Cas9 系统已在遗传性眼病动物模型的构建和基因治疗中发挥重要作用。

（四）新生儿视网膜疾病基因治疗现状

1. Leber 先天性黑矇（Leber congenital amaurosis,LCA）　是一种少见的常染色体隐性遗传病，也有少数显性遗传报道，其可导致严重的视网膜疾病，约占遗传性视网膜色素变性的 5%。发病早，可导致 10%~20% 的患病儿童失明。与 LCA 有关的致病基因包括 *RPE65*、*CEP290*、*RDH12*、*LCA5*、*TULP1*、*RD3*、*IMPDH1*、*SPATA7* 等。LCA 的基因治疗主要以 RPE 细胞和光感受器细胞为主要对象，针对 RPE 细胞的基因治疗主要以 *RPE65* 和 *LRAT* 为靶基因；针对光感受器细胞的基因治疗主要以 *PGRIP*、*GUCY2D* 和 *AIPL1* 为靶基因。*RPE65* 是目前 LCA 基因治疗中被研究得最多的靶基因。临床研究证实将携带 *RPE65* 基因序列的腺相关病毒 2 型(AAV2)注入视网膜下腔后，患者瞳孔对光反应、视野、视力和视觉运动有不同程度的提高，并且未发现全身副作用。

2. 先天性无脉络膜（choroideremia）　也称为进行性脉络膜萎缩、全脉络膜血管萎缩、进行性毯层脉络膜萎缩。是一种先天遗传性致盲眼病，主要是由致病基因突变引起的脉络膜缺损或缺陷，会导致视功能严重障碍。本病为 X 染色体隐性遗传病，由 *CHM* 基因的突变引起，这个基因编码 Rab 护卫蛋白 1(REP1)。2014 年 1 月 16 日《柳叶刀》(*The Lancet*)杂志上发表的一项研究中，英国的研究人员采用腺相关病毒介导的基因治疗方法，单次注射，将眼部的一个有缺陷基因替换为该基因正常工作拷贝，术后 6 个月，患者视觉功能显著提高。

3. 视网膜色素变性（RP）　2013 年，6 位 *MERTK* 基因缺陷的 RP 患者（年龄 14~54 岁，平均年龄 33.3 岁），最佳矫正视力从 20/50 到 <20/6 400，接受了腺相关病毒 2 型介导的基因治疗。两名患者接受 150μl 病毒载体黄斑区视网膜下注射，4 名患者接受 450μl 黄斑区视网膜下注射。随访 2 年未发现由基因治疗导致的副作用。3 名患者治疗后视力提高，其中两名患者在 2 年内视力再次回退。

4. Leber 遗传性视神经病变（LHON）　是一种线粒体遗传病，呈母系遗传。研究表明，约 95% 的 LHON 患者因线粒体 DNA 上 3 个原发性突变致病，分别是位于 *ND4* 基因的 G11778A、*ND6* 基因的 T14484C、*ND1* 基因的 G3460A。Feuer 等人采用腺相关病毒介导的基因治疗技术，为 5 名因 *ND4* 突变致病的患者进行基因治疗。接受基因治疗 90 天后 1 名患者视力由手动提高到可辨认 7 个字母，1 名患者视力由手动提高到辨认 15 个字母，半年随访期内未发现明显基因治疗导致的副作用。Wan 等也开展了基因治疗的前瞻性研究，9 名带有 *ND4* 基因的致病突变的患者一只眼接受了玻璃体腔注射 rAAV2-ND4 术。有 6 名患者注药 9 个月后视力(Log-MAR 测量)至少提高了 0.3 对数单位，并且视野范围扩大。9 名患者均未出现明显副作用。

基因诊断技术的快速发展为遗传性新生儿视网膜疾病明确诊断和发病机制的探究作出了巨大贡献，由此伴生基因治疗技术带来先天性、遗传性新生儿视网膜疾病治疗的革命性进步。遗传组学"两条腿"前行的前景十分诱人。

第四节　干细胞在新生儿视网膜疾病的临床应用

一、概述

干细胞是指具有无限增殖和不断自我更新的能力,并且能够多向分化为多种分化子代细胞的一类特殊类型的细胞。在个体发育的不同阶段,某些不同的成体组织存在着一些特殊类型的干细胞。随着年龄的增长,干细胞的数量逐渐减少,分化潜能也逐渐下降。按干细胞的分化能力,可分为全能干细胞、多能干细胞和专一干细胞。按组织来源可分为造血干细胞、脐带血干细胞、神经干细胞、脂肪干细胞、骨髓基质干细胞等。按发育阶段的不同可分为胚胎干细胞和成体干细胞。

视网膜是中枢神经系统的重要组成部分,具有初级视觉信息处理能力,一旦受损,难以自我恢复,且缺乏有效的治疗方案。干细胞具有诱导分化成各类视网膜细胞的潜能,包括光感受器细胞、视网膜色素上皮(RPE)细胞和神经节细胞等。干细胞还可合成相应的功能蛋白,同时可分泌多种细胞生长发育所需的细胞因子,包括血管源性因子及免疫调节物质等,以维持组织细胞内外环境的稳态,为周围细胞提供营养支持,从而拮抗或延缓视网膜细胞的凋亡。干细胞还能够促进神经突触的形成,保护血管组织的生存。相较于受体自身的视网膜细胞,干细胞具有更好的可塑性与移行能力,可一定程度上修复受损的视网膜。干细胞替代疗法的出现,为当前棘手的视网膜疾病提供了可能的新的治疗方案和治疗思路。

二、干细胞的分类

1. **胚胎干细胞(embryonic stem cell,ESC)**　是指从早期阶段的受精卵的内部细胞团得到的多能干细胞。在特定的条件下,胚胎干细胞可以在培养皿中半永久增殖,并具有分化为各种组织的潜能。经过诱导,胚胎干细胞能够分化为200多种细胞类型的任何一种,可以解决成体干细胞供应来源不足的问题。

20世纪80年代,英国科学家John Martin Evans等人首次成功分离培养出小鼠胚胎干细胞。1998年,美国科学家James Thomson成功分离出了人胚胎干细胞。利用胚胎干细胞的分化能力,可以模拟早期胚胎发育过程、细胞分化的机制,以及复杂的基因时空表达,进一步了解生命形成的奥秘;也可以分化出特定细胞、组织,甚至器官,为当前医疗水平难以解决的疾病重症提供新的治疗思路与策略。利用胚胎干细胞分化出的特定细胞和组织,还可以建立疾病模型,深入探究疾病的发病机制、新的治疗方法,以及进行药物筛选和毒性试验。

2. **成体干细胞**　成体干细胞存在于成体的不同组织内,具有自我复制及分化成为特定功能细胞的潜能。成体干细胞通过产生新的功能细胞来代替老化、坏死或凋亡的细胞,维持组织正常功能,修复组织损伤,保持机体功能的相对稳定。根据组织来源的不同,可将成体干细胞分为骨髓基质细胞、神经干细胞、造血干细胞等。

(1) 骨髓基质细胞(bone marrow stromal cell,BMSC):属于间充质干细胞(mesenchymal stem cell,MSC)的一种,1867年由德国病理学家首次发现。BMSC除了可以表达中胚层的基因,还能表达内胚层和外胚层的基因,具有多向分化能力。除此之外,BMSC还能分泌多种细胞因子、血管源性因子及免疫调节物质。骨髓干细胞移植治疗有可能挽救受损的视网膜结构和功能,延缓或阻止视网膜细胞的退行性改变,改善视功能。据报道,将 MSC 植入视网膜缺血损伤的动物模型中,可分化成血管内皮细胞、星形胶质细胞和小胶质细胞,具有一定的视网膜修复作用。

(2)造血干细胞:是血液系统中的成体干细胞,具有长期自我更新的能力和分化成各种成熟血细胞的潜能。研究发现,造血干细胞具有转向为星形胶质和少突胶质细胞、肌肉前体细胞、心肌细胞、肝脏细胞分化的能力。因此,造血干细胞现已成为细胞组织工程或干细胞工程研究的重要材料。

(3)神经干细胞:是一种具有自我更新能力和多项分化潜能的细胞群体,具有迁移能力,能产生神经元、星形胶质细胞和少突胶质细胞,能够产生大量脑细胞组织,并能进行自我更新,形成足以提供大量脑组织细胞的细胞群。研究发现成体内仍存在神经干细胞,当脑部有损伤时,内源性神经干细胞会自发增殖并迁移至损伤区进行修复。目前神经干细胞已经在体外被成功培养,如未来能成功在脑内移植,很可能会成为治疗脑损伤和神经变性疾病最有效的手段。

3. 诱导多能干细胞(induced pluripotent stem cell,iPSC) 1998 年,具有分化为所有细胞类型能力的人类 ESC 细胞第一次被在实验室中培养出来。2006 年,Takahashi 和 Yamanaka 通过将四个转录因子(Oct4、Sox2、Klf4、c-Myc)导入已经分化的小鼠皮肤成纤维细胞,获得了类似于胚胎干细胞(ESC)的多能性干细胞,称之为人工"诱导多能干细胞",一年后他们与另一实验小组成功将成人表皮成纤维细胞重编程为多能干细胞,并证明人类的 iPSC 在细胞形态、增殖能力、细胞表面抗原、基因表达、干细胞特异性状态与端粒酶活性等方面与人类胚胎干细胞(human embryonic stem cell,hESC)相同。

iPSC 的培养方法仍在进一步的探索之中。现在已有很多科研团队报道了多种增强 iPSC 的分化效率的方法,如加入各种天然化合物、小分子化合物,或者优化培养环境等。诱导 iPSC 的产生并未利用逆转录病毒和慢病毒转导的方法,因为这两种诱导方法难以避免载体整合到宿主基因中,而且逆转录病毒还可能导致人的 iPSC 出现免疫原性。因此为了保证 iPSC 移植治疗的安全性,非整合性的方法成为主流的诱导重编程的方法,通过非整合性的腺相关病毒、仙台病毒、质粒、合成 RNA、重组蛋白、小分子化合物、附加型载体、微环载体等替代早期的病毒(反转录病毒和慢病毒)载体,能较容易地将患者的体细胞重编程为特异性的 iPSC。

通过非整合方法形成的安全、个体化的 iPSC 不仅是成为可能,而且已开始进入临床试验阶段。世界上首次 iPSC 的临床治疗是在眼科领域进行的,来自日本 RIKEN 研究所的 Masayo Takahashi 团队将由异体来源诱导的多能干细胞制成的视网膜色素上皮细胞移植到了年龄相关性黄斑变性患者的视网膜下腔内,术后患者情况稳定,虽然未能恢复视力,但是很好地阻止了病情的恶化,且未出现排斥、癌变等坏情况。为了进一步规避外源性干细胞的致病或致癌风险,构建与受体的人类白细胞抗原(human leukocyte antigen,HLA)关键基因相匹配的供体 iPSC 库,有望成为干细胞治疗方法的安全可靠的不竭来源。

人工诱导的多能干细胞除了能定向分化成特定细胞、组织或器官,应用于再生治疗外;还可通过将患者的体细胞诱导成为患者特异性的 iPSC,用以探究疾病发病机制,药物毒理以及药物筛选等应用方向。

4. 肿瘤干细胞　肿瘤干细胞是指具有类似正常成体干细胞自我更新和分化能力,并且能形成整个肿瘤组织的肿瘤细胞。1983 年,Mackillop 提出,在所有的肿瘤组织中都可能存在一小部分细胞具有类似干细胞的特殊功能。1997 年,Bonnet 等人首次在急性粒细胞白血病患者血液中分离出具有 CD34、CD38 表面抗原标记的肿瘤细胞,被证实为肿瘤干细胞。2006 年,一项研究发现了区别肿瘤干细胞的方法,并找到了针对肿瘤干细胞进行治疗的药物——西罗莫司,该药能抑制白血病肿瘤增殖。传统的化疗药物主要的治疗靶点是杀灭分裂中的肿瘤细胞,因此肿瘤干细胞理论认为,只要肿瘤干细胞存在,肿瘤就不可能被治愈。肿瘤干细胞概念提供了靶向性或选择性杀伤肿瘤干细胞从而根治肿瘤、防止肿瘤(包括眼科视网膜母细胞瘤等)复发和转移的可能性。研究肿瘤干细胞特异性生物学特点对肿瘤的发生、发展和转归的理论,以及肿瘤的诊断、预防和治疗均有重要意义。

三、干细胞临床应用

由于眼球存在内屏障和外屏障等特殊生理构造,其在解剖上与免疫细胞隔绝或在局部微环境中存在抑制免疫应答的机制,一般不对外来抗原(包括移植物抗原)产生免疫应答,历来认为眼球是相对免疫豁免区;因此同源异体移植很有可能被宿主眼内组织接受,很大程度上避免宿主免疫系统的攻击。另外,眼球相对较小且独立,内容物透明,多种眼科检查手段能较好地监控眼内移植物变化情况,眼内区间被认为是干细胞移植的理想位点。据报道,流产人类胎儿视网膜色素上皮细胞进行人眼内组织移植未发现排斥反应。下面将对目前在干细胞领域与新生儿视网膜疾病有关联的研究进展和应用进行介绍。

1. 黄斑变性性疾病(macular degeneration diseases)　与遗传因素、环境影响、营养失调、代谢障碍、视网膜光损伤等有关,以 RPE、感光细胞渐进性变性疾病为代表。目前的治疗方案并不能阻止或挽救 RPE、感光细胞的变性。用有功能的 RPE 细胞或带感光细胞的RPE 层替换变性的 RPE 细胞、感光细胞成为新的黄斑变性疾病治疗思路之一。而这都是基于以下几个方面的原因:①RPE 层由具有典型的鹅卵石样外观的色素细胞构成,在分化中形成细胞群,有利于细胞纯化;②黄斑区部位小,所需干细胞的数量相对少;③多能干细胞来源的 RPE 细胞在体外具备相应正常 RPE 细胞的功能,不需要整合入体内神经网络,也不需要在体内进一步成熟。已有的临床研究证实,用胎儿或自体 RPE 移植片进行眼内移植显示有一定程度的效果;但免疫排斥和侵入性损害依然存在,供体 RPE 的来源也受到各种各样的限制。

随着干细胞诱导分化 RPE 技术愈发成熟,能够提供稳定的、可靠的、无限的供体 RPE 来源,干细胞治疗黄斑变性性疾病已成为当前研究热点。将多能干细胞分化而来的 RPE 细胞移植入视网膜下腔代替原本受损的 RPE 细胞可能发挥正常 RPE 功能,具有治疗或治愈患者病变的潜能。

前述已经提到多能干细胞来源的供体细胞治疗的临床试验是最先在探索治疗年龄相关性黄斑变性(age-related macular degeneration, AMD)领域开展的,因此介绍、了解干细胞治疗AMD 的研究现状、已获得的成果和对黄斑变性性疾病病理生理等方面的认识,肯定有助于我们进一步认识新生儿视网膜变性性疾病及治疗新思路探索。

2011 年,Schwartz 第一次开展了胚胎干细胞来源的 RPE 细胞治疗 AMD 的前瞻性临床前期试验,一名干性 AMD 患者移植了 RPE 细胞,术后四个月视力轻微提高,没有发现移植细胞过度增殖、异常生长和免疫排斥等不良反应。随后 Schwartz 继续治疗了 9 例干性 AMD 患者,患者治疗前视力在手动至 0.1 之间。该治疗方案,对患眼进行睫状体平坦部玻璃体切割手术,随后将 150μl 人类胚胎干细胞来源的 RPE 细胞以混悬液形式注入黄斑区周围的视网膜下腔,不同患者分别接受 50 000 个、100 000 个或 150 000 个 RPE 细胞。术前 1 周至术后 12 周使用他克莫司和霉酚酸酯抑制免疫排斥反应。手术后 72% 患者移植位点视网膜下色素增加,6 个月后,4 只眼视力提高了 15 个字母,2 只眼视力提高了 11~14 个字母,3 只眼睛视力无明显变化;视野、电生理、阅读速度也无明显变化。4 年随访期内眼内未发现移植细胞的过度增殖、异常生长和免疫排斥等不良现象,但有 4 位患者出现白内障及眼内炎的情况。这些实验结果表明,人眼对胚胎干细胞来源的 RPE 视网膜下注射植入具有耐受性,治疗的副作用也在可接受范围内;更重要的是,没有观察到畸胎瘤的产生和细胞的异常分化。考虑到患者疾病已进展至晚期,不仅 RPE 细胞,光感受器细胞也很可能严重变性和凋亡,单一移植 RPE 细胞无法挽救受损的光感受器细胞,患者视觉功能提高有限;如果能在 RPE、光感受器细胞损害早期进行治疗,治疗效果应该会更好。理论上将有更好的预后和更低的眼内组织损害率。

还有一种观点认为,将胚胎干细胞分化来源的光感受器细胞和色素上皮细胞的神经前体细胞或视网膜前体细胞移植入患眼,具有同时修复 RPE 层和光感受器层的可能性。来自同济大学的徐国彤通过实验室研究发现,这 2 种细胞移植入动物眼中具有较强的致瘤率;还需进一步探究如何降低致瘤率,增加安全性。2015 年,Song 研究小组在 2 位晚期萎缩性 AMD 患者视网膜下进行人类胚胎干细胞来源的 RPE 移植。尽管 2 例患者都出现了手术并发症,并且一位患者因为肾损害和骨髓移植停用了免疫抑制剂,但他们均未出现眼内畸胎瘤和免疫排斥反应。

值得注意的是,一般认为 RPE 细胞移植片在细胞的形态学、生理学方面要明显优于 RPE 细胞悬浮液。这很可能是因为大部分悬浮液中的 RPE 细胞无法像在细胞移植片一样具有正确的排列方向,并且移植片上的细胞外基质和黏附分子很可能能够阻止 RPE 细胞凋亡。与 RPE 移植片相比,悬浮液中的 RPE 细胞难以在 AMD 患者的病变位点存活。日本 Takahashi 研究小组在 RPE 移植片移植研究领域作出了重要贡献,他们采用了 iPSC 技术,利用不使用血清或动物成分的干细胞培养和分化条件,创造性地制备了 RPE 细胞移植片又保持了细胞极性排列。2013 年,该小组成功对非人灵长类动物进行了 RPE 移植片的视网膜下移植,未发现免疫排斥与肿瘤形成。2014 年,日本理化研究所第一次在人体进行 iPSC 来源的 RPE 细胞眼内移植实验。受试者是一位 70 岁日本女性,术后未接受任何免疫抑制药物的处理。术后一年,患者的移植片依然保持完整,未出现任何副作用,视力也没有继续恶化。在开展第二例临床实验之前,由于发现 iPSC 以及 RPE 细胞中存在基因组不稳定性,或许会增加致瘤的可能性,这个研究后续被暂时中止。2016 年日本理化研究所再次重启了该研究,他们使用 HLA 匹配的同种异体 iPSC 来源的 RPE 细胞,这些细胞不仅具有基因组稳定性,而且生产过程也比生产于自体同源 iPSC 来源的 RPE 细胞快,这极大缩短了生产周期和降低了生产成本,HLA 匹配的同种异体 iPSC 来源的 RPE 细胞更容易成功市场化,但也增加了免疫排斥的风险,受试者很可能需要接受免疫抑制剂治疗。

2. Stargardt 病　又称眼底黄色斑点症,是一种青少年黄斑变性疾病。2011 年 Schwartz 等人将低剂量 RPE 细胞混悬液(50 000 个细胞)注射入 Stargardt 病患者视网膜下,结果显示患者视力最多提高了五个字母。后续又有 9 名 Stargardt 病患者接受了不同剂量的 RPE 细胞混悬液(50 000、100 000、150 000 个细胞)视网膜下注射,部分患者视力提高,未出现明显副作用。

3. 视网膜色素变性(RP)　RP 发病初期,光感受器视杆细胞变性,内层视网膜神经节细胞发生继发损害伴神经胶质增生;疾病晚期视网膜出现全层性大范围的萎缩,视乳头蜡黄,表现为典型的 RP 三联征。传统保守疗法效果不佳,利用细胞或干细胞移植技术治疗 RP 近来受到广泛关注。2011 年,Siqueira 将自体骨髓基质细胞来源的单核细胞移植入 3 位 RP 患者和 2 位锥 - 杆营养不良患者玻璃体腔内,10 个月随访未发现明显副作用,4 位患者视力提高 1 行。2014 年 Park 对 6 位不可逆转性视力损害的患者,包含 1 名 RP 患者进行 CD34+ 细胞玻璃体腔移植术,术后 6 个月随访期未发现明显副作用,ERG 检查结果没有进一步恶化。

胚胎干细胞来源的视网膜组织眼内移植在大鼠和非人灵长类动物实验中显示了其有效性,因伦理问题,人类胚胎干细胞的使用仍受争议。iPSC 虽然不受伦理问题影响,但因其具有某些恶性肿瘤特点和基因缺陷,其使用同样面临争议。2012 年,Li 在 RPE65^{rd12}/RPE65^{rd12} 小鼠模型的视网膜下注射人类 iPSC,结果显示 iPSC 成功分化为形态上和功能上都与 RPE 相似的组织,电生理检查显示小鼠的视功能好转。后续研究 iPSC 来源的光感受器前体细胞移植试验发现移植细胞与受体细胞建立突触联系,光感受器细胞分化成熟,视功能好转。Assawachananont 与 Michiko 等将 iPSC 来源的 3D 视网膜移植片移植入 rd1(一种晚期 RP 小鼠疾病模型)眼中,移植片在眼内形成结构化的外核层,并能和宿主双极细胞整合建立突触。除此之外,Michiko 等把人诱导多能干细胞(hiPSC)来源的 3D 分化的视网膜组织移植到视网膜变性的大鼠及灵长类动物视网膜下腔,发现移植后的视网膜能够中长期存活,且局部有一定的功能整合和恢复,然而整体上的视网膜功能缺乏较明显改善。

尽管有关干细胞诱导分化来源的光感受器细胞的移植已经在很多视网膜变性动物模型取得了一些进展,但对于供体细胞的安全稳定的供给、稳定的移植的策略、移植后的功能挽救程度,以及如何确切评价移植效果、潜在风险仍旧需要进一步的探索。

第五节　人工视网膜假体与人工视觉

人工视觉研究是人类在仿生学、生命生物学、化学物理学、数学、高分子材料学、信息科学等多学科交叉研究,长期积累的成果基础上探索疾病治疗的方向之一。近年来人工智能的快速发展与应用研究新成果的不断涌现和经验的积累,也极大推动了人工视觉研究进展。本节内容主要对眼内几个主要组织的人工替代品进行简单的介绍,让大家初步了解人工视觉技术研究进展。重点介绍玻璃体、视网膜等视觉、视光学假体,也会提及人工角膜、人工晶状体。

一、人工角膜

角膜盲是仅次于白内障的第二大致盲眼病。中国目前角膜盲人数约为 40 万,并且每年新增 10 万多病例,通过角膜移植,绝大多数人可以重见光明。由于多方面因素,我国各地眼库的角膜来源十分紧缺,大多数患者因无法接受角膜移植术而失明。人工角膜是用医用高分子材料制成的类似人体眼球角膜的产品,理想的人工角膜应具备与人体眼球角膜相似的理化性质、良好的生物相容性和一定的坚韧性。目前由我国科学家自主研发并拥有完整自主知识产权的生物工程角膜(脱细胞角膜基质)已完成临床试验并成功上市,这将为我国约400万,乃至全世界约6 000万角膜盲患者带来复明的希望。

二、人工晶状体

白内障是由各种原因引起晶状体代谢紊乱、组织结构异常导致晶状体蛋白变性发生混浊,影响光线投射在视网膜上导致视物模糊的一种疾病;是发展中国家的最主要致盲原因。手术摘除并移植人工晶状体是目前唯一能治愈白内障的治疗方法。

1949 年,一位英国眼科医生最早尝试使用人工晶状体。60 多年来,人工晶状体在设计、材料、植入方式、固定方法、表面处理及屈光学等方面都取得了极大的进步。

1. 球面状人工晶状体　因球面像差影响视网膜的成像质量逐渐被非球面人工晶状体取代。

2. 多焦点人工晶状体　是一种非球面人工晶状体,能使患者在注视远、中、近距离物像时获得连续清晰的视力。

3. 注入式人工晶状体　是一种具有调节功能的新型人工晶状体,术后可通过原眼球保留的睫状肌和晶状体悬韧带的调节达到接近于生理性调节人工晶状体的目的。

4. 光调节型人工晶状体　是由特殊感光性物质所制成的特殊型人工晶状体,理论上通过感光作用能调节人工晶状体的屈光力。

上述后 2 种人工晶状体目前仍然处于研发阶段。

三、人工玻璃体

玻璃体为无色透明的凝胶体,占据眼球内晶状体后及视网膜前所有眼内空隙,是眼屈光介质的组成部分,能保持眼球形态、维持眼内压,对视网膜等周围组织具有营养、支持和减震等作用。目前临床常用的各种玻璃体替代物均有其局限性。研发理想的玻璃体腔填充材料已成为当前眼科研究领域的热点之一。

水凝胶是目前实验阶段玻璃体替代物的主要研究对象。其具有与人眼玻璃体相似的光学结构和三维结构。主要有聚乙烯醇、聚丙烯酰胺(polyacrylic amide,PAA)、聚乙烯吡咯烷酮(polyvinyl pyrrolidone,PVP)、聚乙二醇(polyethylene glycol,PEG)等。

1. PAA　生物相容性良好,原位形成的 PAA 能够保持水凝胶的结构,不会因注射失去水凝胶的黏弹性;在动物实验中发现,PAA 虽能实现玻璃体腔顶压作用,但有可能导致严重的视网膜病变,尚需进一步的研究。

2. PVP　注入眼玻璃体腔后引起的眼内炎症较空气和生理盐水轻,兔眼实验表明 PVP 不会产生视网膜病变,但有可能导致玻璃体混浊,并且容易因炎症细胞吞噬作用而降解。

3. PEG　其折光率与天然玻璃体相似,能有效稳定眼内压,兔眼实验发现 PEG 短期移植具有良好的组织相容性,长期放置易被降解。

近年来,一种由计算机精细模拟人眼玻璃体制作,由高分子囊袋、引流管和引流阀组成的折叠式人工玻璃体球囊,开始进入临床应用于严重眼外伤及硅油无法治疗的重度视网膜脱离患者。球囊部外壁是能在体内存留 20 年以上的硅橡胶薄膜。折叠式人工玻璃体球囊植入过程分为四步：①微创眼球壁切口；②应用推注器将高分子材料囊袋植入到眼内；③注入硅油到囊袋内，恢复眼内压，支撑视网膜；④引流阀固定在结膜下。目前临床应用的资料报告，这种囊袋能保持患者眼球形状，避免摘除眼球对患者巨大的心理和生理伤害，还有部分患者使用后残存视力有所保留或保存；这对婴幼儿更有意义。

四、人工视网膜假体

（一）概述

视网膜外层病变是一组严重危害视功能的疾病。人类已付出大量努力，但至今仍未获得预防或恢复感光细胞变性、死亡的成效。从新生儿期延续到中青年、老年期的遗传性视网膜色素变性是这组视网膜疾病的代表。目前医学临床治疗探索思路主要有：①药物（包括中、西医药）治疗；②基因治疗（修饰基因位点异常、置换异常基因等）；③基因产物治疗；④感光细胞-视网膜色素上皮移植、干细胞移植等；⑤近年来热门的眼内视网膜假体（intraocular retinal prosthesis，IRP）技术。进入 21 世纪以来，伴随电子科学技术和仿生学技术急速发展和进步，眼内视网膜假体技术取得一些研究进展。

2002—2003 年，美国食品药品监督管理局审批人造硅胶芯片（artificial silicone retina microchip，ASR）开始临床试验。美国 Yanai 研究团队的研究方案经美国国立卫生研究院审批通过，试验对象为 3 例视网膜色素变性的成年盲人。试验者视力为无光感或光感，"盲"发生前有一定"视觉感知经验"。试验期间，试验者的盲眼被植入了眼内视网膜假体并连接外电视源装置的系统，测得试验者有很低级的"视觉感知"。

（二）眼内视网膜假体和视觉感知

近年来这方面的新文献报道，眼内视网膜假体在接收、传输、转换、图像重建后，患者所感知、获得的视觉感知仍处于一种"视幻觉"的视觉状态。自然界太阳光光谱中尚只有部分光束能被接收、传输、感知。应用对象尚且限于视网膜外层病变致盲仍残存不同程度"有能力的视细胞"/视网膜神经纤维层（视网膜内层）、双极细胞，以及视神经到视皮质传导通路相对健康的盲人；发生全盲以前有过一定的"视觉感知经验"的患者可能获益好些。目前遗传性视网膜色素变性仍是主流研究对象。

Golden 研究团队设计了一种"模拟视觉感知和学习重建视觉感知"装置，其为一种生物学信息感知联合强大计算机网络的装置，并用其测试在正常视网膜状态下植入眼内视网膜假体（视网膜下型）产品、单纯测试眼内视网膜假体产品，以及在视网膜色素变性患眼植入眼内视网膜假体产品。

1. 正常视网膜安置眼内视网膜假体状态时"视觉感知"测试（图 3-6-5）。

2. 眼内视网膜假体产品"视觉感知"测试（图 3-6-6）。

3. 视网膜变性者植入视网膜假体后"视觉感知"测试（图 3-6-7）。

这套研究实验装置仍有很多不足，也还不能全面反映临床实际情况。但实验结果还是初步比较客观地反映了"正常视网膜""视网膜假体"产品本身，以及"视网膜变性模型植入视网膜假体"时被注视物的视觉刺激反应产生"视觉感知"和经"学习训练"后是否有益的实际情况。目前应用的视网膜假体本身和假体植入盲眼内后，能产生"视觉感知"信号，但重建后的被注视物图像只是一团模糊的"光影"，仅是一种很低级的视觉感知（视幻觉）。对于"运动性被注视物""立体框架建筑和物件"等的测试，显示结果更差。

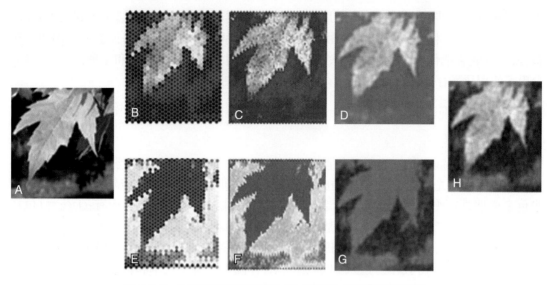

图 3-6-5 正常视网膜安置眼内视网膜假体"视觉感知"测试

A. 被注视物,产生视觉刺激;B~E. 颜色光引导,被注视物在正视方向直线运动,四款视网膜神经节细胞(RGC)型视网膜假体覆盖测试光闪刺激空间范围,各款视网膜假体产生反应、各自所形成的图像;F~G. 所有反应输送到经大量自然景象图集学习训练过的"图像重建"计算机装置上,形成单元集群视觉信息重建的图像;H. 来自四款视网膜神经节细胞(RGC)型视网膜假体视觉刺激反应信息联合合成的视觉信息"线性重建图像"。

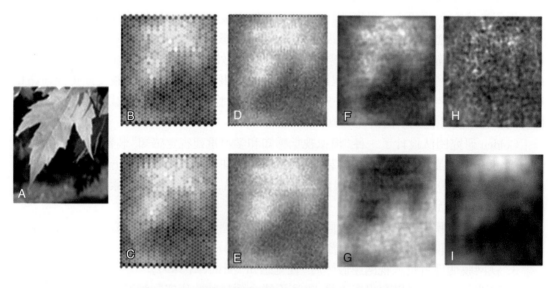

图 3-6-6 眼内视网膜假体产品"视觉感知"测试图例

A. 被注视物,产生视觉刺激;B~G. 视网膜假体接受视觉刺激,四款视网膜神经节细胞(RGC)型视网膜假体各自产生反应、各自所形成的图像,应用经上述正常视网膜状态时测试应用"图像重建"计算机装置上,获取的视觉信息"线性重建图像";H. 撤销"on""off"信号时四款视网膜神经节细胞(RGC)型视网膜假体视觉刺激反应信息联合合成的视觉信息"线性重建图像";I. 视网膜假体刺激反应在同一"图像重建"计算机装置上,四款视网膜神经节细胞(RGC)型视网膜假体视觉刺激反应信息联合合成的视觉信息"线性重建图像"。

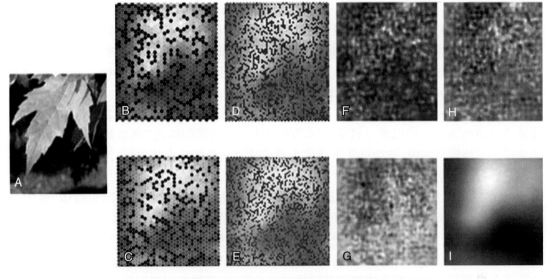

图 3-6-7　视网膜变性者植入视网膜假体后"视觉感知"测试

A. 被注视物,产生视觉刺激;B~E. 视网膜变性实验者,植入眼内视网膜假体接受视觉刺激,四款视网膜神经节细胞(RGC)型视网膜假体各自产生反应、各自形成的图像;F~G. 来自视网膜变性实验者视网膜假体刺激反应信息输送到上述同一"图像重建"计算机装置上,获得的视觉信息合成"线性重建图像",计算表明有30% 视网膜神经节细胞(RGC)未能被激活和产生反应;H. 再撤销"on""off"间的信号,四款视网膜神经节细胞(RGC)型假体刺激反应信息联合合成的视觉信息"线性重建图像";I. 应用来自视网膜变性实验者视网膜假体刺激反应信息,在同一"图像重建"计算机装置上,四款视网膜神经节细胞(RGC)型视网膜假体视觉刺激反应信息联合合成的视觉信息"线性重建图像"。

　　视网膜假体临床应用研究文献报告,迄今在美国临床植入表面型视网膜假体后观察的患者中,大多经测试植入假体的"盲"患者可接收"光感",个别时候个别患者能辨认物体运动方向。实验者中最好的格栅条纹视力为 20/1 260。在所有视网膜假体植入盲眼中,迄今最好的视力记录为 20/550。

　　目前学者们比较一致的客观评估:植入眼内视网膜假体的视网膜变性(如 RP)患者获得的初级视觉感知,只是一种"心理物理"层面的"效应视力",离"日常生活需要视力"的要求仍很遥远。立体视觉、色觉、视野等更无法在目前视网膜假体研究实验中获取。

　　(三) 眼内视网膜假体研发前景

　　目前临床实验研究应用视网膜假体技术仍然面临很多不足与挑战。

　　1. 视网膜假体电极等内容的密封包装物体积"过大"、视网膜假体植入使用寿命短(约1 年),以及仅能提供很低级的"视觉感知"效能。仍有极大的逐步升级空间,目标为获得更清晰、更大视野的视觉功能,还能分辨主要光谱颜色,有空间感、立体感。对现有的视网膜假体,文献报告有学者设想"学习训练" + 植入视网膜假体,患者进行对获得图像分辨等能力的再学习;还有视网膜假体接收信号、信息经视神经通路到达视皮质路径受到影响的"噪声"滤过训练等,以提升"视觉感知"能力。还有研究者设想对视网膜假体植入前用大量日常图像配合计算机仿生技术"深度训练学习"改善其"能力"。也有学者设想从人工晶状体、人工玻璃体应用"辅助"技术方面提升视网膜假体"能力"等。

2. 生物工程学上解决高密度电极阵列分布。256 通道视网膜表面型视网膜假体已进入试验研究试用,44 通道眼内脉络膜上型视网膜假体已开始实验研究和研发。RRIMI 视网膜下植入型已研发,初步用于老年性(干性)黄斑变性小量临床应用试验。对于长期植入的眼内视网膜假体,如何布置和调度,使它始终如一地在"同一基点"上同步获得"高分辨度视力(high-resolution vision)",还有长久辅助能量等,仍是需解决的难题。

3. 现在不同眼内视网膜假体应用研究所得到的"模拟图像",尚无一款产品能产生"高像素合成清晰图像",可以满足日常生活基本需求。视网膜假体在"典型的"试验病例尚不能获得即时性简单图像,遑论日常生活中大量的常见物象和动态物象,也没有"空间感觉"、颜色及色彩等视觉。

4. 在生物工程学方面,实验室研究探索"形同双极细胞功能型"视网膜假体,假体与信息传导方面加入"神经网络",同时设想基于组织 / 器官细胞分子结构 - 人工合成多聚体(polymer)技术,研发"组织细胞""电子元器件"相结合的新一代"器官假体",设定上其具有智能的生物 / 非生物界面性能。这一设想展示出诱人的前景:①有很高的生物兼容性;②能充分发挥假体植入的受体组织存留的自身功能;③日常光照强度的刺激可获得足够的光刺激敏感度;④不产生"内源性"障碍;⑤与组织内体液长期接触仍保持稳定性能,其寿命更长;⑥有可能在小于 50μm 的视网膜下间隙仍能显示较高的局灶微点光反应;⑦可能按组织层面(如视网膜神经节细胞层、双极细胞层、感光细胞层)植入各型弹性支持假体,以及可覆盖较大范围视网膜受刺激面积等。一旦获得突破性成果,可较目前的视网膜假体更易于推广,功能更好。

人类视网膜假体技术探索仍在路上,期待随着现代科学技术的飞速发展,其也能和基因技术、细胞 / 干细胞移植技术、药物治疗干预等探索一起,获得新的突破,为视网膜外层病变致盲患者带来新的希望。

第六节　新生儿视网膜疾病医学影像人工智能技术应用

一、概述

影像检查技术在眼科疾病筛查与防治中发挥着重要作用,不同的影像检查有不同的成像机制,可反映病变不同维度的性质与特点。

现代眼科疾病的筛查、诊断、监测、预测及评估等均离不开影像检查技术的辅助。眼底影像基于特殊的光学影像技术,包括荧光素眼底血管造影(FFA)、吲哚菁绿血管造影(ICGA)、光学相干断层成像(OCT)等。在此基础上,激光、共焦激光、自动对焦、多光谱成像等影像技术推动了眼底光学影像检查技术向高清、广角、无创、立体、动态,以及自动导航、定位、追踪和多种光学成像技术联合、自动叠加分析等前所未有的高清数字影像时代发展。影像设备对各类眼部疾病的辅助诊断具有客观、可重复、可远程输送等优点,为运用"计算机视觉'看'高清数字影像"提供了基础条件。在医疗领域,特别是以图像诊断为主的病理学、眼科影像学,人工智能(artificial intelligence,AI)技术应用发展迅速,成果令人鼓舞。

　　AI 概念于 1956 年开始诞生。现如今,在一些医疗领域,AI 对医学图像的诊断水平甚至比人类更出色。并且随着医学影像学习资料的丰富以及深度学习技术水平的提高,在筛查、诊断指导方面,基于 AI 技术的高效率、高准确度的筛查方法具有很大的临床应用潜力。科技辅助的医疗诊断模式可以实现在广大基层地区开展多种眼底疾病的早期、低成本筛查;在教学方面,基于 AI 的影像规范化评判辅助教学的方式,可以在短时间内提高基层医生诊疗水平;在科研方面,基于 AI 的标准化评价体系可进行规范入组筛选、随访观察、干预治疗的疗效评价,有助于大数据整理和分析,获得更精确的科学结论。

　　AI 医学影像识别,其典型代表为卷积神经网络,通过对卷积神经网络"喂给"大量精标注的数据,网络能够自动学习数据特征。图像的分类识别提取等方面,相较于传统图像处理方法,在识别的准确度上都有了大幅度提高。其还有如下优点:①判断更加准确;②可以大批量、快速地处理图像数据;③可以处理图的类型更加丰富;④在进行图像识别的同时可与患者其他"大数据"进行融合。

二、人工智能辅助眼科及视网膜疾病医学影像临床应用

　　目前我国约有 5.5 亿近视、1 000 万青光眼、600 万白内障,以及 1 160 万眼底新生血管疾病患者,一些致盲性眼科疾病逐步呈现年轻化趋势。2017—2019 年国内新生儿每年出生数量平均 1 200 万,而全国眼科医生仅有 3.6 万(2016 年数据),能够进行新生儿视网膜疾病诊断的小儿眼科医生更是极其缺乏,且有医疗资源分配不均,眼底检测设备缺乏、昂贵等难题,很难满足新生儿及早产儿视网膜病变筛查的需要。AI 技术的发展恰恰为远程筛查、充分利用有限的医疗资源提供了一种有效手段。

　　21 世纪以来,AI 在眼科疾病识别方面取得了初步成果,主要在白内障、青光眼、糖尿病视网膜病变,以及黄斑疾病等领域进展迅速。概略了解这些病症的现状,有助于我们对这一新技术在新生儿视网膜疾病筛查、防治等的临床研究与应用,以期望推动这一领域获得突破性发展。

　　Acharya 等提出了 AI 识别眼前段(晶状体)图像以诊断白内障。Yang 等研究 AI,以"识别眼底图像"清晰度来诊断白内障;同时将人工神经网络 AI 深度学习的多个学习模型融合,建立高一级的学习模型用于 AI 系统,以便能够更精准地识别不同类型白内障。2017 年,国内刘奕志团队开发出"先天性白内障诊断系统"。结果表明,AI 系统在白内障识别、病情评估及是否需要治疗等方面的准确率均超过了 90%。该系统目前已设计成机器人应用于临床。

　　AI 在糖尿病视网膜病变(diabetic retinopathy,DR)诊断中的应用是目前 AI 应用于眼底疾病诊断代表之一。Bandoin 等提出通过 AI 系统识别无赤光眼底图像的微血管瘤来诊断DR,其识别的准确度和特异度分别为 85%、76%。Acharya 等已应用 AI 系统识别眼底图像中的硬性渗出灶、微血管瘤、棉絮状斑、Weiss 环等病变来诊断 DR;其特异度、灵敏度、准确度分别为 86%、82%、95%。2018 年,我国何明光团队教授基于 AI 技术,对 7 万张眼底彩色图像进行标准化分级,构建出 DR 的人工智能诊断分级系统,实现了即时识别图像质量和报告 DR 分级。

　　AI 应用于 AMD 的研究也获得进展,用黄斑区 OCT 图像识别软性玻璃膜疣、色素脱失区、视网膜下出血、视网膜下积液、视网膜纤维化、黄斑视网膜增厚、黄斑瘢痕,以此诊断 AMD。Fraccaro 等提出的 AI 系统,AMD 诊断平均准确率为 92%。Bogunnovic 等还应用 AI 系统识

别和评估玻璃膜疣的消退情况，由此判断 AMD 治疗效果。

上述眼科 AI 系统识别眼底视网膜疾病的研究进展，对其在新生儿视网膜疾病方面的应用研究有积极推动作用。

三、人工智能技术在新生儿眼底影像学诊断方面的进展

新生儿眼病筛查目前主要应用广角数码小儿视网膜成像系统，利用其进行眼前节、房角和眼底的检查。

新生儿眼底视网膜色泽较成人浅，整个眼底呈橘红色、轻度豹纹状，有一些不同于成人眼底的特点：①视乳头面积小、形态不规则、有永存玻璃体动脉；②动、静脉血管区分不明显、弯曲度较大；③黄斑旁中心凹呈水波样反光明显等。因新生儿眼底图像有其自身特点，若按成人眼底图像的分析方法对新生儿眼底图像进行辨认、处理会产生一定差异，这对医疗工作者是一项很大的挑战。AI 技术以其强大的图像理解能力为新生儿眼底图像的分析开辟了一条有效的通路。对新生儿眼底图像进行分析之前，图像预处理是先行之策。

图像预处理的目的主要有 2 个方面：①首先对图像进行降噪处理，主要方法有中值滤波、高斯滤波、小波滤波，以及其他空间域和变换域的滤波。为了在实际应用中保证时效性，通常情况下采用计算简单的多滤波组合法。②根据特定的应用目的对图像的感兴趣区域进行增强，以便达到更好的视觉效果，能更有效满足 AI 的算法模型对图像特征的提取。准备好优质的图像学习资料后便可以针对性地应用 AI 算法分析新生儿眼底影像，目前具体应用的主要方法如下。

1. 新生儿眼底视乳头定位 AI 算法　彩色眼底图像包括视乳头、黄斑、血管等主要观测对象，对这些对象进行特征分析是筛查、甄别眼底疾病的基础。研究发现，早产儿视乳头（视盘）和盘沿形态、大小等特征的改变反映新生儿视神经 / 视网膜，甚至头颅、全身方面病变或潜在病变的某些状况。采用深度学习的方法，提取新生儿眼底视乳头图像，得出量化指标（包括视乳头颜色的改变、面积大小、纵轴和横轴大小，以及盘沿形态、面积等），可以为眼科医生提供更精确的诊断体征、指标，降低漏诊和误诊率。此外，提取视乳头图像为"基点"，有助于整幅眼底图像的配准和拼接。使用图像分割网络可以有效地提取出新生儿视乳头位置（图 3-6-8）。

2. 新生儿眼底视网膜血管提取 AI 算法　急性期早产儿视网膜病变的视网膜血管会发生改变，主要表现为：①动静脉迂曲、扩张，静脉管径有时比正常的管径大 3~4 倍；②血管走行、路径异常，静脉管径大小不一；③血管分布区域、范围异常；④视网膜周边部血管末梢可见如"毛刷状""丛状"的毛细血管，毛细血管甚至凸起至视网膜表面。通过对新生儿血管进行提取，并对提取的血管进行卷曲度和动、静脉宽度比例，以及血管分布和密度等的计算，可以为眼科医生提供精准的辅助诊断依据。AI 技术可以模拟人对血管影像各种异常改变的判断。使用目前先进的血管分割深度学习模型（比如 RetinaNet）能够准确地定位血管（图 3-6-9)，为后续的血管变化量化分析、图像配准等奠定了基础。

3. 新生儿眼底图像配准及拼接 AI 算法　新生儿眼底图像分析是一个客观、标准的辅助诊断方法。一般眼底照相机获取的眼底图像在 20°~60°视角范围内，每幅图像可观测的视野有限。医生需要观测多张图像，不仅降低了医生的阅片效率，而且可能忽略某些内在因素而造成误诊。为了扩大视野，帮助医生对病变进行分析和诊断，部分机构引入了图像无缝

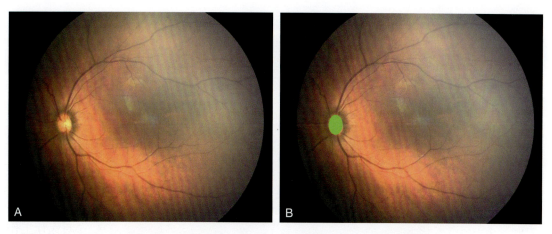

图3-6-8　人工智能技术对新生儿眼底图像视乳头定位效果

A.新生儿正常眼底彩色图像;B.人工智能技术对图A视乳头提取效果。

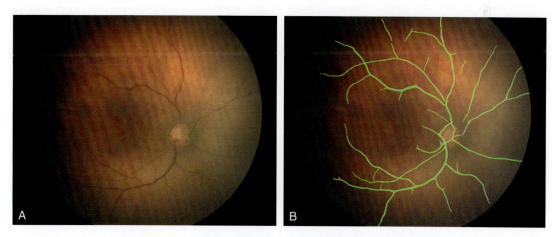

图3-6-9　人工智能技术新生儿眼底图像视网膜血管提取效果

A.新生儿正常眼底彩色图像;B.人工智能技术对图A视网膜血管提取的效果。

拼接新技术,将多幅眼底图像进行拼接。新生儿眼底图像与青少年、成人的眼底图像不同,具有自身的特点。由于采集对象新生儿解剖生理的特殊性以及拍摄对象的不配合,另外受到采集设备和环境的影响,眼底图像一般具有局部光照不均、血管对比度和信噪比较低的特点,这对于拼接技术来说也是一个很大的挑战。目前,新生儿眼底图像的质量不够清晰,但眼底图像的血管具有很强的稳健性,于是提出了基于眼底血管进行新生儿眼底图像拼接。借助于深度学习网络,单张图像的眼底血管能够被提取出来。再利用对数极坐标,一幅包含各图像信息的较宽视角的高分辨率图像就可以拼接完成(图3-6-10)。

　　4. 新生儿视网膜出血 AI 识别　视网膜出血是新生儿眼底图像中较为明显的影像特征(图3-6-11A)。其发病率较高,尤其在高危新生儿中是多种视网膜疾病、颅脑疾病的临床表现形式之一。使用深度学习网络,能有效地对图像出血特征进行学习,从而达到分类的效果。一项研究通过收集多种新生儿视网膜出血数量、形态、分布等的图像,得到了正常的和视网膜出血诊断两类图像各 8 900 张,对这些图像均进行图像增强处理(图3-6-11B)。将增强后

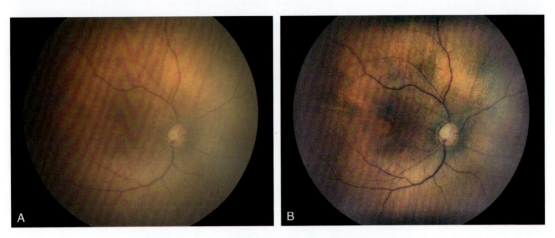

图 3-6-10　人工智能技术识别新生儿视网膜血管效果

A. 正常眼底视网膜彩色图像;B. 人工智能技术处理图 A 视网膜血管(增强处理)。

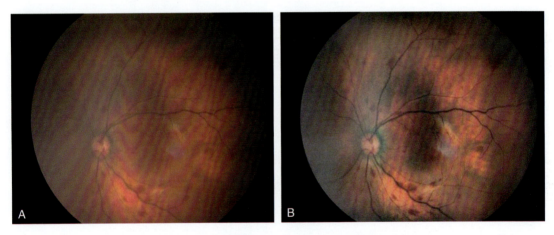

图 3-6-11　人工智能技术识别新生儿视网膜出血效果

A. 视网膜出血彩色图像;B. 人工智能技术处理视网膜出血图像。

的图像输入至模型中进行"学习"训练,该模型正常眼底图像与视网膜出血图像的识别准确率达到 97%。另一项研究中,采用了 1 543 张视网膜图像作为数据集,建立深层卷积神经网络,对视网膜出血、血管和视乳头进行分割,定位黄斑区,并能计算出血总面积。最终,深度学习网络识别视网膜出血、血管和视乳头的 F1 系数(精确率与召回率的调和均值)分别为 0.84、0.73 和 0.94。该方法以视网膜出血相对黄斑区的位置为重要因素,结果更加准确客观,可指导临床医生的诊断。

5. **早产儿视网膜病变(ROP)AI 技术应用**　现阶段,ROP 主要靠眼科医生早期筛查早产儿眼底来诊断。其要求高,且有主观性,误诊率和漏诊率较高,难以保证 ROP 检测的普及和准确性。2018 年初,美国的 Brown 等开发了一项 AI 技术,利用 5 000 多张眼底图像的训练网络,学习区分正常视网膜血管和病变血管,以此方法识别 ROP 的附加病变的严重程度,最终得出:AI 技术进行附加病变分级识别的准确率超过眼科专家平均水平。目前,我国研究者毛剑波等也利用卷积神经网络,实现了 ROP 的附加病变的自动检测,并且能定量血管的弯曲度、密度、分形维度等。国内王建勇等开发了基于深度学习的 ROP 诊断系统,实现了将 ROP 分为轻、中、重度三类,从而指导临床治疗决策。童妍等开发了明确 ROP 的 5 个分期的自动诊断系统。我们的团队利用深度学习的算法,在识别 ROP、分区及分期等方面获得了研究成果。

在 ROP 的识别方面,我们团队利用深度学习的算法,实现了对眼底图像是否为 ROP 的准确识别。在这个研究中,共采用了 40 万张以上图像作为数据集,经过筛选后,共 8 090 张 ROP 图像和 9 711 张无 ROP 图像作为训练集,另有 1 742 张图像作为测试集。该自动诊断系统共包括了早产儿病例管理系统(CMS-R)、数据标注系统(Label-R)和计算机辅助诊断系统(CAD-R)(图 3-6-12)。在该诊断系统中,第一步进行图像的筛选(包括对反光、离焦、模糊等图像进行剔除);第二步由眼科专家进行图像的标注;第三步对算法进行训练学习,迁移学习也应用在该过程;第四步由测试集对算法进行测试。该算法最终识别 ROP 的准确度为 98.8%,灵敏度为 94.1%,特异度为 99.3%,精确度为 93.0%。与眼科医生的诊断结果相似,眼科医生的识别准确度为 98.8%,灵敏度 93.5%,特异度 99.5%,精确度 96.7%。

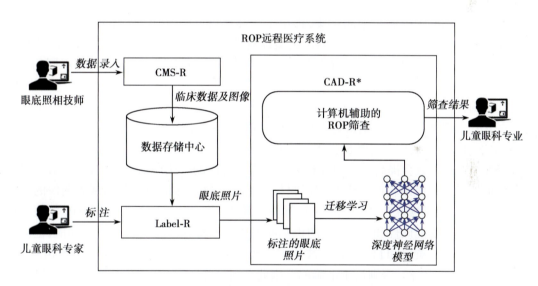

图 3-6-12　早产儿视网膜病变自动诊断系统

CMS-R.早产儿病例管理系统(资料与图像中心库);Label-R.数据标准系统(大数据标准化与认证);
CAD-R.计算机辅助系统(人工智能技术识别与分类诊断);ROP.早产儿视网膜病变。

在 ROP 的分区方面,我们团队利用基于深度学习的 AI 技术,实现了自动识别广角数码小儿视网膜成像系统图像的 I 区。根据 ROP 国际分类(ICROP),I 区由一个圆组成,其半径从视乳头中心延伸到视乳头中心到黄斑中心距离的 2 倍。本研究设计了一种自动识别视乳头和黄斑中心的算法,并根据视乳头和黄斑中心从广角数码小儿视网膜成像系统图像中自动识别出 I 区。共 2 849 张图像作为训练集,另选 100 张图像作为测试集,再选取 100 张图像作为验证集。训练集和验证集分别用于训练和验证算法,测试集用于测试算法的性能。根据 ICROP 的特点,本研究只能选择既有视乳头又有黄斑的图像。每张图像的视乳头和黄斑中心都是由 6 位眼科医生根据 ICROP 分类标准进行标注的。在该研究中,算法首先识别视乳头和黄斑位置,通过设定的方法,形成视乳头和黄斑的圆形框架,模型基于这两个圆形框架的中心,根据 ICROP 分类标准自动画出Ⅰ区的范围。深度学习算法通过不断的训练而具备了识别Ⅰ区的能力。其流程图如图 3-6-13 所示。

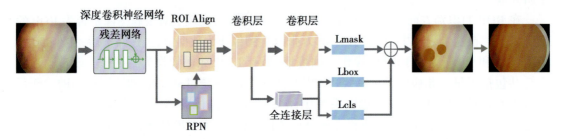

图 3-6-13 早产儿视网膜病变(ROP)图像Ⅰ区的识别流程图

第一步:在符合标注要求的 ROP 眼底图像确定视乳头和黄斑的位置;第二步:人工智能技术识别定位视乳头和黄斑的中心点;第三步:依人工智能技术识别的 ROP 图像Ⅰ区(图像颞侧白色环Ⅰ区外范围)。

另外选取 100 张图像作为测试集,提出了交并比(intersection over union,IOU)这一概念用来进行算法的评估。IOU 是指算法模型计算视乳头和黄斑的区域与专家标注的视乳头和黄斑区域的重合率。本研究分别分析了视乳头、黄斑和Ⅰ区的 IOU。计算不同的 IOU 阈值时,视乳头、黄斑及Ⅰ区识别的准确率。准确率定义为当 IOU 大于或等于某个阈值时,标记准确的样本与总样本的比值。例如,当 IOU 阈值设置为 0.8 时,如果计算出的黄斑或视乳头 IOU 大于或等于 0.8,则认为训练模型是准确的,否则说明算法模型诊断错误。如果 IOU 要求降低,更多的样本将被模型识别为正确的。也就是说,当对 IOU 值的要求较低时,模型注释的准确性就会提高。本研究也采用了人机对比的方法评估算法的性能,分为模型组、眼科专家组、初级眼科医生组和实习眼科医生组。每组标记 100 张测试集图像的视乳头和黄斑中心、根据视乳头和黄斑的标记计算图像的Ⅰ区。比较四组在不同 IOU 阈值下视乳头和黄斑标记的准确性和图像Ⅰ区的识别准确性。眼科专家讨论了 IOU 的阈值,他们一致认为,当视乳头、黄斑和Ⅰ区的 IOU 阈值大于或等于 0.5 时,该模型的视乳头、黄斑和Ⅰ区的识别被认为是准确的,否则是不准确的。因此,在我们的实验中将 IOU 阈值设为 0.5。识别准确性定义为当 IOU>0.5 时,正确标记的样本与总样本的比值。对于视乳头和黄斑的检测,分别达到了 100% 和 90% 的准确率。最终本研究的自动识别模型的识别Ⅰ区准确率达到了 90% 以上。

在 ROP 的分期方面,我们团队也基于 AI 进行了相关研究。目前,临床上对 ROP 的分期存在较大困难,主要原因在于:在眼底图像中,ROP 的分期,特别是 1 期和 2 期的差别较细微;其次是标注的 ROP 分期图像样本少,而且分布不平衡,不利于卷积神经网络学习其特征。所以目前的 AI 对 ROP 进行分期的效果不是很理想。针对以上问题,本研究提出了多示例深度学习网络用于 ROP 的分期。ROP 图像首先经过卷积网络进行特征提取,并得到一个空间得分图,然后将该空间得分图裁剪成不同尺寸的小块,送入多示例网络中进行学习,最后得到分类结果。为提供分类的性能,采用了注意力机制的池化层来聚焦 ROP 分期的学习,提高多示例网络的分类准确性。另外,本研究还用了非平衡学习算法和预训练参数来改善模型的稳健性,加快模型的收敛并避免过拟合(图 3-6-14)。本研究共采用 6 209 张 ROP 眼

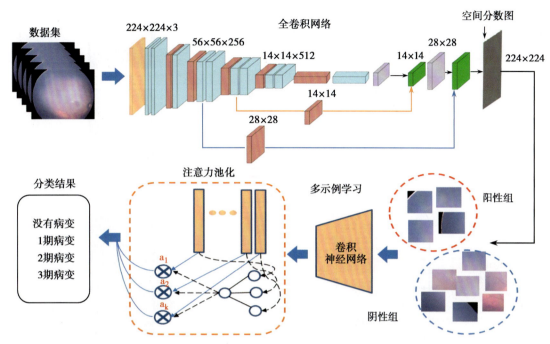

图 3-6-14 早产儿视网膜病变（ROP）分期诊断的结构图

该框架主要包括两个模块：全卷积网络（FCN）模块和多示例学习（MIL）模块。FCN 生成的空间得分图（SSM）的输出被用作 MIL 的输入。FCN 模块：ROP 图像经卷积网络进行特征提取，获得空间得分图（SSM）。MIL 模块：SSM 输出到 MIL 模块，人工智能技术获得 ROP 分期。

底图像，作为训练集和测试集。测试结果表明，该研究采用的方法实现了 ROP 的自动分期，且其分类准确性明显优于现有的深度学习网络，具有较好的临床应用前景。

我们团队还利用 AI 对 AP-ROP 的识别进行了研究。研究共采用 5 474 张眼底图像作为数据集，6 名从事 ROP 诊疗领域的高年资眼科专家严格按照 ICROP 分类标准对训练集的图像进行诊断和标注（包括无 ROP、ROP 及 AP-ROP）。ROP 指的是 ROP 的阈值病变和阈值前病变，即常见的 ROP 类型。卷积神经网络对专家的标注结果进行深度学习，通过反复训练，建立能够识别该病变的算法模型，实现 AP-ROP 的自动诊断。本研究共含有 2 个卷积神经网络，对病变的识别分为 2 步：第一步，利用网络 -1 将所有的眼底图像分类为无 ROP 和 ROP；第二步，利用网络 -2 将网络 -1 识别出的所有 ROP 图像分为 ROP 和 AP-ROP（图 3-6-15）。

对网络的性能进行评估：①利用测试集的数据对算法模型的性能进行测试；②双网络联合模型与单网络模型对比，来评估本研究所用的双网络联合模型的优越性；③通过人机对比实验来测试算法模型的性能（将不同级别的眼科医生对 ROP 识别的准确性分别与算法模型的准确性进行对比）。

结果发现：①在第一步的 ROP 识别过程中，网络 -1 能准确识别 ROP 的准确度为 96.53%，灵敏度为 96.74%，特异度为 96.39%；在第二步的 AP-ROP 识别过程中，网络 -2 最终能在所有 ROP 图像中准确识别出 AP-ROP 的准确度为 98.46%，灵敏度为 100%，特异度为 96.90%。②双网络联合模型与单网络模型识别病变的对比结果表明，双网络联合模型识别病变的准确性为 95.93%，明显高于单网络模型（单网络模型识别 ROP 准确性为 91.92%，识

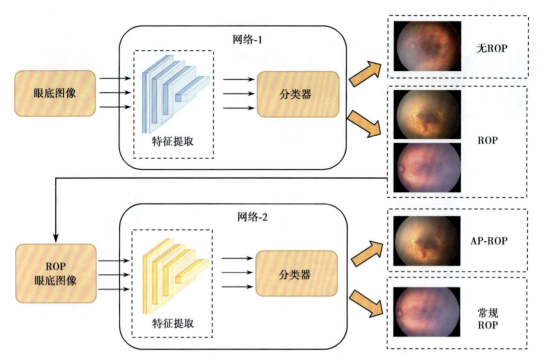

图 3-6-15　AP-ROP 的识别流程图

ROP. 早产儿视网膜病变；AP-ROP. 急进型后极部早产儿视网膜病变。

网络 -1（上）：人工智能技术将所有的眼底图像分类为无 ROP 和 ROP；网络 -2（下）：将网络 -1 识别出的 ROP 图像再区分为常规 ROP 和 AP-ROP。

别 AP-ROP 准确性为 93.52%）；③人机对比的结果得出，在识别无 ROP 和 ROP 方面，不同级别的眼科医生和算法模型的诊断准确性均高于 90%，但在 AP-ROP 的识别方面，只有专家和算法模型的准确率达到了 90%。该研究证实了 AI 在诊断 AP-ROP 方面具有较高的准确性、灵敏度及特异度。将这一自动诊断技术应用到广角数码小儿视网膜成像系统或远程医疗系统中，将有望帮助眼科医生提高阅片能力和效率，提高病变识别能力，并能够降低医疗成本，进行大规模的影像学检查。

以上研究方法具有广阔的应用前景，有望减少眼科医生的工作量。我们团队应用的 AI 算法为 ROP 的分区、分期、分类临床应用提供了新的机会和方向。该算法还可以应用于其他视网膜疾病的识别和筛选，这需要临床医生进一步的探索和研究。我们未来的工作重点是进一步发展算法和更强更大的训练数据集，最终推动新形势下的医疗改革。但是该算法在临床应用中的有效性和可行性有待于进一步深入验证和研究。期望今后有更多、更高的 ROP 自动早期筛查、诊断 AI 设备用于临床，大大提升 ROP 早期筛查质量、数量。

AI 在新生儿眼底影像诊断中仍处于探索阶段，在实际工作中尚有不少问题和困难：①目前的眼底照相系统对每一位新生儿的单眼会连续拍摄 6 个方位的 6 张图像，可能存在"死角"的弊端；②供 AI 学习、训练的图像集源于眼科专业医生凭借经验辨识，不够精确又经常缺乏量化的标准，容易造成误判；③无法避免人眼视力及视疲劳产生的误差；④海量的图像信息量易产生漏诊、漏纳入。期望以上问题和困难在今后的研究和实践中得到进一步解决。

四、人工智能对新生儿眼底影像处理的意义

新生儿视力残缺对其以后的身体发育及心理发育都会造成巨大影响,影响其受教育情况、成年后的就业,给家庭和社会带来沉重的经济负担。由于新生儿解剖生理、生长发育阶段的特殊性;新生儿期视网膜/视神经眼病多数又具有较强的"可预防盲的时间窗"特点;因其特殊的发生、发展和变化规律,可以有效治疗的"窗口期"很短。因此,其治疗效果除了医生的精湛技术以外,还与治疗的时机密切相关。如果发现较晚,错过有效治疗的最佳时机,轻则导致不可逆转的视力损伤,重则可以危及生命。现实情况中,新生儿这一特殊的弱势群体无法像成人一样通过语言、表情来表达眼睛的不适或者视力异常,疾病具有很强的隐匿性。同时由于家长眼保健知识的欠缺、新生儿眼保健专业医生匮乏等因素,导致部分新生儿错失了最佳的眼病治疗时期。

人工智能对于新生儿眼底影像诊断能达到解决上述临床问题的要求,其在三级医疗单位的广泛使用和普及,将会解决上述难题。从目前进展状况中可知:这需要更高级、更先进的计算机算法和更智能化、更强深度学习能力的人工神经网络的出现。

人工智能技术在新生儿眼底图像分类、评估及临床诊断中的应用已崭露头角,并且能够实现传统方法难以实现的效果及远程操作、传输。随着高质量大数据的新生儿眼底影像的积累以及基于深度学习的 AI 的不断升级,无论是多病种异常检测还是单病种诊断、分类(如 ROP)都有望高效开展,期望更多、更高准确性的自动早期筛查、诊断 AI 设备用于临床。新生儿眼底影像 AI 筛查和诊断将会帮助临床医生大大提高诊疗效率和准确率。

(金子兵　李　娜　张国明　曾　键　赵金凤　毛剑波　姜泓羊　杨　康

黄　隆　高孟娣　吴本清　苏锦珍　马大卉　陈妙虹　杨明民　吴桢泉

杨宇航　曾宪露　王施丹)

推荐阅读文献

［1］ ADAMS G G,CLARK B J,FANG S,et al. Retinal haemorrhages in an infant following RetCam screening for retinopathy of prematurity.Eye,2004,18(6):652-653.

［2］ AHN S J,WOO S J,JIN Y,et al. Clinical features and course of ocular toxocariasis in adults. Plos Negl Trop Dis,2014,8(6):e2938.

［3］ ALGERNON B R. Persistent Hyperplastic Primary Vitreous:The Jackson Memorial Lecture. Am J Ophthalmol,1955,40(3):317-331.

［4］ American Academy of Pediatrics Section on Ophthalmology. Screening examination of premature infants for retinopathy of prematurity. Pediatrics,2013,131(1):189-195.

［5］ American Academy of Pediatrics. Screening examination of premature infants for retinopathy of prematurity. Pediatrics,2001,108(3):809-811.

［6］ AOYAMA K,KONDOU Y,SUZUKI Y,et al. Anesthesia protocols for early vitrectomy in former preterm infants diagnosed with aggressive posterior retinopathy prematurity. Anesth,2010,24(4):633-638.

［7］ BARRESI M J,BURTON S,DIPIETRANTONIO K,et al. Essential genes for astroglial development and axon path finding during zebrafish embryogenesis. Dev Dyn,2010,239(10):2603-2618.

［8］ BECK S,WOJDYLA D,SAY L,et al. The worldwide incidence of preterm birth:a systematic review of maternal mortality and morbidity. Bull World Health Organ,2010,88(1):31-38.

［9］ BERKUS M D,RAMAMURTHY R S,O'CONNOR P S,et al. Cohort study of silastic obstetric vacuum cup deliveries:Ⅰ. Safety of the instrument. Obstet Gynecol,1985,66(4):503-509.

［10］ BIRTEL J,GLIEM M,MANGOLD E,et al. Novel insights into the phenotypical spectrum of KIF11-associated retinopathy,including a new form of retinal ciliopathy. Invest Ophthalmol Vis Sci,2017,58(10):3950-3959.

［11］ BLACK G C,PERVEEN R,BONSHEK R,et al. Coats' disease of the retina(unilateral retinal telangiectasis)caused by somatic mutation in the NDP gene:a role for norrin in retinal angiogenesis. Hum Mol Genet,1999,8(11):2031-2035.

［12］ BLAIR M P,SHAPIRO M J,HARTNETT M E. Fluorescein angiography to estimate normal peripheral retinal nonperfusion in children. J AAPOS,2012,16(3):234- 237.

［13］ BOONSTRA F N,VAN NOUHUYSC E,SCHUIL J,et al. Clinical and molecular evaluation of probands and family members with familial exudative vitreoretinopathy. Invest Ophthalmol Vis Sci,2009,50(9):4379-4385.

［14］ BOURNE R R,FLAXMAN S R,BRAITHWAITE T,et al. Magnitude,temporal trends and projections of the global prevalence of blindness and distance and near vision impairment:a systematic review and meta-analysis. Lancet Glob Health. 2017,5(9):e888-897.

［15］BROWN J M,CAMPBELL J P,BEERS A,et al. Automated diagnosis of plus disease in retinopathy of prematurity using deep convolutional neural networks. JAMA ophthalmology,2018,136(7):803-810.

［16］BULLARD S R,DONAHUE S P,FEMAN S S,et al. The decreasing incidence and severity of retinopathy of prematurity. J AAPOS,1999,3(1):46-52.

［17］BUTLER N J,FURTADO J M,WINTHROP K L,et al. Ocular toxoplasmosis II:clinical features,pathology and management. Clin Exp Optom,2013,41(1):95-108.

［18］CAI X B,ZHENG Y H,CHEN D F,et al. Expanding the phenotypic and genotypic landscape of nonsyndromic high myopia:a cross-sectional study in 731 Chinese patients. Invest Ophth Vis Sci,2019,60(12):4052-4062.

［19］CALLAWAY N F,LUDWIG C A,BLUMENKRANZ M S,et al. Retinal and Optic Nerve Hemorrhages in the New-born Infant:One-Year Results of the Newborn Eye Screen Test Study. Ophthalmology,2016,123(5):1043-1052.

［20］CAPONE J R,SHAN A,ABBEY A,et al. Widefield imaging in pediatric retinal disease. Retina Today,2015(3):57-60.

［21］CASSOUX N,LUMBROSO L,Levy-GABRIEL C,et al. Retinoblastoma:update on current management. Asia Pac J Ophthalmol(Phila),2017,6(3):290-295.

［22］CAYABYAB R,RAMANATHAN R. Retinopathy of prematurity:therapeutic strategies based on pathophysiology. Neonatology,2016,109(1):369-376.

［23］CHAUDHARI S,PATWARDHAN V,VAIDYA U,et al. Retinopathy of prematurity in a tertiary care center incidence,risk factors and outcome. Indian Pediatr,2009,46(3):219-224.

［24］CHEN S N,HWANG J F,LIN C J. Clinical characteristics and surgical management of familial exudative vitreoretinopathy-associated rhegmatogenous retinal detachment. Retina,2012,32(2):220-225.

［25］CHEN Z Y,BATTINELLI E M,FIELDER A,et al. A mutation in the Norrie disease gene(NDP)associated with X-linked familial exudative vitreoretinopathy. Nat Genet,1993,5(2):180-183.

［26］CHIANG M F,QUINN G E,FIELDER A R,et al. International classification of retinopathy of prematurity,third edition. Ophthalmol,2021,128(7):1-18.

［27］CHOI Y J,JUNG M S,KIM S Y. Retinal hemorrhage associated with perinatal distress in newborns.Korean J Ophthalmol,2011,25(5):311-316.

［28］CRISWICK V G,SCHEPENS C L. Familial exudative vitreoretinopathy.Am J Ophthalmol,1969,68(4):578-594.

［29］DASS A B,TRESE M T. Surgical results of persistent hyperplastic primary vitreous. Ophthalmology,1999,106(2):280-284.

［30］EGGE K,LYNG G,MALTAU J M. Effect of instrumental delivery on the frequency and severity of retinal hemorrhages in the newborn. Acta Obstet Gynecol Scand,1981,60(2):153-155.

［31］EGGE K,LYNG G,MALTAU J M. Retinal haemorrhages in the newborn. Acta Ophthalmol,1980,58(2):231-236.

［32］EMERSON M V,PIERAMICI D J,STOESSEL K M,et al. Incidence and rate of disappearance of retinal hemorrhage in newborns. Ophthalmology,2001,108(1):36-39.

［33］FEI P,YANG W,ZHANG Q,et al. Surgical management of advanced familial exudative vitreoretinopathy with complications.Retina,2016,36(8):1480-1485.

［34］FEUER W J,SCHIFFMAN J C,DAVIS J L,et al. Gene therapy for Leber hereditary optic neuropathy:initial results. Ophthalmology,2016,123(3):558-570.

［35］FIERSON W M,American Academy of Pediatrics Section on Ophthalmology,American Academy of

Ophthalmology. Screening examination of premature infants for retinopathy of prematurity. Pediatrics,2013, 31(1):189-195.

[36] FLYNN J T,BENCALARI E,SNYDER E S et al. A cohort study of transcutaneous oxygen tension and the incidence and severity of retinopathy of prematurity. N Engl J Med,1992,326(16):1050-1054.

[37] FLYNN J T,CHAN-LING T. Retinopathy of prematurity:two distinct mechanism that underlie zone Ⅰ and zone Ⅱ disease. Am J Ophthalmol,2006,142(1):46-59.

[38] FRIDDLE K. Pathogenesis of retinopathy of prematurity:does inflammation play a role ？ Newborn and Infant Nursing Reviews,2013,13(4):161-165.

[39] FUNG T H,YUSUF I H,XUE K,et al. Heidelberg spectralis ultra-widefield fundus fluorescein angiography in infants. Am J Ophthalmol,2015,159(1):78-84.

[40] GARGEYA R,LENG T. Automated identification of diabetic retinopathy using deep learning. Ophthalmology, 2017,124(7):962-969.

[41] GHAZI N G,ABBOUD E B,NOWILATY S R,et al. Treatment of retinitis pigmentosa due to MERTK mutations by ocular subretinal injection of adeno-associated virus gene vector:results of a phase I trial. Hum. Genet,2016,135(3):327-343.

[42] GOLDBERG M F. Persistent fetal vasculature (PFV):an integrated interpretation of signs and symptoms associated with persistent hyperplastic primary vitreous (PHPV). LIV Edward Jackson memorial lecture. Am J Ophthalmol,1997,124(5):587-626.

[43] GOLDEN J R,ERICKSON-DAVIS C,COTTARIS N P,et al. Simulation of visual perception and learning with a retinal prosthesis. J Neural Eng,2019,16(2):1-16.

[44] GONG Y,SLEE R B,FUKAI N,et al. LDL receptor-related protein5 (LRP5) affects bone accrual and eye development. Cell,2001,107(4):513-523.

[45] GOW J,OLIVER G L. Familial exudative vitreoretinopathy. An expanded view. Arch Ophthalmol,1971,86 (2):150-155.

[46] GUERINA N G,HSU H W,MEISSNER H C,et al. Neonatal serologic screening and early treatment for congenital infection. N Engl J Med,1994,62(1):1858-1863.

[47] GULSHAN V,PENG L,CORAM M,et al. Development and validation of a deep learning algorithm for detection of diabetic retinopathy in retinal fundus photographs. JAMA Ophthalmology,2016,316(22):2402-2410.

[48] GUPTA M P,CHAN RV P,ANZURES R,et al. Practice patterns in retinopathy of prematurity treatment for disease milder than recommended by guidelines. Am J Ophthalmol,2016,163(3):1-10.

[49] HALLSTRÖM A,ENGSTROM E,HARD A L,et al. Postnatal serum insulin-like growth factor I deficiency is associated with retinopathy of prematurity and other complications of prematurity birth. Pediatrics,2003,112 (5):1016-1020.

[50] HARRIS T D,BUZBY P R,BABCOCK H,et al. Single-molecule DNA sequencing of a viral genome. Science, 2008,320(5872):106-109.

[51] HUGHES L A,MAY K,TALBOT J F. Incidence,distribution and duration of birth-related retinal hemorrhages:a prospective study. J AAPOS,2006,10(2):102-106.

[52] HUNT A,ROWE N,LAM A,et al. Outcomes in persistent hyperplastic primary vitreous. Br J Ophthalmol, 2005,89(7):859-863.

[53] International Committee for the Classification of Retinopathy of Prematurity. The international classification of retinopathy of prematurity revisited. Arch Ophthalmol,2005,123(7),991-998.

［54］JIANG D,LI J,XIAO X,et al. Detection of mutations in LRPAP1,CTSH,LEPREL1,ZNF644,SLC39A5,and SCO2 in 298 families with early-onset high myopia by exome sequencing. Invest Ophthalmol Vis Sci,2015,56 (1):339-345.

［55］JUNGE H J,YANG S,BURTON J B,et al. TSPAN12 regulates retinal vascular development by promoting Norrin-but not Wnt-induced FZD4/beta-catenin signaling. Cell,2009,139(2):299-311.

［56］KASE S,RAO N A,YOSHIKAWA H,et al. Expression of vascular endothelial growth factor in eyes with Coats' disease. Invest Ophthalmol Vis Sci,2013,54(1):57-62.

［57］KEAN B H. Clinical toxoplasmosis—50 years. Trans R Soc Trop Med Hyg,1972,66(4):549-567.

［58］KIM T,SOHN J,PI S Y,et al. Postnatal risk factors of retinopathy of prematurity. Paediatr Perinat Epidemiol, 2004,18(2):130-134.

［59］KLUFFAS M A,PATEL S N,RYAN M C,et al. Influence of fluorescein angiography on the diagnosis and management of retinopathy of prematurity. Ophthalmology,2015,122(8):1601-1608.

［60］KONDO H,HAYASHI H,OSHIMA K,et al. Frizzled 4 gene(FZD4)mutations in patients with familial exudative vitreoretinopathy with variable expressivity. Br J Ophthalmol,2003,87(10):1291-1295.

［61］KONG L,MINTY-HITTNER H A,PENLAND R L,et al. Intravitreal bevacizumab as ant vascular endothelial growth factor therapy for retinopathy of prematurity:a morphologic study. Arch Ophthalmol,2008,126(8): 1161-1163.

［62］KUPRJANOWICZ L,KUBASIK-KŁADNA K,MODRZEJEWSKA M. Outcomes of surgical management of retinopathy of prematurity—an overview. Klin Oczna,2014,116(2):138-141.

［63］LAGHMARI M,SKIKER H,HANDOR H,et al. Birth-related retinal hemorrhages in the newborn: incidence and relationship with maternal,obstetric and neonatal factors. Prospective study of 2031 cases. J Fr Ophtalmol,2014,37(4):313-319.

［64］LANG D J. The association of indirect inguinal hernia with congenital cytomegalic inclusion disease. Pediatrics,1966,38(5):913-916.

［65］LEPORE D,QUINN G E,MOLLE F,et al. Intravitreal bevacizumab versus laser treatment in type 1 retinopathy of prematurity:report on fluorescein angiographic findings. Ophthalmology,2014,121(11):2212-2219.

［66］LI L H,LI N,ZHAO J Y,et al. Findings of perinatal ocular examination performed on 3573,healthy full-term newborns. Br J Ophthalmol,2013,97(5):588-591.

［67］LI L H,WU W C,LI N,et al. Full-term neonatal ophthalmic screening in China:a review of 4-year outcomes. OSLI Retina,2017,48(12):983-992.

［68］LIEGL R,HALLSTRÖM A,SMITH L. Retinopathy of prematurity:the need for prevention. Eye Brain,2016, 8:91-102.

［69］LORENZO I. CARLO V B,SIMONA N,et al. Pain and oxidative stress in the newborn. Early Hum Dev,2010, 86(1):S34-35.

［70］MACKENZIE P J,RUSSELL M,Ma P E,et al. Sensitivity and specificity of the optos optomap for detecting peripheral retinal lesions. Retina,2007,27(8):1119-1124.

［71］MACLAREN R E,GROPPE M,BARNARD A R,et al. Retinal gene therapy in patients with choroideremia: initial findings from a phase 1/2 clinical trial. The Lancet,2014,383(9923):1129-1137.

［72］MAFEE M F,GOLDBERG M F,VALVASSORI G E,et al. Computed tomography in the evaluation of patients with persistent hyperplastic primary vitreous(PHPV). Radiology,1982,145(3):713-717.

［73］MAGUIRE A M,HIGH K A,AURICCHIO A,et al. Age-dependent effects of RPE65 gene therapy for Leber's congenital amaurosis:a phase 1 dose-escalation trial. The Lancet,2009,374(9701):1597-1605.

[74] MALDONADO R,IZATT J,SARIN N,et al.Optimizing hand-held spectral domain optical coherence tomography imaging for neonates,infants,and children.Invest Ophthalmological Vis Sci,2010,51(5):2678-2685.

[75] MANTAGOS I S,VANDERVEEN D K,SMITH L E. Emerging treatments for retinopathy of prematurity. Seminars in ophthalmology,2009,24(2):82-86.

[76] MCLEOD D S,HASEGAWA T,PROW T,et al. The initial fetal human retinal vasculature develops by vasculogenesis. Dev Dyn,2006,235(12):3336-3347.

[77] METZKER M L. Sequencing technologies-the next generation. Nat Rev Genet,2010,11(1):31-46.

[78] MILHEM R M,BEN-SALEM S,AL-GAZALI L,et al. Identification of the cellular mechanisms that modulate trafficking of frizzled family receptor 4(FZD4) missense mutants associated with familial exudative vitreoretinopathy. Invest Ophthalmol Vis Sci,2014,55(6):3423-3431.

[79] MINTZ-HITTNER H A,KENNEDY K A,CHUANG A Z,et al. Efficacy of intravitreal bevacizumab for stage 3+ retinopathy of prematurity. N Engl J Med,2011,364(7):603-615.

[80] MONTOYA J G,PARMLEY S,LIESENFELD O,et al. Use of the polymerase chain reaction for diagnosis of toxoplasmosis ocular. Ophthalmology,1999,106(8):1554-1563.

[81] NG E Y,LANIGAN B,O´KEEFE M. Fundus fluorescein angiography in the screening for and management of retinopathy of prematurity. J Pediatr Ophthalmol Strabismus,2006,43(2):85-90.

[82] NIKOPOULOS K,VENSELAAR H,COLLIN R W,et al. Overview of the mutation spectrum in familial exudative vitreoretinopathy and Norrie disease with identification of 21 novel variants in FZD4,LRP5,and NDP.Hum Mutat,2010,31(6):656-666.

[83] NISHINA S,YOKOI T,YOKOI T,et al. Effect of early vitreous surgery for aggressive posterior retinopathy of prematurity detected by fundus fluorescein angiography. Ophthalmology,2009,116(12):2442-2447.

[84] OWENS W C. OWENS E U. Retrolental fibroplasia in premature infants. Am J Ophtbalmol,1949,32(1):1-21.

[85] PARK S W,JUNG H H,HEO H. Fluorescein angiography of aggressive posterior retinopathy of prematurity treated with intravitreal anti-VEGF in large preterm babies. Acta Ophthalmol,2014,92(8):810-813.

[86] PATEL SN,KLUFFAS M A,RYAN M C,et al. Color fundus photography versus fluorescein angiography in identification of the macular center and zone in retinopathy of prematurity. Am J Ophthalmol,2015,159(5):950-957.

[87] PATRICK W,SABINE M,THOMAS K,et al. Newborn retinal hemorrhages:a systematic review. J AAPOS,2013,17(1):70-78.

[88] POULTER J A,DAVIDSON A E,ALI M,et al. Recessive mutations in TSPAN12 cause retinal dysplasia and severe familial exudative vitreoretinopathy(FEVR). Invest Ophthalmol Vis Sci,2012,53(6):2873-2879.

[89] PURCARO V,BALDASCINO A,PAPACCI P,et al. Fluorescein angiography and retinal vascular development in premature infants. J Matern Fetal Neonatal Med,2012,25(Suppl 3):53-56.

[90] QIN M,HAYASHI H,OSHIMA K,et al. Complexity of the genotype-phenotype correlation in familial exudative vitreoretinopathy with mutations in the LRP5 and/ or FZD4 genes.Hum Mutat,2005,26(2):104-112.

[91] RAHI J,GILBERT C. Epidemiology and word-wide impact of visual impairment in children. Pediatric Ophthalmology and Strabismus .5th ed. London:Elsevier,2016.

[92] RAO F Q,CAI X B,CHENG F F,et al. Mutations in LRP5,FZD4,TSPAN12,NDP,ZNF408,or KIF11 genes account for 38.7% of Chinese patients with familial exudative vitreoretinopathy. Invest Ophthalmol Vis Sci,

2017,58(5):2623-2629.

[93] REYNOLDS J D,HARDY R J,KENNEDY K A,et al. Lack of efficacy of light reduction in preventing retinopathy of prematurity. Light Reduction in Retinopathy of Prematurity (LIGHT-ROP) Cooperative Group. N Engl J Med,1998,338(22):1572-1576.

[94] ROBITAILLE J,MACDONALD M L,KAYKAS A,et al. Mutant frizzled-4 disrupts retinal angiogenesis in familial exudative vitreoretinopathy.Nat Genet,2002,32(2):326-330.

[95] SAKURAI K,AKIYAMA H,SHIMODA Y,et al. Effect of intravitreal injection of high dose bevacizumab in monkey eyes. Invest Ophthalmol Vis Sci,2009,50(10):4905-4916.

[96] SALVO J,LYUBASYUK V,XU M,et al. Next-generation sequencing and novel variant determination in a cohort of 92 familial exudative vitreoretinopathy patients. Invest Ophthalmol Vis Sci,2015,56(3):1937-1946.

[97] SAMANTHA K S,STUTI L M,MALCOLM B,et al. Prospective observational study of universal newborn eye screening in a hospital and community setting in New Zealand. BMJ Paediatr Open,2019,3(1):1-6.

[98] SCHWARTZ S D,HUBSCHMAN J P,HEILWELL G,et al. Embryonic stem cell trials for macular degeneration:a preliminary report. The Lancet,2012,379(9817):713-720.

[99] SCHWARTZ S D,REGILLO C D,LAM B L,et al. Human embryonic stem cell-derived retinal pigment epithelium in patients with age-related macular degeneration and Stargardt's macular dystrophy:follow-up of two open-label phase 1/2 studies. The Lancet,2015,385(9967):509-516.

[100] SCHWARTZ S D,TAN G,HOSSEINI H,et al. Subretinal transplantation of embryonic stem cell-derived retinal pigment epithelium for the treatment of macular degeneration:an assessment at 4 years. Invest Ophth Vis Sci,2016,57(5):ORSFc1-9.

[101] SEHOENFELD A,BUCKMAN G,NISSENKORN I,et al.Retinal hemorrhages in the newborn following labor induced by oxytocin or dinoprostone. Arch Ophthalmol,1985,103(7):932-934.

[102] SHAW L C,CALZI S L,LI N,et al. Enteral Arg-Gln dipeptide administration increases retinal docosahexaenoic acid and neuroprotectin D1 in a murine model of retinopathy of prematurity. Invest Ophthalmol Vis Sci,2018,59(2):858-869.

[103] SHIELDS J A,SHIELDS C L,HONAVAR S G,et al. Classification and management of Coats disease:the 2000 Proctor Lecture. Am J Ophthalmol,2001,131(5):572-583.

[104] SHIELDS J A,SHIELDS C L. Review:Coats disease—the 2001 LuEsther T. Mertz lecture. Retina,2002,22(1):80-91.

[105] SIGLER E J,RANDOLPH J C,CALZADA J I,et al. Current management of Coats disease. Survey of Ophthalmology,2014,59(1):30-46.

[106] SIQUEIRA R C,MESSIAS A,VOLTARELLI J C,et al. Intravitreal injection of autologous bone marrow-derived mononuclear cells for hereditary retinal dystrophy:a phase I trial. Retina,2011,31(6):1207-1214.

[107] SLIDSBORG C,FORMAN J L,RASMUSSEN S,et al. A new risk-based screening criterion for treatment-demanding retinopathy of prematurity in Denmark. Pediatrics,2011,127(3):e598-606.

[108] STANGA P E,JABERANSARI H,BINDRA M S,et al. Transscleral drainage of subretinal fluid,anti-vascular endothelial growth factor,and wide-field imaging-guided laser in Coats exudative retinal detachment. Retina,2016,36(1):156-162.

[109] STENSON B J,TARNOW-MONDI W D,DARLOW B A,et al. Oxygen saturation and outcome in preterm infants. N Engl J Med,2013,368(22):2094-2104.

[110] Sipport Study Group of the Eunice Kennedy Shriver NICHD Neonatal Research Network,CARLO W A,FINER N N,et al. Target ranges of oxygen saturation in extremely preterm infants. N Engl J Med,2010,362

(21):1959-1969.

[111] SWEET D G,CARNIELLI V,GREISEN G,et al. European consensus guideline on the management of neonatal respiratory distress syndrome in preterm infants 2013 update. Neonatology,2013,103(4):353-368.

[112] SWEET D,BEVILACQUA G,CARNIELLI V,et al. European consensus guidelines on the management of neonatal respiratory distress syndrome. J Perinat Med,2007,35(3):175-186.

[113] TAHIJA S G,HERSETYATI R,LAM G C,et al. Fluorescein angiographic observations of peripheral retinal vessel growth in infants after intravitreal injection of bevacizumab as sole therapy for zone I and posterior zone II retinopathy of prematurity. Br J Ophthalmol,2014,98(4):507-512.

[114] TAKAHASHI K,TANABE K,OHNUKI M,et al. Induction of pluripotent stem cells from adult human fibroblasts by defined factors. Cell,2007,131(5):861-872.

[115] TAKAHASHI K,YAMANAKA S. Induction of pluripotent stem cells from mouse embryonic and adult fibroblast cultures by defined factors. Cell,2006,126(4):663-676.

[116] TANG H,LI N,LI Z,et al. Fundus examination of 199 851 newborns by digital imaging in China:a multicentre cross-sectional study. Br J Ophthalmol,2018,102(12):1742-1746.

[117] TENNY T L. Extreme prematurity and fibroblastic overgrowth of persistent vascular sheath behind each crystalline lens I.preliminary report.Am J Ophthalmol,1942,25(2):203-204.

[118] TERMOTE J,SCHALIJ-DELFOS N E,CATS B P,et al. Less severe retinopathy of prematurity induced by surfactant replacement therapy. Acta Paediatr,1996,85(12):1491-1496.

[119] TIAN T,CHEN C L,ZHANG X,et al. Clinical and genetic features of familial exudative vitreoretinopathy with only-unilateral abnormalities in a Chinese cohort. JAMA Ophthalmology,2019,137(9):1054-1058.

[120] TOKGOZ O,SAHIN A,TUFEK A,et al. Inhalation anesthesia with sevoflurane during intravitreal bevacizumab injection in infants with retinopathy of prematurity. Bio Med research international,2013, 2013:435387.

[121] TUCKER J. Syphilis and social upheaval in China. N Engl J Med,2010,363(11):1658-1661.

[122] VINEKAR A,GOVINDARAJ I,JAYADEV C. Universal ocular screening of 1021 term infants using wide-field digital imaging in a single public hospital in India-a pilot study. Acta Ophthalmol,2015,93(5):e372-376.

[123] VON BARSEWISCH B. Perinatal retinal hemorrhages:morphology,aetiology and significance. NewYork: Springer-Verlag,1979.

[124] WAGNER R S. Fundus fluorescein angiography in retinopathy of prematurity. J Pediatr Ophthalmol Strabismus,2006,43(2):78-78.

[125] WOLFF S M. The ocular manifestations of congenital rubella. Trans Am Ophthalmol Soc,1972,70:577-614.

[126] WOODHALL D,STARR M C,MONTGOMERY S P,et al. Ocular toxocariasis:Epidemiologic,anatomic,and therapeutic variations based on a survey of ophthalmic subspecialists. Ophthalmology,2012,119(6):1211-1217.

[127] WU C,PETERSEN R A,VANDERVEEN D K. RetCam Imaging for Retinopathy of Prematurity Screening. J AAPOS,2006,10(2):107-111.

[128] XU Y,ZHANG X H,ZHANG Q,et al. Screening for retinopathy of prematurity in China:A neonatal units-based prospective study. IVOS,2013,54(13):8229-8236.

[129] YAMANE T,YOKOI T,NAKAYAMA Y,et al. Surgical outcomes of progressive tractional retinal detachment associated with familial exudative vitreoretinopathy. Am J Ophthalmol,2014,158(5):1049-1055.

[130] YANAI D,WEILAND J D,MAHADEVAPPA M,et al. Visual performance using a retinal prosthesis in three

subjects with retinitis pigmentosa. Am J Ophthalmol,2007,143(5):820-827.

［131］YANG S,MA S,WAN X,et al. Long-term outcomes of gene therapy for the treatment of Leber's hereditary optic neuropathy. EBioMedicine,2016,10:258-268.

［132］YE X,WANG Y,CAHILL H,et al.Norrin,frizzled-4,and LRP-5 signaling in endothelial cells controls a genetic program for retinal vascularization. Cell,2009,139(2):285-298.

［133］YOKOI T,HIRAOKA M,MIYAMOTO M,et al. Vascular abnormalities in aggressive posterior retinopathy of prematurity detected by fluorescein angiography. Ophthalmology,2009,116(7):1337-1382.

［134］YOKOI T,YOKOI T,KOBAYASHI Y,et al. Evaluation of scleral buckling for stage 4A retinopathy of prematurity by fluorescein angiography. Am J Ophthalmol,2009,148(4):544-550.

［135］YU J,VODYANIK M A,SMUGA-OTTO K,et al. Induced pluripotent stem cell lines derived from human somatic cells. Science,2007,318(5858):1917-1920.

［136］YUAN M E,YANG Y,YU S S,et al. Posterior pole retinal abnormalities in mild asymptomatic FEVR. Invest Ophthalmol Vis Sci,2015,56(1):458-463.

［137］ZHANG G M,YANG M M,ZENG J,et al. Comparison of intravitreal injection of ranibizumab versus laser therapy for zone Ⅱ treatment-requiring retinopathy of prematurity. Retina,2017,37(4):710-717.

［138］ZHANG J,FUHRMANN S,VETTER M L. A nonautonomous role for retinal frizzled-5 in regulating hyaloid vitreous vasculature development. Invest Ophthalmol Vis Sci,2008,49(12):5561-5567.

［139］ZHANG J,WANG C,SHEN Y,et al. A mutation in ADIPOR1 causes nonsyndromic autosomal dominant retinitis pigmentosa. Hum Genet,2016,135(12):1375-1387.

［140］ZHANG Y,STONE J. Degeneration of astrocytes in the control of developing retinal vessels. Invest Ophthalmol Vis Sci,1997,38(9):1653-1666.

［141］ZIGLER Jr J S,VALAPALA M,Shang P,et al. βA3/A1-crystallin and persistent fetal vasculature(PFV) disease of the eye. BBA-GEN SUBJECTS,2016,1860(1):287-298.

［142］ZWAAN J,CARDENAS R,OCONNOR P S. Long-term outcome of neonatal macular hemorrhage. J Pediatr Ophthalmol Strabismus,1997,34(5):286-288.

［143］NELSON L B,OLITSKY S E. HARLEY 小儿眼科学.5版.谢立信,译.北京:人民卫生出版社,2009:308-324.

［144］NICU 早产儿用氧及 ROP 防治现状调查组.16家三甲医院新生儿重症监护病房早产儿用氧及早产儿视网膜病变防治现状调查.中华儿科杂志,2012,50(3):167-171.

［145］艾民,张雯艳.新生儿疾病筛查的伦理学问题.中国妇幼保健,2013,28(18):3042-3043.

［146］蔡敏,张琦,赵培泉.宽视野下的小儿荧光素眼底血管造影.中华眼底病杂志,2013,29(5):544-546.

［147］蔡璇,张琦,许宇,等.家族性渗出性玻璃体视网膜病变的荧光素眼底血管造影特征.中华眼底病杂志,2014,30(1):92-94.

［148］陈妙虹,张福燕,曾键,等.重度早产儿视网膜病变早期治疗后眼屈光状态研究进展.眼科新进展,2017,37(10):988-992.

［149］陈雪娟,陈毓瑜.早产儿视网膜病变患儿光凝术的围手术期护理.中国卫生标准管理,2015,6(21):154-155.

［150］陈宜,黎晓新.严重早产儿视网膜病变的临床特征分析.中华眼科杂志,2006,42(9):838-840.

［151］储昭节,王雨生.我国大陆地区近 20 年早产儿视网膜病变发病概况.中华眼科杂志,2012,48(2):179-183.

［152］戴耀华,朱宗涵.儿童疾病综合管理.上海:第二军医大学出版社,2010.

［153］单海冬,赵培泉.RetCam 数字视网膜照相机在早产儿视网膜病变筛查中的应用.中华眼底病杂志,

2005,21(5):323-325.

[154] 邓雯丽,向萍,金子兵.多能干细胞分化来源视网膜色素上皮细胞移植治疗视网膜变性研究进展.中华细胞与干细胞杂志(电子版),2014,4(2):17-23.

[155] 封志纯,李秋平.我国早产儿视网膜防治现状及对策思考.中华围产医学杂志,2013,16(8):469-472.

[156] 冯冉冉,连朝辉,张国明,等.地西泮、苯巴比妥联合表面麻醉对激光治疗早产儿视网膜病的镇痛效果.实用儿科临床杂志,2012,27(11):876-878.

[157] 韩晋华,陈西贵,靳宪莲.新生儿疾病筛查和治疗中的伦理学问题和对策.中国妇幼保健,2006,21(14):1980-1981.

[158] 何伦.生命伦理学与医学人文学的关系.医学与哲学,2010,31(13):16-17.

[159] 黄丽娜,张国明,吴本清.早产儿视网膜病变.广州:广东科技出版社,2007.

[160] 黄欣,赵培泉,王旌,等.永存性原始玻璃体增生症的手术治疗.中华眼底病杂志,2008,24(3):210-212.

[161] 李彬,白海霞.审慎选择玻璃体切割术治疗视网膜母细胞瘤.中华眼科杂志,2018,54(9):649-651.

[162] 李丽红,刘虎.儿童眼病筛查.2版.北京:科学出版社,2017.

[163] 李丽红,张国明,李娜.新生儿视网膜出血分级标准探讨.中国妇幼保健,2017,32(15):3572-3574.

[164] 李丽红.儿童眼保健与公共卫生.北京:高等教育出版社,2014.

[165] 李曼红,张自峰,王雨生,等.激光光凝治疗早产儿视网膜病变的疗效分析.中华眼底病杂志,2014,30(1):24-27.

[166] 李娜,张国明,谭文静,等.超低出生体重儿早产儿视网膜病变发病情况及危险因素分析.中华眼底病杂志,2012,28(1):41-44.

[167] 李秋平,张国明,封志纯.《早产儿治疗用氧和视网膜病变防治指南》(修订版)解读.中华实用儿科临床杂志,2013,28(23):1837-1840.

[168] 李蓉,王雨生.数字广角小儿眼底成像系统地早产儿视网膜病变筛查中和应用.国际眼科纵览,2012,36(1):17-20.

[169] 李志强,张国明,唐松,等.出生体质量超过1 500g早产儿严重ROP的发病特点及治疗预后.眼科新进展,2011,31(8):751-753.

[170] 林敏玲,陈雪娟,吕娟.早产儿视网膜病变玻璃体腔注射雷珠单抗的围术期护理.全科护理,2016,14(29):3082-3084.

[171] 刘慧强,童笑梅.新生儿医学伦理学研究现状.中国新生儿科杂志,2011,26(4):272-275.

[172] 陆方.开展小儿视网膜疾病影像检查,提高小儿视网膜疾病诊断治疗水平.中华眼底病杂志,2014,30(1):9-11.

[173] 毛剑波,李丽红,李娜,等.新生儿视网膜出血的发生情况及其影响因素.中华眼视光学与视觉科学杂志,2012,14(3):148-152.

[174] 宁静静,黄学林,杨璇.家族性渗出性玻璃体视网膜病变的临床研究.国际眼科杂志.2015,15(12):2161-2163.

[175] 瞿佳.视光学理论和方法.3版.北京:人民卫生出版社,2018.

[176] 饶秀芹,王玮,张延峰.儿童疾病综合管理策略及研究现状.中国妇幼保健,2016,31(16):3417-3420.

[177] 佘洁婷,张国明,苏康进,等.早产儿视网膜病变注射雷珠单抗后荧光素眼底血管造影表现.眼科新进展,2015,35(12):1145-1148.

[178] 深圳市早产儿视网膜病变协作组.深圳地区早产儿视网膜病变10年发病情况分析.中华眼底病杂志,2014,30(1):12-16.

[179] 世界卫生组织,赵家良.第66届世界卫生大会签署2014—2019年防治可避免盲和视觉损伤的全球

行动计划.中华眼科杂志,2014,50(3):233-240.

[180] 苏满想,张国明,李战,等.家族性渗出性玻璃体视网膜病变临床研究.中国斜视与小儿眼科杂志.2016,24(4):23-24.

[181] 陶梦璋,王雨生.人工智能医学影像分析在眼科学领域应用的现状和展望.国际眼科纵览,2018,42(1):1-5.

[182] 田汝银,张国明,唐松,等.玻璃体腔注射雷珠单克隆抗体治疗急进型后极部早产儿视网膜病变的临床疗效观察.中华眼科杂志,2015,51(11):822-824.

[183] 田汝银,张国明,谢昊,等.标准方位眼底摄像技术在早产儿视网膜病变远程筛查中的应用.眼科新进展,2019,39(6):568-570.

[184] 吴本清.新生儿危重症监护诊疗与护理.北京:人民卫生出版社,2009.

[185] 吴桢泉,赵金凤,张国明,等.早产儿视网膜病变自然消退患儿黄斑光学相干断层扫描血管成像(OCTA)变化.眼科新进展,2019,39(5):449-452.

[186] 武建国.梅毒的实验室诊断与临床相关问题.临床检验杂志,2006,24(4):316-320.

[187] 邢东军,黄秀峰,金子兵.视网膜色素变性的基因诊断技术历史与进展.分子诊断与治疗杂志,2014(1):1-9.

[188] 许迅,俞素勤.关注相干光层析眼底血管成像术对眼科临床实践的影响.中华眼科杂志,2018,54(4):241-243.

[189] 杨君,杨华,王保君,等.妊高征患者新生儿视网膜出血的多因素分析及预后.中国妇幼保健,2018,23(22):3126-3127.

[190] 杨文杰,张琦,赵培泉.家族性渗出性玻璃体视网膜病变致病基因及信号传导途径.中华眼底病杂志,2011,27(5):497-499.

[191] 杨晓慧,胡爱莲,王宁利.从防盲治盲到全面的眼健康.眼科,2017,26(1):1-3.

[192] 张国明,曾键,黄丽娜,等.广角数码儿童视网膜成像系统引导下激光光凝治疗早产儿视网膜病变.中华眼底病杂志,2008,24(1):17-19.

[193] 张国明,曾键,黄丽娜,等.深圳早产儿视网膜病变筛查结果分析.中华眼底病杂志,2008,24(1):38-40.

[194] 张国明,李娜,张福燕.早产儿视网膜病变和足月新生儿眼病筛查指南.眼科新进展,2014,34(2):101-107.

[195] 张国明,唐松,曾键,等.早产儿视网膜病变激光光凝辅助玻璃体腔注射抗血管内皮生长因子单克隆抗体 bevacizumab 治疗临床疗效观察.中华眼底病杂志,2012,28(1):18-21.

[196] 赵家良.促进普遍的眼健康,推动我国防盲工作持续发展.中华眼科杂志,2014,50(3):161-163.

[197] 赵建刚,张红兵,孙乃学.西安市儿童医院早产儿患病情况的调查研究.华西医学,2009,24(8):1997-2000.

[198] 赵培泉,张琦,许宇.提高小儿视网膜疾病的认知水平,推动我国小儿视网膜疾病研究的深入开展.中华眼底病杂志,2014,30(1):1-5.

[199] 中国眼遗传病诊疗小组.眼遗传病基因诊断方法专家共识(2018年版).中华实验眼科杂志,2018,36(7):481-488.

[200] 中国医师协会新生儿科医师分会.早产儿治疗用氧和视网膜病变防治指南(修订版).中华实用儿科临床杂志,2013,28(23):1835-1836.

[201] 中华人民共和国国家卫生和计划生育委员会.儿童眼及视力保健技术规范.中华眼科杂志,2013,49(7):651-652.

[202] 中华人民共和国卫生部.早产儿治疗用氧和视网膜病变防治指南.(2004-06-28)[2021-01-22].http://

www.nhc.gov.cn/bgt/pw10405/200406/21c22c38dc004863bb5af817fb7753d0.shtml.

[203] 中华人民共和国卫生部.中国妇幼卫生事业发展报告(2011).中国妇幼卫生杂志,2012,3(2):49-58.

[204] 中华医学会儿科学分会新生儿学组.中国城市早产儿流行病学初步调查报告.中国当代儿科杂志,2005,7(1):25-28.

[205] 中华医学会眼科学分会眼底病学组,中华医学会儿科学分会眼科学组,中华医学会眼科学分会眼整形眼眶病学组.中国视网膜母细胞瘤诊断和治疗指南(2019年).中华眼科杂志,2019,55(10):727-738.

[206] 中华医学会眼科学分会眼底病学组.中国早产儿视网膜病变筛查指南.中华眼科杂志,2014,50(12):933-935.

[207] 中华医学会眼科学分会眼整形眼眶病学组.中国单侧眼内期视网膜母细胞瘤诊疗专家共识(2019年版).中华眼科杂志,2019,55(4):250-254.

[208] 周翔天.低视力学.3版.北京:人民卫生出版社,2017.

[209] 朱羚,曹聪,孙吉吉,等.遗传性视网膜病变致病基因及基因治疗的研究进展.中华医学遗传学杂志,2017,34(1):118-123.

[210] 邹海东.当前我国眼健康管理面临的问题和挑战.中国眼科杂志,2017,53(7):481-483.

中英文对照词表 (按英文首字母排序)

英文全称	中文全称	缩略词
adenosine	腺嘌呤核苷 (腺苷)	—
addicted to anaerobic glycolysis	嗜无氧性糖酵解	—
adiponectin	脂联蛋白	APN
age-related macular degeneration	年龄相关性黄斑变性	AMD
aggressive posterior retinopathy of prematurity	急进型后极部 ROP	AP-ROP
American Academy of Ophthalmology	美国眼科学会	AAO
American Academy of Pediatrics	美国儿科学会	AAP
American Academy of Pediatrics retinopathy of prematurity	美国儿科学会早产儿视网膜病变指南	AAP-ROP
American Association for Pediatric Ophthalmology and Strabismus	美国小儿眼科和斜视协会	AAPOS
American Joint Committee on Cancer	美国癌症联合委员会	AJCC
angioblasts/hemocytoblasts/bloodblast	血管母细胞	—
angiogenesis	血管生成	—
angiogenic sproutine	芽生血管	—
angiogenic vascular endothelial growth factor therapy	血管源性血管内皮生长因子 (血管源性 VEGF)	angiogenic VEGF
anti-vascular endothelial growth factor therapy	抗血管内皮生长因子	Anti-VEGF
appropriate for gestational age	适于胎龄儿	AGA
artificial intelligence	人工智能	AI
artificial silicone retina microchip	人造硅胶芯片	ASR

续表

英文全称	中文全称	缩略词
asparagine	天冬酰胺	—
asparagine synthetase	天冬酰胺合成酶	ASNS
astrocytes	星状胶质细胞	—
autofocus	自动对焦	AF
Avastin（Bevacizumab）	贝伐单抗	
basic fibroblast growth factor	碱性成纤维生长因子	bFGF
β-Adrenergic receptors	β-肾上腺素受体	β-ARs
Benefits of Oxygen Saturation targeting trials	"血氧饱和度目标值效应研究"合作组	BOOST
bevacizumab eliminates the angiogenic threat of retinopathy of prematurity	"贝伐单抗消除 ROP 的血管生成威胁"临床试验	BETA-ROP
biomass	生物团粒	—
birth weight	出生体重	BW
body function	躯体功能	—
body structure	躯体结构	—
bone marrow stromal cell	骨髓基质细胞	BMSC
bronchopulmonary dysplasia	支气管肺发育不良	BPD
chemical reduction therapy	化学减容治疗	CRDT
choroidal hemorrhage	脉络膜出血	—
choroidal neovascularization	脉络膜新生血管	CNV
choroidal coloboma	脉络膜缺损	—
choroideremia	先天性无脉络膜	—
chronological age/postnatal age	实际年龄 / 出生后周（年）龄	CA/PNA
clustered regularly interspaced short palindromic repeats-Cas	常间回文重复序列丛集关联蛋白系统	CRISPR-Cas
Coats disease	Coats 病	
colocalization	协同局部固化	—
computerized tomography	计算机断层扫描	CT

续表

英文全称	中文全称	缩略词
cone-rod dystrophy	视锥—视杆营养不良	CRD
congenital syphilis	先天性梅毒	—
critical threshold	临界阈值	—
cryotherapy	冷凝治疗	—
cyclin D	周期蛋白 D	—
cyclin-dependent kinase	周期蛋白依赖性激酶	CDK
cyclo-oxygenase-2	环氧化酶 -2	—
cytomegalovirus	巨细胞病毒	CMV
cytomegalovirus retinitis	巨细胞病毒性视网膜炎	CMV retinitis
deep capillary plexus	视网膜"深层毛细血管丛"	DCP
deep retinal hemorrhage	视网膜深层出血	—
diabetic retinopathy	糖尿病视网膜病变	DR
disability	残疾	—
early newborn	早期新生儿	—
Early Treatment for Retinopathy of Prematurity Cooperative Group	早产儿视网膜病变早期治疗协作组	ETROP
electrocardiogram	心电图	ECG
embryonic stem cell	胚胎干细胞	ESC
endothelial cells	内皮细胞	ECs
endothelial nitric oxide synthase	内皮型一氧化氮合成酶	eNOS
environmental factor	环境因素	—
enzyme linked immunosorbent assay	酶联免疫吸附试验	ELISA
epithelia growth factor	表皮生长因子	EGF
erythropoietin	促红细胞生成素	EPO
electroretinogram	视网膜电图	ERG
external beam radiotherapy	外侧束放射治疗	EBRT
extremely low birth weight	超低出生体重	ELBW
facioscapulohumeral muscular dystrophy	面肩肱型肌营养不良症	FSHD

续表

英文全称	中文全称	缩略词
familial exudative vitreoretinopathy	家族性渗出性玻璃体视网膜病变	FEVR
fatty acid oxidation	脂肪酸氧化	FAO
favor oxidative glucose metabolism	支持性氧化型糖代谢	—
feed-back cycle	回馈环	—
fibroblast growth factor	成纤维细胞生长因子	FGF
fibronectin	纤维连接蛋白	FN
fibrovascular membranes	纤维血管膜	FVMs
filopodia	(细胞间)丝状伪足	—
flame shaped hemorrhage	火焰状出血	—
Fms-related tyrosine kinase 1 receptor	fms- 样酪氨酸激酶受体 -1	FLT-1
fluorescence in situ hybridization	荧光原位杂交	FISH
forkhead box protein O1	叉头转录因子 -1	FOXO1
frizzled class receptor	卷曲类受体	FZD
functioning	功能	—
fundus fluorescein angiography	荧光素眼底血管造影	FFA
genetic component	基因组合	—
genome-wide association study	全基因组关联分析	GWAS
gestational age	胎龄	GA
glucolytic intermediate	双向性糖酵解中间体	—
glutamine	谷氨酰胺	—
glutaminase	谷氨酰胺酶	GLS
G protein-coupled receptor 91	G 蛋白耦联受体 91	GPR91
G protein-coupled receptor kinase 5	G 蛋白耦联受体激酶 5	GRK5
growth hormone	生长激素	—
hepatocyte growth factor	肝细胞生长因子	HGF
hexokinase	己糖激酶	HK_2
high risk infant	高危儿	—

续表

英文全称	中文全称	缩略词
human embryonic stem cell	人类胚胎干细胞	hESC
human leukocyte antigen	人类白细胞抗原	HLA
hyaline membrane disease	肺透明膜病	HMD
hyaloid artery	玻璃体动脉	HA
hypoxemia	低氧血症	—
hypoxia-induced factor-1α	缺氧诱导因子 -1α	HIF-1α
impairment	损伤	—
incontinentia pigmenti	色素失调症	IP
induced pluripotent stem cell	诱导多能干细胞	iPSC
insulin-like growth factor-1	胰岛素样生长因子 1	IGF-1
integrated management of childhood liiness	儿童疾病综合管理	IMCI
intersection over union	并交比	IOU
internal limiting membrane	内界膜	ILM
International Classification of Retinopathy of Prematurity	早产儿视网膜病变分类法	ICROP
International Committee for the Classification of Retinopathy of Prematurity	早产视网膜病变分期委员会	ICCROP
international intraocular retinoblastoma classification	国际眼内期视网膜母细胞瘤分期	IIRC
Intraocular artery chemotherapy	眼内动脉化疗	IAC
intraretinal hemorrhage	视网膜内出血	—
intravenous chemotherapy	静脉化疗	IVC
intraventricular hemorrhage	脑室内出血	IVH
intravitreous triamcinolone acetonide	玻璃体腔注射曲安奈德	IVTA
just noticeable difference	"最小可察觉" 验光法	JND
key informant	关键者	KI
Krupper-like factor 2	Krupper 样因子 2	KLF2
large for gestational age infant	大于胎龄儿	LGA
laryngeal mask airway	喉罩	—

续表

英文全称	中文全称	缩略词
laser ROP Study Group	早产儿视网膜病变激光治疗协作组	—
late newborn	晚期新生儿	—
Leber congenital amaurosis	Leber 先天性黑矇	LCA
Leber hereditary optic neuropathy	Leber 遗传性视神经病变	LHON
Lens sparing vitrectomy	保留晶状体的玻璃体切割术	LSV
Lucentis（Ranibizumab）	雷珠单抗	—
long-chain polyunsaturated fatty acids	长链多不饱和脂肪酸	—
low birth weight	低出生体重	LBW
macular degeneration diseases	黄斑变性性疾病	—
macrosomia	巨大儿	—
magnetic resonance imaging	磁共振成像	MRI
mesenchymal stem cell	间充质干细胞	MSC
microcephaly-lymphedema-chorioretinal dysplasia	小头畸形—淋巴水肿—视网膜脉络膜发育异常	MLCRD
morning glory syndrome	牵牛花综合征	MGS
movement correction technique	运动校正技术	MCT
Multicentral Trial of Cryotherapy for Retinopathy of Prematurity	早产儿视网膜病变冷凝治疗协作组	CRYO—ROP
newborn eye screening test	新生儿眼部筛检	NEST
neonatal retinal hemorrhage	新生儿视网膜出血	—
neonate/newborn	新生儿	—
neonatal intensive care unit	新生儿重症监护室	NICU
neonatal respiratory distress syndrome	早产儿呼吸窘迫综合征	NRDS
nerve fiber layer hemorrhage	神经纤维层出血	—
nitric oxide	一氧化氮	NO
nitric oxide synthase	一氧化氮合成酶	NOS
non-oxygen-dependent	非氧 / 低氧状态	—
non-oxygen regulation factors	非氧调控生长因子	—

续表

英文全称	中文全称	缩略词
normal birth weight	正常出生体重	NBW
toxocariasis	弓蛔虫病	—
toxoplasmosis	弓形虫病	—
open sky vitrectomy	开放式玻璃体切割术	—
opioid	阿片类	—
optical coherence tomography	光学相干断层成像	OCT
optical coherence tomography angiography	光学相干断层扫描血管成像	OCTA
optokinetic nystagmus	视动性眼震	OKN
oxygen-dependent	氧/高氧状态	—
oxygen supplement	辅助用氧	—
Pan-American Collaborative Retina Study Group	全美视网膜病研究协作组	PACORES
partial pressure of oxygen（in artery）	（动脉血）氧分压	PaO_2
perfused loop	血管回流灌注环	—
perinatal period	围生期	—
periventricular-intraventricular hemorrhage	脑室周围—脑室内出血	PVH—IVH
persistent fetal vasculature	永存胚胎血管	PFV
persistent hyperplastic primary vitreous	永存原始玻璃体增生症	PHPV
photocoagulation	激光光凝	—
pigment epithelium derived factor	色素上皮衍生因子	PEDF
pigment epithelial detachment	出血性色素上皮脱离	PED
placental growth factor-1	胎盘生长因子	PLGF
plague radiotherapy	巩膜外敷贴放疗	—
platelet-derived growth factor	血小板衍生生长因子	PDGF
plus disease（ROP）	附加性病变（早产儿视网膜病变）	—
polymerase chain reaction	聚合酶链反应	PCR
postmenstrual age	矫正胎龄	PMA
post-term infant	过期产儿	—

续表

英文全称	中文全称	缩略词
preferential looking	优先注视法	PL
pre-plus（ROP）	附加前期病变（早产儿视网膜病变）	—
preretinal hemorrhage	视网膜前出血	—
preterm infant	早产儿	—
pre-threshold ROP	阈值前病变（早产儿视网膜病变）	—
primary plexus	浅层毛细血管丛	—
proliferation	（血管）增殖	—
pruning	修剪	—
pulmonary surfactant	肺表面活性物质	PS
pupillary membrane	瞳孔膜	PPM
quiescent cells	安静细胞	—
radiotherapy	放疗	—
regressed disease	瘢痕性（退行性）病变	—
relative afferent pupillary defect	相对传入性瞳孔障碍	RAPD
respiratory distress syndrome	呼吸窘迫综合征	RDS
respiratory rate	呼吸频率	RR
restriction fragment length polymorphism	限制性片段长度多态性	RFLP
retinal blood vasculature	胚胎视网膜血管（系统）	—
retinal camera（wide-field digital imaging system）	广角数码小儿视网膜成像系统	RetCam
retinal ganglion cell	视网膜神经节细胞	RGC
retinal hemorrhage	视网膜出血	RH
retinal pigment epithelium	视网膜色素上皮	RPE
retinal vasculature	视网膜血管（系统）	—
retinitis pigmentosa	视网膜色素变性	RP
retinoblastoma	视网膜母细胞瘤	RB
retinopathy of prematurity	早产儿视网膜病变	ROP

续表

英文全称	中文全称	缩略词
retrolental fibroplasia	(早产儿)晶状体纤维增生症	RLF
rhegmatogenous retinal detachment	孔源性视网膜脱离	—
shaken baby syndrome	摇晃婴儿综合征	SBS
small for gestational age infant	小于胎龄儿	SGA
Southern blotting	Southern 印迹法(DNA 印迹法)	—
spectral domain optical coherence tomography	频域光学相干断层成像	SD-OCT
splinter hemorrhage	裂片样出血	—
split-spectrum amplitude decorrelation angiography	分光谱振幅去相干血管成像算法	SSADA
stalk	(芽生血管)干茎	—
stereotactic radiotherapy	立体定向放疗	SCR
submembranous hemorrhage	内界膜下出血	—
subpigment epithelia hemorrhage	色素上皮层下出血	—
subretinal hemorrhage	视网膜下出血	—
superficial/primary capillary plexus	视网膜"浅层毛细血管丛"	SCP
superficial retinal hemorrhage	视网膜浅层出血	—
supplemental therapeutic oxygen for prethreshold retinopathy of prematurity	辅助用氧对阈值前期早产儿视网膜病变影响研究	STOP-ROP
surfactant, positive pressure, and pulse oximetry	"表面活性剂联合正压通气脉动氧饱和度随机试验"	SUPPORT
targeted genes capture and high-through sequencing	目标区域捕获联合高通量测序	TGCHTS
template	模板	—
term infant	足月儿	—
thermotherapy	温热疗法	—
threshold ROP	早产儿视网膜病变阈值病变	—
transcription activator-like effector nucleases	转录激活因子样的效应物核酸酶	TALENs
transforming growth factor beta	β 转化生长因子	TGF-β

续表

英文全称	中文全称	缩略词
triamcinolone acetonide	曲安奈德	TA
tumor necrosis factor	肿瘤坏死因子	TNF
tumor necrosis factor-α	肿瘤坏死因子-α	TNF-α
tunica vasculosa lentis	晶状体血管膜	TVL
ultrasound biomicroscopy	超声生物显微镜	UBM
variable number of tandem repeat	数目可变串联重复序列（检测方法）	VNTR
vasculosa hyaloidea propria	玻璃体固有血管	VHP
vascular cords	血管索	—
vascular endothelial growth factor	血管内皮生长因子	VEGF
vasculogenesis	血管发生（期）	—
very low birth weight	极低出生体重	VLBW
vessel maturation	血管成熟	—
vessel network	视网膜血管网络	—
vessel regression	血管退化	—
visual evoked potential	视觉诱发电位	VEP
vitrectomy with lensectomy	玻璃体切割联合晶状体切除	—
whole exome sequencing	全外显子测序	WES
World Health Assembly	世界卫生大会	WHA
World Health Organization	世界卫生组织	WHO
zinc-finger nucleases	锌指核糖核酸酶	ZFNs